최상의 잠

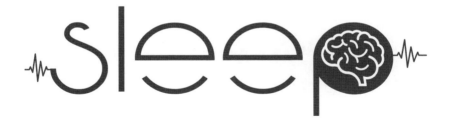

THE MYSTERY OF sleep

수면과학이 밝힌 인생의 3분의 1을 잘 보내는 비밀

최상의 잠

메이어 크리거 지음 | 이은주 옮김

소울

추천사

"충분한 수면은 건강과 행복의 필수 요건이다. 수면 분야의 세계적인 권위자 메이어 크리거 박사는 수면 분야에서 활약했던 그동안의 경험과 지식을 이 책에 다 쏟아 부었다. '정말 성공하고 싶다면 우선 잠부터 잘 자야 한다'라는 말은 사실이다!"

_아리아나 허핑턴, 《수면 혁명》 저자

"미국수면의학회에서 수여한 2022년 '특별 공로상' 수상자, 크리거 박사는 신생아부터 노인까지 전 생애에 걸친 인간 수면을 담담하게 풀어내고 있다. 잠을 자야 하는, 그것도 아주 잘 자야 하는 모든 사람들의 필독서!"

_로런 헤일, 〈슬립헬스〉 편집장

"튼실한 과학적 사실 위에 실전에서 접한 생생한 의학 사례를 바탕으로 다양한 수면 장애 해법을 제시했다. 이 책은 과학적인 근거와 깊이 있는 정보로 목마름을 채워줄 귀중한 수면 안내서다."

_맥스 허시코위츠, 《수면 장애의 기초》 저자

최상의 잠

"언제, 어떻게, 왜 자는지에 대한 수수께끼를 풀어줄 귀중한 정보서다."

_도튼 아베바요, BBC 라디오5

"잠을 자는 모든 사람들을 위한 필독서! 수면 문제를 오랫동안 겪었던 사람으로서, 이 책을 읽고 많은 깨달음을 얻었다. 일반인부터 전문의까지 모두가 유익하게 읽을 수 있도록 이해하기 쉬운 이야기가 담겼다.

_아마존 독자 K.Sal****

코로나19 팬데믹으로 나와 상사를 제외한 모든 직원이 해고되었고, 어쩔 수 없이 야간 근무를 했다. 2년 반이 지나니 몸이 망가졌고, 어린 딸과 놀 수도 없었다. 코로나19가 끝난 뒤에 상사에게 근무 시간 변경을 요청했으나 거부했다. 고민하던 중 이 책을 읽고 나서 과감히 직업을 바꾸기로 결심했다. 이 결정이 밤에 잠을 자면서 더 많은 수입을 가져다줄 새로운 직업으로 이어지리라고는 상상도 못했다! 지금은 가족과 함께 제2의 인생을 보낸다.

_아마존 독자 uso***

들어가며

당신의 잠은 어떤 상태입니까?

20여 년 전, 한 라디오 생방송 프로그램에서 기면증이 있다는 여성과 대화를 나눴던 기억이 있다. 방송이 끝나고 약 두 시간 뒤에 사무실에 돌아오니 어떤 출판 기획자로부터 전화가 왔다. 그는 내게 수면 장애가 여성에게 어떤 영향을 미치는지를 물었다.

그와 대화를 나누면서 여성은 남성과는 다른 유형의 수면 패턴을 겪으며, 수면이 남성과는 다른 방식으로 여성의 생활에 영향을 미친다는 사실이 분명해졌다. 나는 그동안 수면에 관한 책을 여러 권 썼으나 거의 의료계 종사자를 염두에 두고 썼다. 그러다 여성만을 위한 책을 2004년에 처음 출간했다.

이번 책은 여성뿐만 아니라 그들과 함께 지내는 모든 가족을 위해 썼다. 이 책에서는 잠 못 이루는 모든 사람들이 궁금해할 이야기를 해보려 한다. 특별히 수면 장애가 가족과 사회에 어떤 영향을 미치는지 살펴볼 것이다.

잠을 이루지 못하는 수면 장애는 매우 흔한 질환이다. 지난 몇 년 동안 수면 장애를 향한 대중들의 관심이 급증했음에도 수많은 사람이 제대로 진단받지 못해 여전히 고통스러워한다. 미국수면재단(National Sleep Foundation)에 따르면 미국의 성인 가운데 잠을 충분히 자지 못해서 건강과 부상의 위험에 노출된 사람이 최대 4,700만 명에 달한다.

1970년대, 내가 최초로 수면무호흡 사례를 학계에 보고했던 때만 해도 나 역시 매우 드문 질환을 다룬다고 생각했다. 그로부터 20여 년이 지나니 수면무호흡증은 천식만큼이나 흔한 질환이 됐고 전 세계 수백만 명은 이 질환을 앓고 있다. 전혀 새로운 질환이 아닌데도 수면무호흡증을 다른 질환으로 오진해 엉뚱한 치료를 받는 사람도 많다.

특히 과거에는 수면무호흡과 기타 수면 호흡 장애는 과체중인 남성의 질환으로 여겼고 여성은 이러한 질환이 드물거나 거의 없다는 생각이 지배적이었다. 1993년까지만 해도 여성에게서 수면무호흡증을 의심하는 의사가 거의 없었다. 그러나 그 뒤로 전체 여성 가운데 적어도 2퍼센트가 수면무호흡증이라는 사실이 분명해졌다.

남성도 수면무호흡증으로 진단받기까지 수년이 걸리듯이 최근까지도 수면무호흡인 여성은 우울증 같은 다른 질환으로 진단받아 엉뚱한 치료를 받으며 오랜 시간을 허비했다. 왜 그래야만 했을까?

우리는 너무 고통스럽고 심하면 사망에 이를 수 있는 수면 장애에 좀 더 관심을 기울일 필요가 있다. 의외로 수면 문제를 제대로 알아내지 못해서 치료가 지연되는 경우가 많다. 예를 들어 기면증이 있는 사람은 수많은 의사를 거치면서 기면증으로 제대로 진단받기까지 평균 15년은 걸린다. 그러나 그간 병을 치료하지 않으면 위험해질 수 있다.

잠을 제대로 자지 못해 각성 상태를 유지할 수 없는 사람이 어떻게 아이를 돌보고 어떻게 직장생활을 할까? 내 환자 중 한 명은 졸면서 운전하다 교통사고를 내고 나서야 비로소 나를 찾아왔다. 안타깝게도 환자의 두 살배기 딸은 그 사고로 목숨을 잃은 뒤였다.

수면에 문제가 생겼을 때 가장 빠른 해결이 필요한 증상은 수면무호흡이다. 이는 심장 질환과도 연관된다. 수면무호흡증인 사람은 수면 중에 반복적으로 숨이 멎는다. 숨이 멎으면 혈중 산소 농도가 낮아져 혈압이 상승하고 심혈관계에 무리가 가해진다. 이 때문에 심장 질환이나 뇌졸중에 이를 수 있다. 나이 든 사람은 인지 능력 저하 속도가 빨라지기도 한다. 수면 장애가 얼마나 위험한지 잘 모르는 사람이 많은데 정확한 진단과 시기 적절한 치료가 매우 중요한 질병이다.

지난 40년 동안 나는 3만 명이 넘는 수면에 관련된 환자를 치료하면서 잘못된 진단에 따른 치료가 얼마나 끔찍한 결과를 초래하는지 직접 목격했다. 더불어 수면에 문제가 있는 사람들에게 잠이 일상생활에 어떤 영향을 미치는지 더 많은 사람이 알았으면 하는 바람으로 이 책을 썼다.

이 책을 읽은 독자들이 자신의 수면 문제를 스스로 발견하거나 가족의 수면 문제를 해결하는 치료법을 찾기를 바란다. 독자들이 이 책을 읽고 좀 더 활력 있고 기운 찬 상태로 일상을 만끽할 수 있다면 더할 나위 없이 기쁠 것이다.

예일 대학 의과 대학원 교수

메이어 크리거

4장 흔하디흔한 수면 장애

5장 생체 시계가 맞지 않을 때 벌어지는 일

6장 잠들기가 무서운 사람들

1장

최하의 잠, 최상의 잠

식물부터 곤충과 해양 생물, 양서류, 조류, 포유류에 이르기까지

온갖 유형의 생명체는 왜 꼭 휴식을 취하거나 잠을 자야 할까?

● ● ●

인간은 왜 나이에 따라 잠을 자는 시간이 달라질까?

● ● ●

좋은 잠이란 과연 어떤 잠일까?

항상 잠이 부족한 상태

새벽 3시에 땀에 흠뻑 젖은 채로 잠에서 깬다. 가슴이 마구 두근거린다. 아침이면 아이를 어린이집에 맡기고 나서 중요한 미팅이 있으니 늦지 않게 회사로 가야 한다. 일찍 일어나야 한다는 생각에 마음이 바빠진다. 개인적인 일과 직장 일을 비롯해 해야 할 일에 치여 결국 잠을 깊이 자지 못하고 뒤척이다 겨우 잠이 든다. 아침이 되어 알람 소리에 비몽사몽인 채로 겨우 피곤한 몸을 일으켜 세운다. 잠을 제대로 자지 못한 탓에 신경이 곤두서 아이에게 빨리 준비하고 나가자며 소리를 지른다.

회사로 출근해 어찌어찌해서 회의에 참석은 했는데 사람들이 하는 말이 귀에 잘 들어오지도 않고 도무지 회의에 집중할 수가 없다. 벌써 두 잔째 커피만 들이킨다.

퇴근하고 고속도로를 달리는데 너무 졸려서 눈이 자꾸 감긴다. 혹시나 잠이 깰까 싶어 라디오도 틀고 사탕을 깨 먹고 라디오에서 나오는 노래를 같이 불러보기도 한다. 찬바람을 쐬면 좀 나을까 싶어 창문을 내려보기도 한다. 그러나 그 어떤 것도 효과가 없다. 쏟아지는 잠을 도저히 참을 수가 없다.

이런 경험이 있는가? 혹시 나만 이런가 싶어서 고민할 필요는 없다. 누구나 이렇듯 쏟아지는 잠을 어찌하지 못해 고생했던 경험은 있기 마련이다. 그런데 문제는 개인의 수면량과 건강상 문제에 밀접한 관련이 있다는 사실이다. 잠을 줄이면 비만으로 이어질 수 있으며 평균 수준보다 더 많이 또는 더 적게 자는 사람은 질병에 걸릴 위험이 증가한다.

2003년에 간호사 7만 1,000명을 대상으로 한 연구에서 하루 수면량이 5시간 미만인 사람은 하루에 8시간을 자는 사람보다 10년 뒤 심장병에 걸릴 위험이 45퍼센트나 높다고 나타났다. 마찬가지로 하루 평균 9시간에서 11시간을 자는 사람은 평균 8시간을 자는 사람보다 심장병에 걸릴 위험이 38퍼센트 증가했다.

그렇다면 우리는 얼마나 자야 할까? 수면 부족이나 과잉은 인체, 일상생활에 어떤 영향을 미칠까? 그리고 잠이 충분하다고 어떻게 판단할 수 있을까? 수면과학 분야는 아직도 밝혀내야 할 것이 많으며 수면과 수면장애의 본질에 관해서는 이 분야의 전문가조차 여전히 알 수 없는 부분이 너무 많다. 그렇지만 나는 이 책에서 그간의 연구를 토대로 자신이나 가족이 겪을지도 모르는 잠 못 이루는 증상에는 어떤 것이 있는지 알려

줄 것이다. 또 이러한 문제를 잘 다스려 우리 몸이 필요로 하는 수면을
충분히 취하려면 어떻게 해야 하는지 설명하려 한다.

인간이 잠을 자는 이유는 무엇일까?

모든 생명체는 활동기와 비활동기를 번갈아 경험하는데 비활동기는
휴식이나 수면의 형태로 나타난다. 각 생명체의 필요 수면량과 수면 일
정은 각 생물 종의 유전 정보에 따라 결정된다. 놀랍게도 우리 인간은
수면 제어 유전자 가운데 몇 가지를 파리와 공유하고 있다!

그런데 지금까지 수많은 실험 과학자가 수면에 관한 연구를 진행했음
에도 모든 생명체에 왜 수면이 필요한지 아무도 그 이유를 명확하게 규
명해내지 못했다. 우리가 아는 것은 어떤 동물이든 잠을 자지 못하면 결
국 죽고 만다는 사실뿐이다.

수면의 기능도 생물 종마다 제각각이다. 예를 들어 대다수 동물은 깨
어 있는 동안에는 먹이를 찾아 돌아다니다가 포식자를 피해 안전한 곳
에 몸을 숨기고 잠을 청한다. 요컨대 안전한 곳에서 잠을 자며 포식자의
눈을 피한다. 다만, 사자처럼 먹이 사슬의 최상위에 존재하는 동물은 때
와 장소를 가리지 않고 자고 싶을 때 아무 곳에서나 잠을 잔다.

인간이 잠을 자는 이유로는 뇌 세포가 생산한 물질 가운데 불필요한
물질 제거, 에너지 보존, 주요 신체 기능의 회복, 손상된 조직의 복구 등
을 꼽는다. 예를 들어 어떤 호르몬은 주로 잠을 잘 때 분비된다. 연구에
서 확실히 밝혀진 사실 가운데 하나는 우리 인간이 잠을 충분히 자지 못

하면 뇌가 제 기능을 다하지 못한다는 점이다. 즉, 잠이 부족하면 무기력해지고, 기운이 없어서 복잡한 과업은 수행하기 어렵다. 잠이 부족한 기장이 조종하는 비행기를 타고 태평양을 건너고 싶은 사람은 아무도 없을 것이다. 잠이 부족한 상태인 의사는 자신의 건강은 물론이고 이들이 담당하는 환자의 건강에도 악영향을 미친다.

인체에서 수면이 담당하는 중요한 기능이 한둘이 아니며 필요와 목적에 따라 수면의 유형도 달라진다. 예를 들어 서파(徐波) 수면은 상쾌하고 개운한 기분이 들고 원기가 회복되었다고 느끼게 한다. 급속한 안구 운동이 일어나는 이른바 렘수면(REM sleep)은 신경계에 기억을 저장하는 작용과 관련된다. 충분한 수면은 생리적 기능은 물론이고 정서 상태에도 영향을 미친다. 셰익스피어의 비극 〈맥베스〉에 나오는 표현대로 잠은 정말로 '삶의 성찬 중에서 제일가는 영양식'일지도 모른다.

저 먼 고대부터 수많은 과학자와 철학자, 작가가 잠과 꿈의 신비에 매혹 당해왔다. 19세기까지도 수면은 '죽음의 한 형태'라고 생각하는 사람이 많았다. 일례로 로버트 맥니시 박사는 《수면의 철학(Philosophy of Sleep)》에서 이렇게 쓰고 있다.

"수면은 각성과 죽음 사이의 중간 상태다. 각성은 모든 동물의 지적 기능이 활성화된 상태고 죽음은 그 모든 기능이 정지된 상태다."

1875년에 영국의 의사이자 생리학자 리처드 카톤은 동물의 뇌에서 발생하는 전기적 활동을 측정할 수 있다고 발표했다. 그리고 20세기에 들어와서야 인간의 뇌는 수면 중에도 활성 상태이고 뇌의 전기적 활동을 측정할 수 있다는 사실을 알게 됐다. 1928년에 독일의 의학자 한스 베르거는 두피에 부착한 전극으로 수면 중 뇌의 전기적 활동을 기록하는 데 성공했다. 이것이 인류가 측정한 최초의 뇌파(EEG)였다. 뒤이어 자는 동안 인간의 뇌가 방출하는 수백만 분의 1 정도의 극미한 전기 신호까지 측정할 수 있는 기법이 고안됐다.

1953년에 시카고 대학의 너새니얼 클라이트먼과 그의 제자 유진 아세린스키는 뇌파를 이용해 수면 중인 아동의 뇌에서 특별한 안구 운동 상태를 확인했다. 렘수면의 존재가 처음으로 드러난 순간이었다. 그 뒤로 모든 포유류의 의식은 비렘수면, 렘수면, 각성 등 세 가지 상태로 구분된다는 사실을 알게 됐다.

자면서 생생한 꿈을 꿀 때는 주로 렘수면 상태일 때라는 사실도 밝혀졌다. 뒤이어 수면은 몇 가지 단계로 이루어진다는 사실도 알게 됐다. 1968년에 과학자들은 국제 수면과학자 모임에서 수면 중 뇌의 전기적 활동 상태를 좀 더 정밀하게 분석한 내용을 발표했다. 이들은 뇌파와 기타 측정치를 기초로 비렘수면기를 총 4단계로 구분했다. 통상적으로 수면할 때, 1단계에서 4단계로 진행하는 동안 뇌파의 속도는 점점 느려지고 수면의 깊이가 깊어질수록 뇌파의 크기는 점점 커진다. 3단계와 4단계를 '서파 수면' 또는 '깊은 수면'이라고 한다.

역설적으로 들릴지 모르겠으나 우리가 잠을 자는 동안에도 짧은 각성 상태가 여러 번 나타난다. 단, 수면 중에 단 몇 초 동안 유지된다. 이같은 각성 상태는 우리가 태어난 뒤로 줄곧 경험하는 현상이며 비록 기억하지 못하더라도 건강한 사람은 잠을 자는 동안 1시간에 5회 정도 각성 상

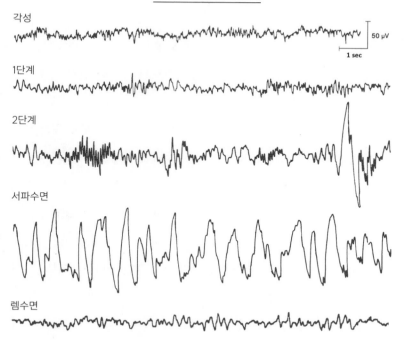

수면 단계별 뇌파 변화

각성

1단계

2단계

서파수면

렘수면

50 μV

1 sec

태를 경험한다. 과학자들은 수면 중에 나타나는 각성은 위험에서 벗어
나기 위한 생리적 또는 감각적 반응이라고 생각한다. 예를 들어 이불이
신생아의 얼굴을 덮어 기도가 막혔다고 하자. 이때 신생아가 무의식적
으로 움직여 다시 숨을 쉴 수 있는 자세로 바꾸지 않으면 생명이 위험하
다. 그러자면 얼른 잠에서 깨어나야만 한다. 마찬가지로 수면 중 호흡이
멈춘 성인도 다시 호흡을 시작하려면 잠에서 깨야 한다.

이 책에서 설명할 각종 수면 장애를 지닌 사람은 각성 횟수가 건강한 사람보다 열 배나 많다. 자면서 각성 횟수가 너무 많으면 각 수면 단계가 유지되는 시간이 그만큼 짧고 신체와 뇌가 원하는 수면량을 충족할 수 없다. 그 결과 낮에 꾸벅꾸벅 조는 일이 잦아지고 정상적인 주간 활동이 어려워진다.

렘수면, 신비한 뇌의 상태

지금까지 수많은 과학자가 '급속 안구운동 수면'이라고도 하는 렘수면에 관해 많은 사실을 알아냈으나 렘수면의 비밀을 완벽하게 밝혀내기까지는 아직도 갈 길이 멀다. 옆에 제시한 뇌파 변화 그림에서 보듯이 렘수면 중 뇌 활동은 각성 상태의 뇌 활동과 비슷하다. 그리고 에너지를 사용하느냐 여부가 뇌 활동의 또 다른 지표가 된다. 그런데 렘수면 상태일 때 뇌 세포의 에너지 사용량이 엄청나게 증가한다. 이러한 사실을 근거로 렘수면이 학습에 중요한 역할을 한다고 주장하는 전문가도 있다. 즉, 렘수면이 새로운 것을 학습하고 학습한 내용을 정리하고 저장해 기억을 촉진하는 역할을 한다는 뜻이다.

흥미로운 사실은 이처럼 렘수면 단계일 때, 뇌에서 학습과 관련된 활동이 이루어지는 동안 신체의 거의 모든 근육이 마비 상태가 된다. 다만 주요 호흡 근육인 횡격막, 위장관 양끝에 있는 조임근(괄약근)은 움직이는 상태다.

호흡을 관장하는 주요 뇌 부위인 교뇌(橋腦)도 활성화된다. 이렇게 활성화된 교뇌는 마치 전기 폭풍처럼 전기적 신호를 발생시켜 전기 충격이 중추 신경계를 거쳐 안구 운동을 관장하는 뇌 부위에 도달할 수 있게 한다. 이러한 전기적 활동으로 렘수면 단계의 핵심 특성인 급속한 안구 운동이 일어난다. 전기적 충격이 호흡계와 심장 혈관계를 관장하는 신경계 부위를 통과할 때 생명에 치명적일 수 있는 심장 박동과 혈압, 호흡의 불규칙성이 유발될 수 있다. 예를 들어 여성의 수면무호흡증은 렘수면 중에만 나타난다.

렘수면의 특성 가운데 가장 흥미롭고 또 가장 신비로운 부분은 마치 생시인 듯 너무도 생생한 꿈은 대부분 렘수면 상태에서 꾸게 된다는 사실이다. 뇌가 손상되지 않은 사람은 잠을 자는 동안 대개 3~4회 정도 꿈을 꾼다. 오스트레일리아 원주민부터 시작해서 기원전 7세기 때 아시리아의 왕 아슈르바니팔 그리고 근대의 저명한 정신의학자 지그문트 프로이트에 이르기까지 수많은 과학자와 철학자, 사상가 등이 꿈을 해석하려 했다. 하지만 지금도 우리는 꿈의 기원이나 그 기능에 관해 아는 바가 별로 없다. 꿈에 관해 여전히 미지의 세계로 남아 있는 셈이다.

서기 400년경에 로마의 사상가 마크로비우스가 꿈을 주제로 한 논문을 발표했다. 이 논문에서는 해석이 필요한 수수께끼 같은 꿈(프로이트가 해석했던 것과 같은 꿈), 현실에서 실현되는 예지몽(야곱의 사다리 꿈처럼 성서에 자주 등장하는 꿈), 권위를 지닌 영향력 있는 인물에게 계시를 받는 꿈(잔 다르크의 꿈에 나타난 성자들), 끔찍한 일이나 사건과 관련된 꿈(외상 후 스트레스와 함께 나타나는 꿈), 유령이 등장하는 악몽 등 우리가 꾸는 꿈을 크게 다섯 가지 유형으로 구분한다.

모든 동물이 렘수면 상태를 경험한다는 사실만큼은 분명한 듯하다.

그러나 렘수면 상태에서 모든 동물이 정말 꿈을 꾸는지 아닌지는 확실치 않다. 강아지가 자면서 몸을 버둥거리거나 또는 갑자기 짖는 소리를 내거나 다리를 버둥거리면서 마치 달리는 시늉을 한다고 하자. 그러면 이 강아지가 꿈을 꾸는 걸까? 신생아는 수면 시간의 절반을 렘수면 상태로 보낸다. 그렇다면, 신생아는 이 긴 수면 시간 내내 꿈을 꾸는 걸까?

남성은 꿈을 꿀 때마다 발기하고 여성은 꿈을 꿀 때 질의 혈관이 충혈된다. 이 사람들이 잠을 자기 전에 성적인 생각을 했다거나 분명하게 성과 관련된 꿈을 꾸었기 때문에 그러한 현상이 나타날까? 아니다. 이는 꿈의 '내용'이 아니라 꿈꾸는 '상태' 자체에서 비롯된 결과물일 뿐이다.

뇌는 얼마나
자야 하는지 알고 있다

언제, 얼마나 자야 하는지 또 깊은 수면과 꿈 수면 시간은 어느 정도가 적당한지는 연령대에 따라 달라진다. 성인은 대개 하루 평균 7시간에서 9시간을 자면 충분하지만 9세 아동은 하루에 7~9시간 자면 부족하다. 옆의 표는 연령별 필요 수면량을 나타낸 것이다.

그러나 이 같은 연령대별 평균 수치와는 별개로 수면량에는 개인차가 존재한다. 평균 신장과는 별개로 같은 연령대라도 사람마다 키가 제각각이듯 사람마다 필요 수면량에 차이가 있다. 그런데 개인의 필요 수면량은 연령 외에 생애 주기에 따라서도 달라진다. 어쨌거나 잠을 충분히 잘 자고 나면 다음날 아침에 아주 개운하게 일어나 정신이 말똥말똥한 상태로 하루를 보낼 수 있다.

연령별 필요 수면량

연령	필요 수면 시간	필요 낮잠 시간
0~2개월	10.5~18시간	5~10시간
2~12개월	14~15시간	2.5~5시간
12~18개월	13~15시간	2~3시간
18개월~3세	12~14시간	1.5~2.5시간
3~5세	11~13시간	0~2.5시간
5~12세	9~11시간	0
13~20세	8~10시간	0
20세 이상	7~9시간	0

일반적으로는 나이가 들수록 잠이 줄어든다. 아기들은 대부분의 시간을 자면서 보내는데(아이 때문에 잠을 설치는 통에 늘 잠이 부족한 부모는 아이가 하루 종일 잔다고 생각하지 않겠지만) 시간이 지나면서 수면 형태에 변화가 생긴다. 대개 생후 몇 개월 동안은 밤낮 가리지 않고 아무 때나 잠을 잔다. 그러다 대다수 아기들이 점차 밤에 주로 자기 시작한다. 아기 때문에 잠을 못 자서 늘 피곤한 부모에게는 정말 다행스러운 일이다. 영유아가 되면 대부분 낮잠을 잔다. 그러다 학교에 들어갈 나이가 되면 더는 낮잠을 자지 않게 된다.

나이가 들면 렘수면 시간도 점점 줄어든다. 신생아는 전체 수면 시간의 절반을 렘수면 상태로 보낸다. 성인이 되면 렘수면 시간은 전체 수면 시간의 20~25퍼센트 수준으로 줄어든다. 성장 호르몬은 대부분 서파 수면 동안에 분비되기 때문에 성인보다 아동이 서파 수면을 더 많이 하고 나이가 들수록 서파 수면량 또한 점점 줄어든다. 노인 중에는 서파 수면을 전혀 하지 않는 사람도 있다.

나중에 더 상세히 다루겠지만 안타깝게도 이와 같은 필요 수면량을 충족시키는 사람은 별로 없다. 요즘처럼 바쁘게 돌아가고 할 일도 많은 세상에서는 거의 대다수 사람이 필요한 만큼 잠을 충분히 잘 수가 없다. 10대 청소년기 때는 1일 수면 부족 시간이 평균 2시간 이상이다.

청소년기에는 잘못된 수면 습관이 들기도 한다. 아이들은 어렸을 때는 그렇지 않았는데 청소년이 되면 대부분이 늦게 자고 늦게 일어난다. 밤에 잘 때도 몇 시간은 뒤척이다가 겨우 잠이 든다. 다음날 정신이 말똥말똥한 상태로 하루를 보내려면 최소한 8~10시간은 자야 하는데, 그렇게까지 충분히 자지 못한다. 그래서 아침이면 당최 개운하게 일어나는 법이 없다. 대개는 부모가 비몽사몽인 아이들을 억지로 두들겨 깨우고 침대에서 끌어내다시피 해서 학교에 보내야 한다.

상황이 이렇다 보니 학교에 가서도 몇 시간 동안은 계속 몽롱한 상태이고 심지어 아침부터 꾸벅꾸벅 졸기도 한다. 그러니 학업 성적이 좋을 리가 없다. 주중에는 이렇게 지내다가 주말이면 정오가 지날 때까지 잔다. 이 아이들에게 아침 9시에 일어나라는 말은 어른에게 새벽 2시 또는 3시에 일어나라는 말과 같다고 보면 된다. 간단히 말해 주말에 청소년기 아이들에게 아침 9시에 일어나라고 해봐야 아무 소용이 없다. 아이들은 오후나 저녁이 되어야 쌩쌩해진다.

나이가 들면, 특히 은퇴할 나이쯤 되면 다시 낮잠을 자기 시작한다. 노인이 되면 잠이 줄어드는 이유가 이렇게 낮잠을 자기 때문이라는 주장도 있다. 이 주장이 맞는지는 아직 확실치 않다. 노인이 잠을 잘 못 자는 이유는 나이 탓도 있으나 그 외에 질병이나 약물 복용, 통증, 주변 환경에 대한 민감성, 수면 형태의 변화 등이 원인일 수 있다. 2003년에 노년층의 수면에 관한 연구 결과, 건강상의 문제가 없는 노인은 해당 연령대의 평균 수면 시간에서 크게 벗어나지 않는 등 정상 범주의 수면 양태를 나타냈다.

뇌가 수면을 조절하는 방법

언제 잠이 들고 언제 잠이 깨는지를 조절하는 뇌 세포와 뇌 내 화학 물질과 그 조절 경로를 밝히려는 연구가 진행됐다. 뒤에 제시한 수면과 각성을 조절하는 뇌중추 그림에서 볼 수 있듯이 수많은 뇌 세포가 이 과정에 관여한다. 검은 색으로 표시한 부분은 수면, 회색으로 표시한 부분은 각성과 관련된다. 그러나 수면과 각성 기제를 이해하려면 먼저 각성계(覺醒計)와 생체 시계라는 두 가지 개념부터 알아야 한다.

1) 각성계

자동차 연료계가 연료를 보충해야 할 시기를 알려주듯 각성계는 잠 잘 시기를 알려준다. 보통 하루 중 14시간 동안 깨어 있었다면 그때부터 슬슬 잠이 오기 시작한다. 16시간째부터는 더 졸리고 18시간이 지나면 졸

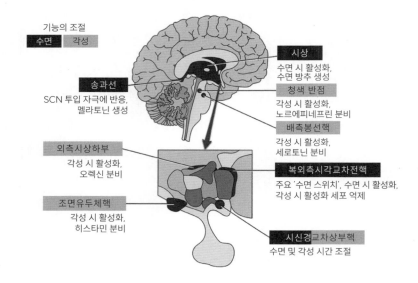

수면과 각성 기능을 제어하는 뇌중추

기능의 조절
수면 각성

송과선
SCN 투입 자극에 반응,
멜라토닌 생성

시상
수면 시 활성화,
수면 방추 생성

청색 반점
각성 시 활성화,
노르에피네프린 분비

배측봉선핵
각성 시 활성화,
세로토닌 분비

외측시상하부
각성 시 활성화,
오렉신 분비

복외측시각교차전핵
주요 '수면 스위치', 수면 시 활성화,
각성 시 활성화 세포 억제

조면유두체핵
각성 시 활성화,
히스타민 분비

시신경교차상부핵
수면 및 각성 시간 조절

음이 심해져서 더는 견딜 수 없게 된다. 이때 뇌에 있는 각성계가 체내 에 너지 전환 과정에 관여하는 화학 물질인 아데노신의 양을 측정한다.

뇌가 활성화된 상태에서 에너지를 사용하는 시간이 길어질수록 아데 노신의 농도가 짙어진다. 아데노신은 수면을 유도하고 각성을 억제한 다. 카페인은 아데노신의 효과를 상쇄시켜 각성 수준을 높이는 역할을 한다. 커피를 마시면 잠이 안 오는 이유가 여기에 있다.

2) 생체 시계

뇌는 수면량을 제어하는 동시에 잠자는 시점도 제어한다. 언제 자고 언제 깨야 하는지를 우리 신체가 어떻게 아는가? 뇌 내 시신경교차상부핵 또는 시교차상핵(SCN)의 세포들이 수면과 각성 주기가 잘 지켜지는지를 감시하는 역할을 한다. 저녁이 돼서 주변이 어둑어둑해지기 시작하면 '송과선'이라고 하는 작은 호르몬 분비선에서 멜라토닌을 분비한다. 시교차상핵 세포들은 잠잘 때와 깨어날 때를 조절하는 기능 말고도 신체 각 기관에서 수많은 기능을 담당한다. 그냥 많은 정도가 아니라 거의 모든 기관에 관여한다고 해도 과언이 아니다. 인체 내 거의 모든 기관이 24시간을 기본 주기로 다양한 기능 패턴을 보이기 때문이다. 각종 호르몬의 분비, 혈압, 심장 박동, 기타 신체 기능도 마찬가지다.

이 자연적 체내 리듬을 '일주기(하루 주기) 리듬'이라고 한다. 체내 각 기관이 신체의 필요에 맞춰 작동할 수 있도록 하루 24시간 주기를 기준으로 전체 신체 기관의 작동 방식이 조절된다. 실제로 간이나 신장처럼 뇌에서 멀리 떨어진 기관에도 뇌 내 주 생체 시계와 동기화된 생체 시계가 내재해 있다. 그렇기 때문에 대개 밤에는 허기를 느끼거나 화장실에 가고 싶은 생각이 들지 않는다. 그래서 시간대가 다른 곳을 여행할 때는 그곳의 시간이 자신의 생체 시계와 맞지 않아 신체적으로 매우 힘들 수 있다.

뇌가 시간을 어떻게 아는지는 오래도록 큰 수수께끼였다. 아침이 됐으니 잠에서 깨야 한다는 사실을 우리 뇌는 어떻게 알까? 공전 주기가 지구처럼 24시간이 아니라 30시간인 행성에서 살고 있다고 가정해보자. 그러면 이러한 환경에서는 생체 시계가 어떻게 재조정될까?

하버드 대학과 피츠버그 대학, 기타 연구 센터에서 이에 관한 연구를 진행한 결과, 햇빛이 생체 시계를 재설정할 수 있다고 드러났다. 아침이 돼서 신체가 햇빛에 노출되면 인간을 비롯한 기타 동물의 체내 생체 시계가 동기화된다(공전 주기가 30시간인 행성에서도 마찬가지 결과가 나타날 것이다). 햇빛이 눈으로 들어와 망막에 닿으면 이에 특화된 수용 세포가 활성화된다. 망막으로 들어온 시각 정보는 신경망을 따라 생체 리듬 조절 세포가 있는 시교차상핵에 도달한다. 이러한 생체 리듬 조절 세포들은 시신경 교차 부위 상부에 존재하는데 여기서 시각 정보가 한쪽 신경계에서 다른 쪽으로 교차돼 이를 처리하는 뇌 부위로 전달된다.

시교차상핵은 망막에서 받은 정보를 받고 아침이 왔다는 사실을 뇌에 알린다. 따라서 안구와 시신경교차 부위의 기능상 문제 때문에 눈이 안 보이는 사람은 생체 시계 동기화에 심각한 문제가 발생할 수 있으며, 그 결과 중증 수면 장애를 겪을 가능성이 크다. 반면에 시각 정보를 처리하는 뇌 부위인 시각 피질상의 문제 때문에 앞을 보지 못하는 사람은 정상적인 생체 주기 시스템을 유지할 수도 있다.

생체 주기 시스템은 고등 생물의 전유물이 아니라 식물 같은 하등 생물한테서도 볼 수 있다. 밤에 뇌에서 생산되는 멜라토닌은 동물은 물론이고 곤충과 해파리, 박테리아 심지어 식물에서도 발견된다. 생체 리듬의 존재를 최초로 증명한 사람은 스위스의 과학자 장 자크 도르트 드 메랑이었다. 메랑은 해가 있을 때면 항상 잎을 활짝 여는 미모사로 실험을 했다. 해가 들어오지 않는 깜깜한 상자 안에 미모사를 뒀는데도 같은 시간에 잎이 활짝 폈다. 미모사는 햇빛과 상관없이 애초의 자체 시간 주기에 따라 움직인 것이 분명했다.

전구의 발명으로 잠이 짧아졌다

인공조명이 등장한 약 150년 전까지는 인간의 수면 습관에 큰 변화가 없었다. 동굴 생활을 하던 선사 시대의 인간은 현대인보다 평균 2시간 정도 더 잤을 것이다. 그러나 선사 시대인이든 현대인이든 간에 밤에 잘 때 깨지 않고 줄곧 자는 사람은 없다.

전구가 발명되기 전까지 인간의 수면을 살펴보면 대개 2단계로 이루어진다. 1단계는 일몰 후 약 두 시간 정도에서부터 시작해서 서너 시간 동안 계속된다. 2단계는 여기서 한 시간이나 세 시간 뒤에 시작해서 역시 약 네 시간 정도 계속된다. 우리는 이 두 개의 수면 단계(1단계와 2단계) 사이에 기도를 하거나 책을 읽기도 하고 성행위를 하기도 한다. 우리가 한밤중이라고 하는 시기는 이 두 단계 수면 사이를 말하는 것이다. 그런데 지난 150년 동안 인간의 수면 패턴과 수면량에 극적인 변화가 있었다. 일단 수면량이 줄어들었다. 그리고 예전에는 황혼 무렵부터 새벽 사이에 주로 잠을 잤는데 이러한 수면 패턴에도 변화가 생겼다.

우리 선조의 수면 습관 중에서 특히 흥미로운 부분이 있다. 시대와 장소를 불문하고 인류의 조상은 대부분 딱딱한 땅바닥이든 부드러운 매트 위든 간에 주로 평평한 곳에서 잠을 자기는 했다. 그러나 누워 자지 않고 앉아서 잤다. 이 부분이 매우 흥미롭다. 노르웨이 베르겐 고대 가옥을 보면 사람들이 잠을 잤을 법한 내부 공간이 매우 좁아서 앉아서 잠을 잤다고 추측할 수 있다. 벨기에 앤트워프에 가면 피터 폴 루벤스의 생가가 있는데 유난히 관광객의 눈길을 잡아끄는 점이 바로 침실에 있는 아주 짧은 침대다. 루벤스는 이곳에 앉아서 잠을 잤다고 한다.

생명 활동과 관련해서는 시간과 연관된 리듬이 매우 많은데 이 부분에 관한 수수께끼가 다 밝혀지지는 않았다. 이와 같은 생물학적 리듬 가운데는 호흡이나 심장 박동처럼 그 주기가 단 몇 초에 불과하는가 하면 이보다 주기가 훨씬 긴 것도 있다. 뇌 내 생체 시계가 조절하는 일주기 리듬에 대해서는 그나마 우리가 많이 알고 있는데 포유동물의 번식은 일(日)주기보다는 연(年)주기의 영향을 더 많이 받는 듯싶다. 다시 말해 연주기가 포유동물의 성적 활동이 왕성해지는 시기, 임신하는 시기, 출산하는 시기 등에서 중요한 역할을 하는 것으로 보인다.

건강한 수면 패턴의
중요성

자신의 일주기 리듬이나 생체 시계와 관계없이 또는 자신이 어떤 자세로 잠을 자는지와 관계없이 건강한 수면 패턴을 알 필요가 있다. 요컨대 자신이 잠을 잘 자는지 아닌지 알 수 있어야 한다. 잠을 잘 자고 나면 잠에서 깨자마자 개운하다는 느낌과 몸이 가뿐한 상태가 하루 종일 이어진다. 그래서 기분도 좋고 온종일 별로 졸리지도 않는다. 당연히 낮잠을 자고 싶다는 생각도 별로 들지 않는다. 숙면을 취하면 수면의 양과 질이 모두 충족된다. 따라서 각 연령대의 필요 수면량을 충족하고, 동시에 중간에 깨지 않은 채 수면 단계가 순조롭게 이어지며, 각 수면 단계에서 요하는 수면량도 지켜져야 한다.

분명히 잠을 잤는데 깼을 때 찌뿌듯함이 느껴져서는 안 된다. 커피를 한두 잔 마시지 않으면 일을 제대로 못할 것 같은 기분이 들어서도 안 된다. 운전하는 동안 쏟아지는 잠을 쫓으려 애를 쓰거나 또는 영화를 보면서 심지어 컴퓨터 화면을 들여다보는 중에도 졸려서 참을 수 없는 상태가 되면 안 된다. 그렇지 않다면 잠을 잘 못 잔 상태다. 책을 읽으면서 꾸벅 떨어질 것 같다면 이 또한 잠을 잘 못 잤다는 증거다.

이러한 증상을 경험한다면 상쾌하고 개운하게 하루를 보내는 데 필요한 수면의 양과 질에 문제가 생겼다는 의미다. 아침에 일어났는데 계속 졸리고, 하루 종일 피곤하고, 자지 말아야 할 때 또는 자고 싶지 않은 곳에서 꾸벅대고, 계속 낮잠을 자고 싶고, 잠에서 깼을 때 기분이 나쁘고 괜히 짜증이 난다면 수면 장애를 의심해 봐야 한다. 꾸벅꾸벅 졸던 사람이 너무 따분해서 깜빡 졸았다고 핑계를 대기도 하지만 사실 따분함이나 지루함이 졸음을 유발하지는 않는다는 점을 분명히 알아야 한다.

나중에 상세히 다루겠지만 수면과 관련해 건강상의 문제가 있음을 암시하는 또 다른 증상들이 있다. 잠에서 깼을 때 속 쓰림, 흉통, 숨 가쁨, 평소보다 빠르거나 느린 심장 박동 등이 여기에 해당한다. 잠에서 깼을 때 평소보다 더 자주 두통을 느끼거나 밤에 더 자주 화장실에 들락거리는 것도 건강에 이상에 생겼다는 증거일 수 있다.

자주 가위에 눌리거나 식은땀을 너무 많이 흘리는 것도 이상 징후일 수 있다. 자면서 버둥거리다가 자신이나 옆에서 같이 자는 사람에게 상처를 입힐 정도로 심하게 몸부림을 치거나 버둥거리는 것도 건강에 문제가 있다는 증거일 수 있다. 같이 자는 사람이 '밤에 자다가 갑자기 숨이 멎었다며 그렇게 자는 모습이 너무 무섭다'라고 말한다면 이 또한 건강에 문제가 생겼다는 증거다. 이상 열거한 증상이 있다면 병원을 찾아 검사를 받는 것이 좋다.

성인인데 밤에 10시간 이상 자거나 5시간 미만으로 잔다면 이때도 병원을 찾아야 한다. 연구 결과, 너무 많이 또는 너무 적게 자는 사람은 적정 수면량을 유지하는 사람보다 사망률이 높다고 나타났다. 같은 연구를 수차례 반복했을 때도 같은 결과가 나왔다. 그러나 수면 시간이 길고 짧은 것 자체가 중요하지는 않다. 정상을 벗어난 수면량은 최악의 경우 사망에 이를 수도 있는 수면 장애나 기타 질병의 증상일 수 있다는 사실이 중요하다.

잠이 부족한 대통령들

개운한 상태로 낮 시간을 보내지 못하거나, 계속 꾸벅꾸벅 졸거나, 앞서 열거했던 증상들을 경험한다면 건강 문제라고 봐야 한다. 수면 장애는 자신은 물론이고 자신의 가족 더 나아가 전체 사회에 영향을 미칠 수있는 다소 중요한 문제다. 몇몇 미국 대통령의 사례를 생각해보라.

미국 대통령은 이 세상에서 가장 격무에 시달리는 직업일 것이다. 미국 대통령에게는 쉬는 날이 없다. 스트레스가 많으며 한시도 쉬지 않고 여러 곳을 다녀야 한다. 또 전화기를 붙들고 살다시피 해야 한다. 숙면을 취하려야 취할 수 없으며 항상 잠이 부족할 수밖에 없는 직업 환경이다. 그러나 안타깝게도 수면 부족은 반드시 문제를 일으키고야 만다. 미국 대통령의 수면 부족은 미국 역사에 어떠한 영향을 미쳤을까?

2012년 대선 당시 덴버에서 미트 롬니 후보와 첫 번째 토론을 하던 도중에 버락 오바마 후보가 깜빡 졸았다는 소문이 나돌았다. 오바마가 졸았던 이유에 대해서는 몇 가지 설명이 가능하다. 우선 토론 준비를 하느라 며칠 밤을 새웠기 때문에 당연히 잠이 부족했다는 이유다. 또 토론지인 덴버는 해수면보다 약 1,600미터 높은 곳에 위치했다. 이렇게 해발고도가 높은 지역에는 자다가 수면무호흡증 같은 호흡 이상을 일으켜 깨는 경우가 잦다. 따라서 잠을 자도 개운하지 않고 몸이 계속 찌뿌듯하다는 기분이 들 수 있다.

오바마가 전형적인 올빼미형 인간이라는 보고서도 있다. 그는 늦게 자고 일찍 일어나며 하루에 겨우 네다섯 시간만 자거나 때로는 이마저도 자지 않았다고 한다. 이러한 만성적 수면 부족이 덴버 토론에서 꾸벅꾸벅 조는 모습으로 나타났을지도 모른다. 오바마는 분명히 잠이 부족했다. 오바마 대통령은 퇴임 직후에 한 기도회에서 이렇게 말했다.

"이제 서너 달 동안 잠을 실컷 잘 것이다."

로널드 레이건도 교황을 접견하는 자리에서 깜빡 졸았다.

빌 클린턴은 밤늦게까지 회의를 주재하며 강행군을 했다. 〈뉴스위크(Newsweek)〉는 이렇게 썼다.

꽤 오랫동안 클린턴은 하루에 몇 시간만 자도 충분하다며 자기 최면을 걸려고 애를 썼다. 그러나 그러한 노력은 수포로 돌아가고 말았다. 임기 중에 성 추문이 발생했고 거기서 벗어나려 안간힘을 썼다. 와중에 친구에게 "살면서 했던 일생일대의 실수 대부분이 내가 너무 피곤했기 때문에 저지른 일이었다"라고 말했다.

예일 대학 울시 홀에는 지금도 약 158킬로그램이나 하는 초대형 '태프트 의자'가 남아 있다. 거구였던 윌리엄 태프트는 수면무호흡증이 있었고 집무 중에 조는 일이 많았다.

이 세상에서 가장 힘 있는 사람이었던 미국 대통령들이 수면 문제 때문에 아무것도 못하는 무능력한 상태에 종종 빠졌다는 사실이 참으로 아이러니하다.

특히 가정주부가 잘 자야 하는 이유

너무 많이 자도 너무 적게 자도 문제다. 그러나 개중에는 10시간 넘게 자도 일을 잘 하고 4시간만 자도 괜찮은 사람이 있다. 요컨대 전체 모집단에서 얻은 자료를 각 개인에게 무조건 적용하는 것은 적절치 않다는 사실을 기억해야 한다. 수면의 중요성, 조절 기제, 복잡성 등에 관해 밝혀진 사실은 비교적 최근의 일이다.

여성은 남성보다 수면 장애를 겪을 가능성이 훨씬 크다. 이는 몇몇 수면 장애가 여성에게 더 일반적으로 나타나기 때문만이 아니라 가족을 돌봐야 한다는 책임감, 월경, 임신, 폐경 등 여성만의 신체조건, 생활환경이 정상적인 수면을 방해하기 때문일 수도 있다.

가정주부로서 가족을 돌봐야 하는 사람은 동시에 두 가지 역할을 소화해야 한다. 가정에서는 가족 돌보미로서 1차적 책임을 지는 동시에 밖에서도 일을 해야 한다. 이 역할을 하는 사람은 가족 중에 아침에 제일 먼저 일어나고 밤에는 또 제일 늦게 잔다. 가사를 책임지고, 음식을 준비하고, 집안 청소도 도맡아 한다. 배우자나 자녀에게 필요한 것은 없는지 집안에 문제는 없는지 확인하고 관찰하느라 항상 신경을 곤두세운다. 신경이 예민해지고 괜히 짜증을 낼 수 있다. 그래서 주부가 잠을 제대로 못 자면 자신뿐만 아니라 가족 전체에 악영향을 미칠 수 있다.

가정에서 이러한 역할을 수행하는 사람에게는 숙면이 필수다. 잠을 푹 잘 자고 나면 개운한 상태로 하루를 시작할 수 있고 에너지가 충만한 상태로 여러 역할을 별 탈 없이 해낼 수 있다. 건강하게 살려면 잘 먹고 적당한 운동을 하는 것만큼이나 잘 자는 일도 중요하다.

학교에서 계속
조는 아이들

아침 8시였다. 17세쯤 돼 보이는 깡마른 학생이 후드 티셔츠에 선글라스를 쓰고 대기실에 구부정하게 앉아 있었다. 귀에는 이어폰을 꽂고 손에는 핸드폰을 든 채였다. 옆에는 잘 차려 입은 학생의 어머니가 걱정스러운 눈빛으로 자신의 아이를 쳐다보았다. 몇 분 뒤, 진료실에서 어머니로부터 그간의 전후 사정을 들었다.

이 아이는 원래 전 과목 모두 A를 받던 우수한 학생이었는데 지금은 낙제를 해서 고등학교 졸업을 걱정하는 신세가 됐다. 학교 선생님들은 이 학생이 공상에 잠긴 듯 멍하니 있거나 수업 시간에 계속 존다는 이유로 주의력 결핍 및 과잉 행동 장애(ADHD) 같은 질병이 아닐까 걱정했다. 어머니는 아침마다 아이를 깨우는 일이 정말 고역이라고 설명했다. 자명종이 두 개나 울리는 데도 아이는 전혀 깰 기미 없이 세상모르고 잔다고 했다.

어머니가 이야기하는 동안 학생은 옆에서 계속 핸드폰으로 문자를 주고받았다. 어머니의 이야기를 다 듣고 난 다음에, 학생에게 평소에 잘 때 코를 고는지, 잠에 곯아떨어질 때 생생한 꿈을 꾸는지, 가위에 눌린 경험이 있는지 등을 비롯해 여러 질문을 했다. 이런저런 질병의 가능성을 하나하나 배제하는 데 필요한 사항이었다. 그러나 뭘 물어도 대답은 한결같이 '아니요'라고 돌아왔다. 마지막으로 자신에게 수면 장애가 있다고 생각하느냐고 물었다. 역시 '아니요'라고 답하자 어머니가 화난 얼굴로 아들을 쳐다봤다.

나는 검사를 해야겠으니 후드와 선글라스를 좀 벗어달라고 했다. 티셔츠에 달린 축구 배지와 눈 밑의 다크서클만으로도 내가 알고 싶은 것은 대충 알 수 있었다. 이 학생이 학교에서 어떻게 생활하는지를 듣고는 내 판단이 틀리지 않았다는 확신이 들었다.

꼭 알아야 할 자녀의 수면 문제

인간은 태어난 그 순간부터 각기 다른 수면량과 수면 패턴을 나타낸다. 시간이 지나면서 이 패턴에도 변화가 생기는데 수면 패턴이 변화하는 방식에도 개인차가 있다. 첫 아이가 잠꾸러기라고 해서 둘째 아이, 셋째 아이도 잠꾸러기라는 보장은 없다. 이러한 개인차와는 별개로 같은 연령대에 속한 아동의 수면 패턴이나 수면량은 대체로 비슷한 양상을 보인다. 따라서 부모가 연령대별 수면에 관한 지식을 바탕으로 자기 자녀의 수면 패턴을 알면 수면 문제가 생길 때, 빨리 알아채 적절한 해결 방안을 마련할 수 있다.

1) 생후 1년

인간의 수면 패턴은 생후 몇 개월 동안에 큰 변화를 겪는다. 이 기간에 아이도 부모도 밤에 제대로 잠을 자지 못한다. 특히 부모는 극심한 수면 부족에 시달린다. 이 시기는 아이에게나 부모 모두에게 매우 힘든 기간 이다. 소수이기는 하나 이때 산모는 치료를 요할 정도의 심각한 산후 우울증을 겪기도 한다.

신생아는 하루 종일 시도 때도 없이 잠을 자고 한번 잘 때마다 보통 30 분에서 3시간 정도 잔다. 신생아는 밤낮을 가리지 않고 아무 때나 잠을 자기 때문에 한밤중에도 여러 번 깬다. 그러다 생후 6주 정도 되면 밤에 자는 시간이 길어지면서 점차 정상적인 수면 패턴을 형성한다. 이때 아기들은 짧게는 10시간에서 길게는 18시간까지, 그러니까 하루 평균 총 14시간 30분을 잔다.

신생아는 전체 수면 시간의 절반가량을 렘수면 상태로 보낸다. 렘수면 상태에서는 끙끙대거나 경련을 일으키고 남아는 발기가 일어나기도 한다. 이러한 증상은 전부 정상 범위에 있는 증상이다.

아이가 각 연령대에 필요한 잠을 충분히 자려면, 부모는 아이가 졸릴 때 어떤 행동을 하는지 잘 알아야 한다. 즉, 아이가 졸릴 때 보내는 신호 를 잘 알아채야 한다. 예를 들어 평소와 다른 울음소리를 낸다거나, 찡

연령별 밤 수면 시간

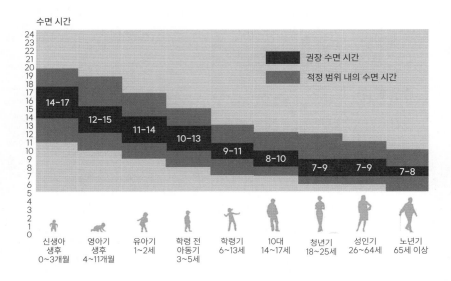

수면 시간

권장 수면 시간
적정 범위 내의 수면 시간

신생아 생후 0~3개월	영아기 생후 4~11개월	유아기 1~2세	학령 전 아동기 3~5세	학령기 6~13세	10대 14~17세	청년기 18~25세	성인기 26~64세	노년기 65세 이상
14-17	12-15	11-14	10-13	9-11	8-10	7-9	7-9	7-8

찡대거나, 짜증을 내거나 또는 자꾸 눈을 비비면 졸린다는 신호다. 아이가 이런 신호를 보이면 바로 알아채고 아이를 재워야 한다. 돌봐야 할 아이가 또 없다면 이때가 부모도 잠을 잘 수 있는 절호의 기회다. 처음에는 아이가 잠들 때까지 가만히 흔들어줘야 하는 경우가 많으나 생후 2개월이 지나면 혼자서도 잠이 들고 부모가 옆에서 다독여주지 않아도 알아서 잠드는 습관이 생긴다.

생후 2개월에서 12개월이 되면 밤잠 시간이 점점 길어진다. 생후 4개월에서 6개월이 되면 밤에 가끔 깨기는 하나 부모가 재워주지 않아도 바로 다시 잠이 든다. 생후 2개월 된 아기는 하루 24시간 동안 서너 번 정도 낮잠을 잔다. 그리고 생후 1년쯤이면 대개 하루에 두 번 정도 낮잠을

최상의 잠

잔다.

이 연령대의 아기들은 충분히 잘 준비가 됐을 때, 그러니까 정말 졸려할 때 재워야 한다. 예를 들어 하품을 한다고 항상 졸린 것은 아니기 때문에 하품할 때마다 재워서는 안 된다. 아기가 졸린 표시를 낼 때까지 기다렸다가 재우는 수고를 덜려면 아기가 언제 졸려하는지 알아내서 그 수면 일정에 맞춰 재운다.

아기를 일단 재운 다음에도 아기가 자다가 중간에 깰 때마다 가서 확인하고 싶은 마음이 굴뚝같겠지만 꾹 참고 그대로 내버려둬야 한다. 그래야 아무리 한밤중이라도 아기가 다시 혼자 잠드는 습관이 들기 때문이다. 잘 때마다 부모가 안아주거나 요람을 살살 흔들어주는 버릇이 들면 혼자 잠을 자지 못할 수도 있다. 여기에 익숙해진 아기들은 자신들이 울면 부모가 냉큼 달려와 토닥여 재워준다고 생각한다. 한편 부모는 이렇게 생각한다.

"내가 안 가면 아기는 잠을 못자고 그러면 나도 잠을 못 잔다. 그러니 그냥 내가 가는 편이 낫다."

이렇게 해서 부모와 아기 사이에 수면 부족의 악순환 고리가 형성된다. 그러나 아기도 혼자서 잠드는 일이 자연스러운 일이라는 점을 깨달아야 한다. 부모는 아이가 혼자서 잠드는 습관이 들도록 도울 필요가 있다.

아기가 하루에 18시간 넘게 자거나, 10시간 미만으로 자거나, 잠에서 깬 상태에서도 계속 졸려하거나, 반응이 매우 떨어지거나, 코 고는 소리가 크게 들린다거나, 자다가 호흡이 멈추는 현상이 나타난다면 수면무호흡을 의심할 수 있다. 이렇게 어린 나이에 나타나는 수면무호흡 증세는 기도(氣道)의 기형과 같은 해부학적 문제라든가 편도 비대와 같은 비교적 단순한 문제가 그 원인이 된다. 아기에게 이러한 유형의 이상 증세가 발견되면 곧바로 병원을 찾아야 한다. 아기의 피부가 창백해지거나 잿빛을 나타낸다면 저산소증의 징후일 수 있으므로 곧바로 의사의 도움을 받는다.

2) 1세~3세

생후 1년 된 아기도 여전히 낮잠을 자지만 주로 자는 시간은 밤 시간이다. 그리고 낮잠 시간도 꽤 규칙적인 편이다. 이 시기에 아기는 하루 평균 11시간에서 14시간을 잔다. 생후 3년 정도 되면 낮잠 시간은 더 짧아진다. 이 시기에 아이의 잠버릇을 잘 들여야 한다.

3) 4세~13세

만 5세가 되면 낮잠을 거의 자지 않게 된다. 4세에서 13세 아동은 어른보다 적어도 2~3시간은 더 자야 한다. 나는 지금까지 아이가 자신들만큼 자는데 수업 시간에 왜 조는지 모르겠다며 의아해하는 부모를 여러 명을 봤다. 어른은 하루에 7~8시간 자면 충분할지 몰라도 아이들은 부족하다. 부모도 그렇고 교사도 마찬가지로 아이들은 어른보다 더 자야 한다. 아이들의 평균 수면량이 어른의 수면량보다 많다는 점을 알아야 한다.

어렸을 때 나타나는 수면 문제 가운데 특히 중요한 것이 몇 가지 있다. 몽유병이나 야뇨증이 대표적이다. 몽유병은 아이들한테서 흔히 나타나는 증상인데 성인의 경우와 마찬가지로 이것이 수면 부족으로 이어지면 문제가 더 심각해질 수 있다.

몽유병은 아이가 걷기 시작할 때부터 그 증상이 나타날 수 있다. 문제는 나중에 아이가 더 컸을 때, 예를 들어 밤샘 파티에 초대받거나 했을 때 몽유병이 심각한 문제가 될 수 있다는 점이다. 일반적으로 아이가 자라면서 몽유병 증상이 나타나는 횟수가 점차 줄어든다. 몽유병 때문에 아이가 자면서 집밖으로 나가는 위험한 행동을 하지 않는 한 특별히 치료를 받을 필요는 없다.

몽유병과 마찬가지로 5세에서 10세 아동에게 야뇨증이 문제가 될 수 있다. 아이가 야뇨증을 나타낼 때는 소아과를 찾아 필요한 치료를 받아야 한다.

4) 14~17세

청소년이 되면 대개 늦게 자고 늦게 일어난다. 아이들은 늦게까지 전화 통화나 비디오 게임, 인터넷 서핑, 문자 송수신 등을 하면서 시간을 보낸다. 이러한 활동은 우리 뇌를 자극해 쉽게 잠들지 못하게 한다. 전자 기기 화면에서 나오는 빛도 멜라토닌의 생산을 억제해 역시 수면을 방해한다.

대체로 늦게 잠자리에 드는 청소년기의 자연스러운 특성 외에, 이와 같은 행동 습관 때문에 청소년 대다수가 심각한 수면 부족을 경험한다.

2006년에 실시한 미국인 수면 실태 조사 결과를 보면, 초등학교 6학년 학생부터 고등학교 학생까지 해당하는 10대 청소년의 평균 수면 시간이 8.2시간에서 6.9시간으로 줄었다. 청소년은 하루에 적어도 9시간 이상은 자야 하는데, 고등학교 3학년에 해당하는 학생들의 95퍼센트가 수면 부족 상태였다!

밤에 늦게 자는 습관 때문에 아이가 수업 시간에 졸거나 학업 성적이 형편없다면 부모가 나서서 관리해야 한다. 밤늦게까지 자지 않는지 확인하고, 자기 전에 뇌를 자극할 만한 활동을 하지 못하게 하고, 카페인 섭취를 제한한다. 아무리 해도 아이가 핸드폰을 사용하는 것을 막지 못하겠으면 다른 대안을 찾아봐야 한다. 빛의 파장 가운데 숙면을 가장 방해하는 청색 빛을 최대한 줄일 수 있게 화면의 색상 변화가 가능한 기기를 선택하는 것도 한 방법이다.

수면 부족 상태의 청소년이 보이는 증상 가운데 특별히 주의를 요하는 몇 가지가 있다. 청소년기에는 수면을 방해하는 '생활 패턴' 때문에 수면 부족이 발생하는 것 외에도 체내 생체 시계에 변화가 생김으로써 성인과는 다른 수면 일정을 따르게 된다. 이 때문에 문제가 생길 수도 있다. 생체 시계가 늦게 작동하면 늦게 자게 된다. 따라서 아침에 일찍 일어나 시간 맞춰 학교에 가기가 어렵고 주말이면 모자란 잠을 보충하느라 더 늦게까지 잠을 자기 일쑤다.

해당 연령대의 필요 수면량을 채우며 충분히 잤는데도 낮에 너무 졸려하거나 시도 때도 없이 곯아떨어진다면 수면 장애를 의심해야 한다. 이 연령대에 나타날 수 있는 수면 장애로는 발작성 수면이라고도 하는 기면증(대개 10대에 나타나기 시작함), **수면무호흡증**(코를 고는 아동한테서 나타나며 가장 공통적인 원인으로는 편도 비대와 비만을 들 수 있음), 운동 장애 등을 들 수 있다. 철분이 부족한 청소년도 중증 불면증과 주간 졸음증을 경험할 수 있다. 대신 철분 부족이 해소되면 이 증상은 호전된다.

성인에게 필요한
수면의 양

청년, 특히 대학생은 극심한 수면 부족에 시달리고 있다. 이들의 하루 필요 수면량은 7~9시간이다. 그런데 생활 패턴(소셜 미디어, 모임, 공부 등에 많은 시간을 할애함) 때문에 또는 생체 시계가 늦게 작동해서 밤에 늦게 잔다. 그런데 수업 시간 때문에 아침에 일찍 일어나야 할 때가 많다.

1) 청년기, 18~25세

청년기에는 과제를 하느라 또 시험 준비를 하느라 밤을 꼬박 새우는 일도 다반사다. 대학 강의실, 특히 수백 명이 함께 강의를 듣는 대형 강의실에서는 실내가 침침해지는 순간부터 많은 학생이 꾸벅대며 졸기 시작한다. 이렇듯 수면 부족에 취약한 대학생이지만 대학 생활을 하는 동안에도 수면의 중요성을 인식하고 건강한 수면 습관을 들이려 노력한다면 좀 더 건강하고 생산적인 생활을 유지할 수 있다. 이때의 습관이 성공적인 삶을 좌우하는 만큼 이 시기가 매우 중요하다.

2) 성인기, 26~64세

대체로 성인은 아동이나 10대 청소년, 청년보다 필요 수면량이 더 적다. 그래도 하루에 평균 7~9시간은 자야 한다. 일반적으로 가족에 대한 책임, 사회적 활동과 직장에서의 업무 등을 비롯한 각자의 생활 패턴이 성인의 수면량에 영향을 미친다. 출퇴근, 통상적이지 않은 업무 시간, 밤늦도록 소셜 미디어에 할애한 시간 등이 수면 시간을 단축시킨다. 질병이 수면의 질과 양에 영향을 줄 수도 있다. 예를 들어 수면무호흡증은 40~50대 성인에게서 증상이 나타나기 시작한다.

3) 노년기, 65세 이상

이 연령대는 남성보다 여성이 대다수를 차지하는데 알다시피 여성은 대체로 남성보다 더 오래 산다.

연령을 따질 때 살아온 연수라는 측면에서만 바라보면 무의미할 수도 있다. 내가 의과 대학생일 당시 남성의 평균 수명은 69세였고 여성은 74세였다. 중병에 걸릴 가능성이 큰 65세 이상의 노년층은 집중 치료실 문턱을 넘어보지도 못하고 생을 마감하는 경우가 많았다. 어느 병원이든 다른 환자도 많은데 곧 사망할 환자에게까지 의료 자원을 할당하려 하지는 않았을 것이기 때문이다.

미국인 중에 80대, 90대, 더 나아가 100세 넘게까지 사는 사람은 극히 드물었다. 그런데 오늘날에는 심각한 수준의 대기 및 수질 오염, 유해 식품, 기후 변화, 기타 생명을 위협하는 각종 질병 등에도 선진국 국민은 다른 지역에 사는 사람보다 더 오래 살고 과거 어느 때보다 더 건강하다. 그러므로 이러한 현실에 맞게 '노년층'과 관련한 각종 관리 지침을 재고할 필요가 있다.

노화, 즉 시간에 따른 신체 기능의 저하에도 개인차가 존재한다는 사실부터 인정하는 것이 무엇보다 중요하다. 우리 몸에서도 기관마다 노화의 속도가 다르다. 정신에 비해 관절과 근육 같은 신체의 노화 속도가 훨씬 빠를 수 있다. 90대 노인 중에는 컴퓨터를 사용해 인터넷으로 주식 거래를 하고 신문도 구독할 정도로 정신이 말짱한데, 관절이 안 좋아서 계단을 오르내리거나 산책하는 신체 활동은 힘든 사람이 있다. 또 어떤 사람은 당뇨병 같은 질병에 걸려서 노화가 촉진되기도 한다.

장년층과 마찬가지로 노년층도 하루에 평균 7~8시간은 자야 한다. 그런데 일단 현업에서 은퇴를 하면 낮잠을 자기 시작하는 노인이 꽤 있다. 이렇게 낮잠을 자면 밤에 쉽게 잠이 들지 않거나 아침에 너무 일찍 일어나는 현상이 생길 수 있다.

내 환자 중에도 아침에 너무 일찍 눈이 떠진다고 하소연하면서 깨고 싶을 때까지 늘어지게 푹 잘 수 있는 방법이 없느냐고 묻는 사람이 있었다. 낮 시간 동안 개운한 상태를 유지할 수 있다면, 아침에 일찍 눈을 떠도 괜찮다고 말하면 다들 의외라는 듯 놀라곤 한다.

그래도 굳이 밤에 더 푹 자는 쪽으로 수면에 변화를 주고 싶다면 되도록 낮잠을 자지 않으려고 노력해야 한다.

무엇보다 낮잠 자체가 위험할 수도 있다. 최근 연구 결과, 낮잠과 긴 수면 시간이 심장병과 당뇨병 증가와 관련된다고 나타났다. 실제로 낮 시간 또는 적절치 않은 때와 장소에서 꾸벅꾸벅 조는 모습은 수면 장애가 있음을 보여주는 중요한 신호이다.

특히 양로원에서는 낮잠이 흔하다. 낮 시간에 양로원에 가보면 휠체어를 탄 채 꾸벅꾸벅 조는 노인들을 흔하게 볼 수 있다. 양로원에서 지내는 노인은 꽤 많은 시간을 이렇게 잠을 자면서 보낸다. 양로원 신세를 지는 노인이 잠을 많이 자는 이유는 햇빛을 쏘일 기회가 충분치 않다거나 햇빛이 잘 들지 않은 어둠침침한 방에서 지내다 보니 생체 시계가 작동을 멈췄기 때문일 수 있다.

이외에 고혈압, 심장병, 당뇨병, 암, 우울증 등을 포함한 각종 질환이나 병중 때문에 비정상적인 수면 패턴이 형성될 수도 있다.

이상 열거한 원인 질환을 여럿 지닌 사람도 봤다. 이러한 병중의 수가 많아질수록 수면의 질은 더욱 나빠진다. 예를 들어 질병을 네 개 이상 보유한 사람은 건강한 사람보다 주간 졸음증을 호소할 확률이 다섯 배나 높다.

노년층에서 수면 문제를 유발할 수 있는 각종 질병 외에 질병 치료에 사용되는 약물이 수면 장애를 유발하기도 한다. 노인은 젊은 사람보다 약물의 효능과 부작용에 훨씬 더 민감하다. 따라서 노인 환자에게 약을 처방할 때는 복용량과 복용법을 정확히 고지해야 한다. 노화와 함께 기억력도 감퇴하므로 노인 환자에게는 약물 복용에 관한 정보를 알려줘도 그 내용을 전부 다 기억하지는 못할 것이다.

부작용으로 졸음 증상이 나타나는 약물이 매우 많기 때문에 의도치 않게 만약 처방약을 과다 복용하면 위험 수준의 졸음을 유발하거나 심지어 혼수상태까지 이를 수 있다.

앞서 소개했던, 수업 시간에 너무 졸아서 문제였던 학생은 특별한 질병에 걸려서 잠을 못 잔 것이 아니었다. 단순히 잠을 충분히 자지 못한 탓이었다. 이 학생의 하루 24시간은 이러했다.

평일 아침마다 새벽 6시 30분에 어머니가 잠을 깨운다. 학생이 겨우 일어나면 급하게 샤워를 하고 옷을 입은 다음에 아침 식사는 거른 채 7시에 통학버스를 타러 쏜살같이 나간다. 학교 수업은 7시 30분에 시작하고 오후 2시 30분에 끝난다. 방과 후에는 오후 3시부터 5시까지 축구 연습을 한다. 연습이 끝나면 어머니가 데리러 오고 저녁은 7시에 먹는다. 저녁을 먹기 전에도 꾸벅꾸벅 존다. 그렇게 졸다가 저녁을 먹고 나면 커다란 컴퓨터 앞에 앉아 숙제를 한다. 저녁 시간을 거의 그렇게 보낸다.

밤 11시가 돼야 잘 준비를 하는데 실제로는 자정까지 보통 자지 않는다. 매일 밤, 누워서 핸드폰으로 밤늦도록 친구와 문자를 주고받다가 잠이 든다. 주말이면 낮 12시까지 늘어지게 잔다. 10대라면 하루에 평균 9~10시간은 자야 하는데, 이 학생은 겨우 하루 6시간 정도밖에 못 잤다. 어머니는 아들만큼 오래 잘 필요가 없기 때문에 하루에 6시간 30분은 아들 나이대의 수면량으로는 턱없이 부족하다는 사실을 제대로 몰랐다.

이 문제의 해결책은 매우 간단했다. 밤 10시 이후에는 핸드폰을 사용하지 못하게 하고 늦어도 11시에는 잠자리에 들게 하는 것이었다. 이러한 조치가 학교생활, 학업 등 모든 문제를 치유할 수는 없었으나 그래도 많은 도움이 됐다. 무엇보다 학생은 예전보다 더 말똥말똥한 상태로 낮 시간을 보낼 수 있었고 성적도 많이 좋아졌다.

인간은 생애 단계마다 필요 수면량이 다르고 수면 패턴도 달라진다. 어느 생애 단계에서든 각 단계에서 필요한 수면량을 충족시키지 못하면 일의 성과가 나지 않을뿐더러 심각한 질병에 걸리는 다양한 문제에 봉착할 수 있다. 각 연령대별 필요 수면량이 어느 정도인지 우리가 알아야 하는 이유다. 특히 부모는 자녀가 건강한 수면을 취해 건강한 생활을 할 수 있게 도우려면 더욱 신경 써야 한다.

2장

밝혀지지 않은 신비,
여성 수면

월경 주기가 수면에 미치는 영향은 무엇일까?

● ● ●

왜 임신 중, 출산 후에 수면 장애를 겪게 될까?

● ● ●

호르몬은 잠에 어떤 영향을 미칠까?

한 달 주기로 찾아오는 불면

근 5년 동안 졸음증으로 고생했다는 29세 여성이 나를 찾아왔다. 이 여성은 낮 동안에 도무지 맑은 정신 상태를 유지할 수 없어 직장생활을 제대로 해내기 어려웠다. 벌써 몇 개월 째 아침마다 잠에서 깨면 머리를 지끈거려 했다. 담당 의사는 중증 주간 졸음증이라고 봤고, 여성은 두통과 졸음증이 점점 심해져 전반적인 생활이 어려웠다. 한계에 다다른 여성은 결국 내가 일하는 전문 수면 클리닉으로 오게 되었다.

우선, 이 여성은 과체중이었다. 키가 약 168센티미터인데 체중은 약 73킬로그램이었다. 더 특이한 점은 보통 여성보다 털이 아주 많았다. 팔과 다리는 물론이고 가슴골에도 털이 아주 무성했다. 의학 용어로 이를 '다모증(多毛症)'이라고 한다. 월경 주기는 규칙적이냐고 물었더니, 주기가 매우 불규칙하다고 대답했으며 몇 개월 동안 월경이 전혀 없을 때도 있었다고 말했다. 이 여성의 경우 월경 주기와 수면 패턴이 밀접한 관련이 있었다.

월경 주기와 수면의 상관관계

대다수 여성은 대개 12세경에 월경을 시작한다. 월경은 달의 공전 주기와 비슷한 28일 주기로 매달 규칙적으로 진행된다. 2009년에 월경이 시작되는 나이(초경 시기)에 관여하는 유전자가 확인됐다. 특정 유전자가 신체의 일주기 리듬을 조절하는데 이 유전자 가운데 일부가 월경 주기의 영향을 받는다. 아마도 월경 주기 동안 극심한 호르몬 수치 변화가 그 원인일 것이다. 그러나 월경이 시작하는 시기에 대해서는 여전히 많은 부분이 수수께끼로 남아 있다.

2007년에 미국수면재단이 1,000여 명의 여성을 대상으로 설문 조사를 한 결과, 미국 여성의 60퍼센트가 잠을 푹 자는 날은 일주일 중 단 2, 3일에 불과하며 67퍼센트는 수면 장애를 겪는 것으로 나타났다. 또 조사 대상 여성의 43퍼센트는 낮에 조는 증상이 주간 활동에 지장을 준다고 말했다.

수면 문제는 삶의 거의 모든 측면에 영향을 미친다. 지각을 하거나 일을 제대로 해내지 못하는 등 직장생활에 지장을 주고 피로와 스트레스 때문에 성생활에도 문제가 생기고 사교 활동에도 소극적이게 된다. 그런데 연령을 불문한 전 여성이 수면 문제를 겪으며, 생애 주기상의 단계가 진행될수록 생식 호르몬의 수치가 급격하게 변화하면서 수면 장애의 심각성이 높아진다. 그중 수많은 여성이 월경 증후군 때문에 숙면을 취하지 못하기도 한다.

관현악곡만큼이나 복잡하기 이를 데 없는 월경 주기는 중추신경계에 시상하부와 뇌하수체 그리고 난소, 자궁 등 적어도 네 개의 신체 조직의 활동과 호르몬의 작용이 적절히 이루어진 결과물이다.

월경 주기는 다음과 같이 3단계로 구성된다.

○ 1단계 여포기: 난소에 있는 난포 세포에서 난자가 자라는 시기이며 동시에 자궁 내막은 수정란을 품을 준비를 한다.
○ 2단계 배란기: 월경 주기의 중간쯤인 14일경에 난자가 배출돼 나팔관으로 들어간다.
○ 3단계 황체기: 수정란을 받아들일 준비 과정의 하나로서 자궁벽이 두꺼워진다. 이때 수정이 이루어지지 않으면 자궁벽이 파열돼 출혈이 일어나는데 이를 월경이라고 한다. 이 과정이 주기적으로 반복된다.

거의 모든 여성이 자신의 월경 주기와 관한 신체 리듬에 익숙하다. 그러나 이 3단계 과정이 수면의 질과 양에 어떤 영향을 미치는지는 알지 못한다. 그 영향을 간단히 말하자면, 가임기 여성은 호르몬 수치의 극심한 변화를 매달 겪어야 한다. 한 달 주기로 호르몬 수치가 극단적으로 높아졌다가 또 낮아지는데 이러한 극심한 변화가 수면 기능을 조절하는 신경계를 비롯해 수많은 신체 조직에 영향을 미친다. 그러면서 월경 주기가 진행되는 동안 수면 장애가 일어날 수 있다. 그리고 월경 전 증후군(PMS), 중증 월경 전 증후군(PMDD), 다낭성 난소 증후군(PCOS) 등 호르몬 변화와 관련된 세 가지 질환과 관련해서는 더 극심한 수면 문제를 야기한다.

그러나 월경 주기가 규칙적인 여성의 경우에는 수면 장애와 월경 주기가 별 관련이 없다. 즉, 규칙적인 주기는 수면 패턴이나 질에 큰 영향을 미치지는 않는다.

월경 주기가 불규칙적이라면?

2016년에 배란기와 월경 직전 등 호르몬 수치가 급격히 변화할 때 수면 장애가 가장 빈번히 발생한다는 연구 결과가 발표됐다. 이렇게 호르몬 수치에 급격한 변화가 생기는 시기에는 며칠 동안 잠을 못 자기도 한다. 그러나 개중에는 이러한 수면 패턴의 변화를 감지하지 못하거나 평소보다 약간 더 졸린다는 느낌을 받는 정도에서 그치는 사람도 있다. 그런데 월경 주기가 불규칙한 여성은 더 심한 수면 장애를 경험한다.

대체로 여포기 초기 때 졸림 현상이 가장 심하게 나타난다. 배란이 일어나기 전에는 에스트로겐의 수치가 증가하고 렘수면량, 즉 급속 안구 운동 수면의 양도 약간 증가한다.

배란기에는 가장 적게 잔다. 이는 배란을 유발하는 호르몬의 수치가 높아져 뇌에 영향을 미쳤기 때문이다.

월경 주기 세 번째 단계인 황체기에는 체온 상승을 일으키는 프로게스테론의 수치가 증가한다. 월경이 시작되기 직전인 며칠 동안 프로게스테론과 에스트로겐 수치 둘 다 감소한다. 이때 자다가 잠깐씩 깨는 빈도가 가장 높아진다. 밤잠을 설쳤다고 생각하는 사람도 있다. 황체기 후반에는 평소보다 더 오랫동안 뒤척이다가 잠이 들고 월경 주기가 시작될 때보다 수면의 질도 떨어진다.

간혹 건강에 이상이 없는 여성도 월경 주기에는 극심한 졸음증을 겪기도 한다. 이럴 때는 피임약이 졸음을 방지하는 데 도움이 될 수 있다.

월경 전후에 극심한 근육 경련을 경험하는 여성이 있으며 이것이 숙면을 방해하기도 한다. 이 기간에는 잠이 잘 오지 않는다는 여성이 꽤 많으며 겨우 잠이 든 뒤에도 렘수면은 줄고 체온은 약간 상승하는 경향이 있다. 이러한 여성은 평소보다 더 졸린다고 느낄 것이다.

경구 피임약을 복용해 월경 주기를 조절하는 방식으로 피임을 하는 여성은 다른 피임법을 사용하는 여성과는 다른 수면 패턴을 나타내기도 한다. 대개 피임약을 사용하는 여성은 배란과 관련한 수면 장애를 거의 경험하지 않는다. 하지만 월경 전 증후군은 여전하다. 월경 주기에 극심한 수면 장애를 겪는 여성 중에는 피임약을 사용하기 전보다 증세가 좀 나아졌다고 느끼기도 한다.

호르몬의 변화가 잠에 미치는 영향

월경 전 증후군을 겪는 여성은 월경 전에 다양한 증상(불면, 짜증, 심한 감정 기복, 부종 등)을 겪는다. 2012년 조사에 따르면 월경 전 증후군을 겪는 여성 가운데 약 76퍼센트가 수면 장애를 경험한다고 한다. 월경 전 증후군 여성 대다수가 월경이 시작되기 며칠 전(황체기 후반)에 그러한 증상을 경험한다. 통상적으로 이러한 증상은 월경이 시작되거나 월경 시작 직후 2, 3일 내에 사라진다.

월경 전에는 체내에서 수많은 화학적 변화와 호르몬상의 변화가 일어나고 이러한 변화들이 복합적으로 작용한다. 그렇기 때문에 학자들도 월경 전 증후군을 유발하는 단일 기제를 정확히 밝혀내지 못했다. 월경 전 증후군으로 볼 수 있는 증상의 범위가 너무 넓기 때문에 월경 전 증후군 진단을 내릴 때는 이와 비슷한 증상을 나타내는 다른 질환이 아닌지 꼼꼼히 따져야 한다.

불면, 안면홍조, 빠른 심장 박동 등은 갑상선 기능 항진증(갑상선 호르몬 과다 분비)이나 폐경 이행기에도 나타나는 증상이다. 피곤함은 갑상선 기능 저하증(갑상선 호르몬 분비의 감소)의 증상일 수 있다. 일부 전문가는 갑상선 기능 이상이 월경 전 증후군 증상을 유발한다고 본다. 따라서 월경 전 증후군 증상으로 보이는 것이 사실은 갑상선 기능 이상 때문일 수도 있다. 또 월경 전 증후군과 관련된 수면 장애와 극심한 감정 기복은 실제로는 우울증의 증상일 수도 있다.

일반적으로 월경 전 증후군의 증상은 크게 두 가지 범주로 구분된다. 하나는 신경계에 영향을 미치는 것이고 또 하나는 신체의 다른 부위에 영향을 미치는 것이다. 신경계와 관련된 증상으로는 수면 장애(심각한 수준일 수 있음), 극심한 감정 기복, 짜증, 신경질, 두통, 기억력 감퇴, 진전(떨림) 등이 있다. 기타 신체 부위와 관련된 증상에는 유방 부종, 체액 저류,

근육통, 메스꺼움, 구토 등이 있다.

그러나 월경 전 증후군이라고 해서 그 많은 증상을 다 겪지는 않고 이 가운데 한두 가지만을 경험하는 것이 대부분이다. 월경 전 증후군 진단을 내리려면 일시적인 증상만으로는 부족하며 월경 주기마다 증상이 반복적으로 나타나야 하고 그러한 증상이 정신 건강을 해치고 주간 활동에 지장을 초래할 정도로 심각한 수준이어야 한다.

월경 전 증후군으로 고생하는 여성은 매우 다양한 증상을 나타내기 때문에 전문적으로 치유하기보다는, 어차피 월경이 시작되면 사라질 증상이라는 대전제를 깔고 각 증상의 완화에 초점을 둔, 이른바 대중적 치료에 주안점을 둔다.

월경 전 증후군과 이에 따른 수면 장애를 해결하기 위한 접근법으로 크게 세 가지를 들 수 있다.

○ 두통과 같은 특정한 증상의 완화
○ 호르몬 수치의 변화
○ 기분 장애의 사전 예방

월경 전 증후군을 경험하는 여성이 통증(유방통, 극심한 경련)을 호소하면 의사는 비스테로이드성 항염제를 권하기도 한다. 처방전 없이 살 수 있는 비스테로이드성 항염제로는 이부프로펜 계열과 나프록센 계열의 소염 진통제가 있다. 이와 동일한 성분의 복제 의약품도 이용 가능하다. 진통제를 선택할 때는 약사와 충분히 상의해야 한다. 부종과 체액 저류 증상에는 약한 수준의 이뇨제 처방을 고려할 수 있다. 이러한 약물은 증상이 심할 때만 사용해야 한다.

기분과 호르몬 수치에 변화를 일으키는 약물은 기본적으로 매우 강력한 효능을 지니기 때문에 부작용도 그만큼 심할 수 있다. 따라서 반드시 의사와 상의한 뒤에 약물을 복용해야 한다. 심각한 월경 전 증후군의 치료제로서 미국식품의약국(FDA)이 승인한 항우울제로는 플루옥세틴, 서트랄린, 시탈로프람 등이 있다. 미국식품의약국은 피임약인 야즈도 월경 전 증후군 증상을 치료하는 의약품으로 승인했다. 개인적으로 월경 전 증후군에서 단순히 졸린 증상을 치료하는 것이 목적이라면 굳이 이러한 약물을 권하고 싶지는 않다. 월경 전 증후군 때문에 졸린 것이면 별 다른 조치 없이도 월경이 시작되고 나서 2, 3일이면 자연히 그 증상이 사라지기 때문이다. 따라서 웬만하면 아무 약도 복용하지 않는 편이 좋을지도 모른다. 가까운 장래에 임신을 계획하고 있는 여성이라면 특히 더 그렇다.

약물 복용만이 월경 전 증후군 때문에 생긴 졸음 증상을 치료하는 유일한 방법은 아니다. 평소보다 잠드는 데 시간이 더 오래 걸리거나 밤중에 자주 깬다 싶으면 먼저 카페인부터 줄여야 한다. 이와 마찬가지로 알코올이 잠을 자는 데 도움이 된다고 생각하는 사람들이 꽤 많은데 술은 오히려 한밤중에 잠에서 깨게 해서 숙면을 방해한다.

월경 주기에 반복적으로 수면 장애를 경험한 여성은 월경 주기가 다가오면 또 잠을 설치겠거니 지레 겁을 먹는다. 이러한 불안감이 스트레스를 유발하고 스트레스 자체가 숙면을 방해하는 요소로 작용하기도 한다. 그러므로 이완법을 배워 몸과 마음의 긴장을 풀어주면 스트레스를 줄이는 데 도움이 될 것이다. 수면 장애가 심각한 수준이고 월경 전 증후군 치료법으로도 별 차도가 없다면 이때의 수면 문제는 월경 전 증후군과는 관련이 없을 수 있다. 이럴 경우에는 다른 가능성을 고려해 봐야 한다.

기분이나 신경계와 관련한 증상이 매우 심한 상태라면 일반적인 월경 전 증후군에서 한 단계 더 나아간 이른바 '중증 월경 전 증후군'을 의심해야 한다. 월경 전 증후군 증상과 더불어 우울증 증상(절망감, 극심한 슬픔, 자살 충동 등)이나 불안, 극심한 감정 기복, 통제 불능의 분노, 짜증, 수면 장애 등을 경험한다면 중증 월경 전 증후군을 앓을 가능성이 크다. 중증 월경 전 증후군인 여성은 극심한 불면증에 시달리고 여간해서 쉽게 잠들지 못하며 잠이 들어서도 깊은 잠을 자지 못하고 자주 깬다. 아침에 너무 일찍 깨고 다시 잠들지 못하는 사람도 꽤 있다.

양극성 장애를 앓는 사람이 중증 월경 전 증후군 진단을 받는 일도 있다. 중증 월경 전 증후군을 겪는 여성 중 최대 75퍼센트가 항우울제 복용으로 증상이 호전되었다고 나타났다.

호르몬 문제가
수면 문제로

특정 호르몬을 생성하는 신체 조직 대부분이 그 호르몬과 화학적으로 관련된 다른 호르몬도 만들어낼 수 있다. 다낭성 난소 증후군을 앓는 여성 대다수가 난소에서 남성호르몬의 하나인 안드로겐을 과다 분비한다.

여성 체내에 남성호르몬의 수치가 높으면 여포 자극 호르몬의 수치가 낮아질 수 있다. 그 결과 난포(여포)에 있는 난자가 성장하지 못하게 된다. 난포가 부풀어 낭종(낭포)이라고 하는 물혹을 만들고, 미성숙 난자를 품은 수많은 난포가 이러한 낭종을 형성할 수 있기 때문에 '다낭성'이라는 말이 붙는다.

다낭성 난소 증후군과 수면무호흡증

때때로 난소의 크기가 급격히 불어나서 야구공만 해지거나 이보다 더 커지기도 한다. 이처럼 비정상적인 호르몬 수치는 두 가지 유형의 문제를 유발한다. 앞서 소개했던 29세 여성 사례에서 봤듯이 체모가 과도하게 많아지는 등 남성한테서나 볼 수 있는 특성이 나타나거나 여성의 생식 계통에 문제가 생길 수 있다. 이러한 심각한 증상이 비정상적으로 보일 수도 있으나 사실 다낭성 난소 증후군은 통상적으로 폐경 전 여성의 약 5~20퍼센트가량 나타나는 매우 흔한 현상이다. 월경을 시작하지 않은 10대 소녀 가운데 4분의 1가량은 이 다낭성 난소 증후군이 문제의 원인일 수 있다.

다낭성 난소 증후군의 가장 공통적인 증상은 남성과 같은 체모 분포, 체중 과다, 월경 주기상의 문제 또는 난임 가능성 등이다. 예를 들어 다낭성 난소 증후군을 겪는 여성은 얼굴에 털이 많거나 20~30대 나이에도 10대 때나 볼 수 있었던 여드름이 얼굴에 잔뜩 돋아나기도 하며 심지어 여성한테서는 좀처럼 볼 수 없는 대머리로까지 진전되는 경우도 있다. 다낭성 난소 증후군 환자는 월경을 건너 뛸 때가 많고 심지어 월경이 완전히 멈추는 경우도 있다.

췌장에서 분비되는 호르몬인 인슐린은 일반적으로 혈당 수치를 낮추는 역할을 하는데 다낭성 난소 증후군을 앓는 여성은 인슐린의 효과에 내성이 생길 수 있다. 그렇다 보니 약 10퍼센트는 당뇨병에 걸릴 수 있고 심혈관계 질환, 심장병에 걸릴 위험성이 증가한다.

이들은 대체로 체중 과다 상태인데다 체중 초과분의 분포 또한 남성형이기 때문에 폐쇄성 수면무호흡으로 발전할 가능성이 훨씬 크다. 이처럼 체중과 관련된 요소뿐만 아니라 지방 조직의 위치도 수면무호흡 유발에 영향을 미친다. 다낭성 난소 증후군에 걸린 여성은 남성형 지방 분포도를 나타낸다. 즉, 허리둘레가 엉덩이 둘레보다 더 커진다. 다른 여성보다 허리, 엉덩이 둘레비가 크고 일반 여성보다 테스토스테론의 수치도 훨씬 높다.

2014년에 발표된 한 연구 결과에 따르면 다낭성 난소 증후군을 앓는 여성 가운데 66퍼센트가 수면 호흡 장애로 나타났다. 이들은 코를 골고 수면 중에 호흡이 멎기도 하며 주간 졸음증을 경험한다. 다낭성 난소 증후군 환자 중 수면무호흡증을 나타내는 사람은 대사 장애와 비알코올성 지방간 질환이 있을 가능성이 훨씬 높다.

자신에게 이러한 문제가 있다고 의심되면 즉시 병원을 찾아야 한다. 특히 임신을 원하는 여성이라면 더 그렇다. 호르몬 수치 관리에는 체중 감량이 매우 효과적이며 이는 수면과 관련한 각종 호흡 장애의 증상을 완화하는 데도 도움이 된다.

당뇨병 치료제로 처방되는 메트포르민이 체내에서 생성되는 인슐린에 대한 반응성을 높일 수 있다. 이러한 작용이 다낭성 난소 증후군의 증상을 완화시켜 월경 주기가 정상화될 수 있다. 또 메트포르민 복용 후 체중이 감소한 사례도 있다. 덕분에 남성호르몬 분비량이 줄어들고 체내 인슐린에 대한 반응성이 높아질 수 있다.

상대적으로 미미한 수준의 체중 감량이라도 정상적 월경 주기 회복이라든가 임신 가능성 측면에서 극적인 효과를 볼 수 있으며 수면무호흡중을 개선하는 데도 도움이 된다. 환자가 체중 감량을 할 수 없을 때는 지속적 기도 양압 치료법이 수면무호흡에 효과적이다. 기도 양압 치료는 환자가 잠을 잘 때 특별한 마스크를 착용한다. 이 마스크는 지속적인 압력을 발생해 공기를 계속 공급함으로써 기도가 열린 상태를 유지해주는 장치와 연결된다. 최근 연구에 따르면 수면무호흡 상태 자체가 체내 인슐린의 효과를 반감시킬 수 있다고 한다. 따라서 다낭성 난소 증후군 환자의 수면무호흡을 치료하면 그들의 당뇨병도 호전될 수 있다.

심각한 졸음증, 두통 치료법

앞에서 이야기했던 주간 졸음증으로 나를 찾아왔던 29세 여성 환자는 월경 주기가 불규칙했는데 이는 난소에서 남성호르몬이 과도하게 분비된 탓이었다. 이 때문에 남성에게 주로 나타나는 증상인 수면무호흡증을 겪고 있었다. 하룻밤 동안 진행되는 야간 수면 검사 결과, 이 여성은 수면 중에 반복적으로 호흡이 멎는 증상이 나타났으며 길게는 약 1분 동안 무호흡 상태가 이어지기도 했다. 잠이 들면 목구멍 속 근육들이 이완돼 상기도가 막혔고 이 때문에 호흡이 멈췄다. 호흡이 멎을 때마다 혈중 산소 수치가 위험 수준으로까지 떨어졌다. 이럴 때마다 환자가 기도를 열고 호흡을 재개할 수 있도록 뇌가 이 여성을 잠에서 깨웠다. 하룻밤 동안 이런 현상이 수백 차례 발생했고 이것이 코골이와 심각한 졸음증, 두통 등 증상의 주된 원인이 되었다.

환자의 난소 속 낭종은 남성호르몬을 과도하게 만들어냈다. 다낭성 난소 증후군 증상이 나타났으며, 과도한 남성호르몬 때문에 월경 불순이 생겼다. 과체중과 남성형 체모 분포 또한 남성호르몬 과다가 원인이었다. 곧바로 기도 양압 치료를 시작했다. 그러자 며칠 만에 아침마다 나타났던 두통이 사라졌다. 이 여성은 산부인과 의사와 함께 월경 주기 관리와 체중 감량을 위해 노력했고, 모든 면에서 전보다 훨씬 나아졌다.

성호르몬은 여러 방식으로 신체에 중대한 영향을 미친다. 이 사례 속의 환자도 성호르몬의 이상이 치명적인 위험을 초래할 수 있는 수면무호흡증을 일으켰던 것이다.

전체 여성의 약 3분의 2가 월경과 관련한 수면 장애를 겪는다. 의학계는 이러한 문제를 해결하고자 많은 노력을 기울이고 있다. 그러나 월경이 각종 수면 장애를 유발할 수 있으며 수면 장애를 악화시킬 수 있다는 사실은 잘 알려지지 않았다.

임신하고 벌어지는
잠과의 전쟁

첫 아이를 출산하고 3개월이 지난 29세 초보 산모가 완전히 기진맥진한 상태로 수면 클리닉을 찾았다. 출산 직후의 여성은 신생아를 돌보느라 피곤하기 마련이다. 그렇다 해도 이 여성은 상태가 너무 심각했다. 편하게 푹 자지 못하니 삶의 질이 떨어졌음은 물론이고 신생아 또한 제대로 보살필 수 없는 상황이었다. 말똥말똥한 정신으로 아이를 돌봐야 하는데 낮에 자꾸 졸음이 쏟아져서 견디지 못했다. 하루에 커피를 여섯 잔에서 여덟 잔까지 마시는데도 꾸벅꾸벅 졸기 일쑤였다. 텔레비전을 보거나 책을 읽다가 또 대화를 나누는 도중에 심지어 자동차를 운전하는 도중에도 졸았다.

충격적인 사실은 이러한 수면 문제가 임신 중에 시작됐다는 점이다.

이러한 문제가 치료되지 않아서 그 누구도 알지 못하는 사이에 산모와 신생아의 삶을 위험에 빠뜨린 셈이었다. 아기는 10개월 꽉 채워 나왔지만 약 2.5킬로그램밖에 안 되는 심각한 저체중아로 태어났다. 산모는 이전에 두 번이나 유산을 경험하기도 했다. 나는 이 여성으로부터 그간의 이야기를 듣고는 좀 더 자세히 상황을 파악할 수 있었다.

이 환자는 임신 전에 평소 체중보다 30킬로그램 정도가 더 나갔고 약 10년 동안 주간 졸음증을 경험했다. 임신하고부터 졸린 증상이 훨씬 더 심해졌다고 한다. 임신 6개월 차에 졸아서는 안 되는 또 졸고 싶지도 않은 상황에서도 잠이 들 때가 있을 만큼 졸린 정도가 통제 불가능한 수준이었다. 임신하고 코골이도 훨씬 더 심해졌고 잘 때 무호흡 상태가 되었다. 그 사실을 남편이 알아챈 지 최소한 5년은 됐다는 것이다. 당시 여성의 담당 의사는 수면무호흡증일 가능성을 말했지만, 아이를 출산할 때까지 기다렸다가 검사와 치료를 받는 것이 훨씬 안전할 것이라고 조언했다. 다른 대다수 의사와 마찬가지로 이 담당의 역시 수면 장애가 여성의 건강에 얼마나 심각한 결과를 초래하는지 충분히 이해하지 못했다.

아기에게 심각할 수 있는 수면 부족

2014년에 발표된 한 연구에 따르면 임신한 여성이 경험하는 만성적 수면 부족이 출산한 아기에게도 영향을 미칠 수 있다고 한다. 즉, 임신 중 수면 부족에 시달린 여성이 낳은 아기는 심혈관계와 심장에 문제가 발생할 수 있다는 뜻이다.

곧 아기 엄마가 될 임신부에게는 안타까운 소식일지 몰라도 수면 장애는 임신에 수반되는 어쩔 수 없는 증상일 수 있다. 1998년에 진행한 미국수면재단의 '여성의 수면 실태 조사' 결과 여성의 약 80퍼센트가 다른 어떤 때보다 임신 중에 수면 장애를 더 많이 겪는다고 나타났다. 가장 큰 이유는 소변이 자주 마려워 잠을 제대로 못 잔다고 답했다. 자다가도 소변을 보러 자주 일어나서 숙면을 취할 수 없다는 것이다. 또 피로, 골반압, 불면증, 하부 요통, 불안, 다리 근육 경련, 악몽 등 임신의 다양한 증상이 원인이 된다. 하지불안증후군이나 수면무호흡 같은 만성적 수면 장애 증상이 이때에도 나타나거나 증상이 더욱 심해질 수 있다. 임신 후 3개월이 지나는 동안 이러한 증상에도 변화가 생긴다.

처음 임신을 하면 생명의 경이로움을 느끼며 기뻐하는 여성이 있는가 하면, 불안과 두려움을 느끼는 여성도 있다. 임신하고도 평소와 다름없이 잘 자는 여성이 있는 반면에 임신과 함께 잠을 잘 못 자고 평소와 달리 낮에 더 졸리다는 여성이 있다.

나를 찾아온 여성은 이렇게 말했다.

"밤이고 낮이고 시도 때도 없이 졸음이 쏟아지는 통에 틈만 나면 잠깐씩 쪽잠을 자는 수밖에 방도가 없었어요. 임신하고부터 단 하루도 아침까지 내리 푹 잔 날이 없었던 것 같아요. 화장실을 가거나 물을 먹으려고 또는 단순히 잠이 잘 오지 않아서 자다가 한 예닐곱 번은 일어났을 거예요. 임신 기간 내내 1시간 자면 잘 잔 것이고 거의 1시간마다 깨고 또 자기를 반복했어요."

이러한 수면 장애는 프로게스테론의 수치 상승이 뇌에 영향을 미친 결과이다. 임신하고 12주까지 해당하는 임신 초기 단계에 나타나는 입덧도 임신부로 하여금 잠을 설치게 하는 원인이 된다. 요즘은 이러한 증세를 임신오조(姙娠惡阻)라고 한다. 임신오조 치료제로는 호박산 독실라민과 염산 피리독신을 혼합해 만든 약으로, 제품명은 디클레지스다.

1) 임신 중기

전체 임신 기간 중 두 번째 3개월이자 임신 중기에는 대다수가 태아 때문에 불어난 체중을 감당해야 한다. 자궁이 확장되어 너무 피곤해서 더 자고 싶은데 쉽게 잠이 들지 않는다. 좀 편한 자세를 취해보겠다고 이리저리 몸을 움직이며 계속 뒤척이느라 잠은 못 자고 더 피곤해지기만 한다. 이러한 불편함이 극단적이 될 때 바로 하지불안증후군이 된다. 다리가 얼얼하게 쑤시는 증상 때문에 계속해서 이리저리 몸을 움직이지 않을 수 없는 상태가 된다. 일부 여성은 종아리에 쥐가 나거나 허리 통증 때문에 밤새 한숨도 못 잔다고 호소하기도 한다.

이 시기에는 밤에 속이 쓰린 증상이 나타나며 증상은 출산 때까지 지속될 수 있다. 가슴이 타는 것 같기도 한 속 쓰림 또는 흉부 작열감이 나타나기도 한다. 이는 음식물이 목구멍에서 위로 내려가는 통로인 식도로 위산이 역류해서 생긴다. 확장된 자궁이 위를 압박하는 것도 위산 역류의 한 원인이 된다. 식도 맨 아랫부분에는 하부식도 괄약근이 있어 위산 역류를 막는 역할을 한다. 그런데 임신 중에는 이 괄약근도 제 기능을 다하지 못한다.

2) 임신 후기

임신 삼분기 중 마지막 분기에 해당하는 후기에는 매우 다양한 문제가 임신부의 수면을 방해한다. 이 시기에는 비충혈(鼻充血)이 생기기도 하는데 이것이 코골이나 수면무호흡으로 이어질 수 있다. 또 하지불안 증후군이 더 심해지는 여성도 있다. 특정한 자세로 누우면 호흡이 곤란하거나 요통이 심해져서 잠을 이루지 못하게 되기도 한다. 출산이 임박하면 주요 호흡 근육인 횡격막을 압박할 정도로까지 자궁이 확장되기 때문에 호흡 곤란이 더 심해진다.

임신 시기에는 태동 때문에 예민해지고 불편해진 상태가 불안과 초조함을 유발해 수면 문제가 더 악화된다. 산달이 가까워질수록 밤새 잠 한숨 못자는 경우도 드물지 않다. 출산이 임박한 상황에서 하루에 한 시간도 못 자고 24시간 내내 깨어 있는 여성도 여럿 봤다. 임신 중에 여성이 수면 장애를 겪는 일은 출산 후 신생아를 밤새 돌볼 상황에 대비하려는 본능적 준비 과정이라고 보는 학자도 있다.

다태 임신과 일반 출산 후 수면 문제

한 번에 둘 이상의 태아를 임신한 여성은 더 심한 수면 장애를 겪게 된다. 한 번에 여러 명의 태아를 임신한 여성은 자궁이 더 크게 확장되므로 임신부가 느끼는 불편감이 더 심해질 수밖에 없다.

태아가 자라면서 필요한 영양분을 흡수하기 때문에 산모는 철분이나 비타민 결핍 상태에 빠지기 쉽다. 다태아를 출신해야 할 때 출산 예정일

전에 미리 침대에 누워 충분히 안정을 취해야만 예기치 못한 조산을 예방할 수 있다.

출산을 하게 되면 프로게스테론 수치가 급격히 떨어지고 동시에 모유 수유에 필요한 각종 호르몬의 생성 및 분비가 왕성해진다. 출산 후 산모와 아이 모두 특별한 이상이 없는 상태라면 산모는 곧바로 정상적인 수면 패턴으로 회귀한다. 물론 수유 때문에 밤에도 여러 차례 일어나야 한다는 점에서는 일반 여성의 정상적 수면 상태와는 다르나 출산 전과 비교하면 정상적이라는 의미다.

출산 시에 과다 출혈이 발생할 수도 있다. 태중의 태아가 자라면서 임신부의 체내에서 철분을 뽑아 흡수하기 때문에 임신 중에 철분 결핍이 생기는 여성도 있다. 과다 출혈과 철분 결핍이 혼합돼 빈혈이 생길 수도 있다. 이러한 상태가 되면 낮 동안 극심한 피로를 느낀다. 산모가 밤에 일어나 수유하거나 아이가 우는 바람에 충분히 잠을 못자서 수면 부족에 시달리면 피로감이 더 심해진다. 제왕절개로 출산했다면 수술 부위에서 오는 통증과 불편함 때문에 역시 잠을 제대로 자지 못할 것이다.

임신 중 수면 장애를
극복하는 법

임신한 여성에게 흔히 나타나는 수면 장애가 '수면무호흡'과 '하지불안 증후군'이다. 그런데 이 두 가지 외에도 태아가 몸속에서 자라기 때문에 느껴지는 가벼운 불편감이나 통증, 예민함 등이 불면증으로 이어지기도 한다. 이 또한 위험하기는 마찬가지다. 불면증에 따른 수면 부족이 유산율 상승과 관련되기 때문이다. 그러므로 임신 중에는 충분한 잠이 필요하다. 임신부의 불면증 치료에 도움이 될 만한 사항은 다음과 같다.

우선 일반인에게 필요한 불면증 치료법을 그대로 사용하는 것은 바람직하지 않다. 임신 후에는 수면제나 알코올, 일반의약품, 생약 제제 등을 권하지 않는다. 학자들도 이러한 의약품이나 보조제의 사용이 장기적으로 태아에게 어떤 영향을 미치는지 아직까지는 잘 모른다. 위험 가능성을 완전히 배제할 수 없는 이러한 방법 외에, 불면증에 시달리는 임신부가 충분한 휴식을 취하는 데 도움을 주는 대안이 있다. 바로 '행동 수정'과 관련한 해법이 그 대표적인 예이다.

임부와 산모를 위한 수면 장애 치료법

1) 행동 수정

행동 수정 중에 짧은 낮잠이 큰 도움이 되기도 한다. 여기서 중요한 것은 '짧은'에 방점이 찍혀야 한다는 점이다. 낮잠을 너무 오래 자거나 너무 늦게 자면 안 되고, 정오가 지날 무렵이 가장 좋으며 시간은 20~40분 정도가 적당하다.

속 쓰림 증상이 있는 임신부는 매운 음식, 너무 신 과일 주스 등은 삼간다. 잠자리에 들기 2~3시간 전에는 아무것도 먹지 않는다. 속 쓰림 증상이 심할 때면 베개를 여러 개 겹쳐 놓고 벤다거나 등받이가 뒤로 젖혀지는 안락의자를 이용해 잠자는 자세를 바꾸면 도움이 된다. 속 쓰림이 너무 심해서 도통 잠을 이룰 수 없다면 의사와 상의한다. 의사는 아마 텀스(Tums) 같은 제산제를 처방할 것이다. 텀스는 임신부에게 부족한 칼슘을 보충해주는 효과도 있다. 임신부가 속 쓰림을 방지하겠다고 우유를 너무 많이 마시면 좋지 않다. 칼로리 과다 섭취로 과체중이 되면 결과적으로 수면무호흡으로 이어질 수 있기 때문이다.

임신부의 불면증을 치료하는 데 가장 효과적인 방법은 잠자는 자세를 이리저리 바꿔보며 가장 편하게 생각되는 자세를 찾아내는 것이다. 그리고 임신 전과는 다른 자세로 자는 데 익숙해져야 한다. 똑바로 누워 자면 자궁이 체내의 대동맥을 압박하는 상태가 되고 이 때문에 태아에게 가는 혈류가 감소하는 결과를 낳을 수 있다.

대다수는 옆으로 자는 것을 가장 편안해한다. 옆으로 누우면 대동맥에 가해지는 압박이 줄어들어 태아에게 가는 혈류도 증가한다. 옆으로 누워서 자는 데 익숙하지 않은 여성은 무릎 사이에 베개를 끼우면 좀 더 편해질 것이다.

2) 하지불안증후군일 때

임신 중에는 하지불안증후군이 자주 발생한다. 하지불안증후군을 호소하는 여성 대다수가 임신 중에 처음으로 이 증상이 나타났다고 말한다(물론 유전적 요소 때문에 하지불안증후군을 겪는 여성도 있다).

하지불안증후군 여성은 잠을 자려고 뒤척이면서 다리를 움직이고 싶은 강한 충동을 느낀다. 움직이거나 걸으면 이러한 충동이 좀 줄어든다. 임신 중에 다리가 저리거나 벌레가 기어가는 듯한 불쾌한 증상이 더 심하게 올 가능성이 매우 크다.

유전이 아닌 경우, 임신 전에 철분 또는 엽산이 결핍되어 하지불안증후군이 나타난다. 따라서 체내 철분 수치를 확인한다. 의사는 아마 엽산이 함유된 종합 비타민제를 처방할 것이다. 임신부가 체내 엽산 수치를 높게 유지해야 하는 데는 또 다른 이유가 있다. 연구에 따르면 엽산을 복용하는 여성은 신경계통의 기형아를 출산할 확률이 낮기 때문이다.

임신부에게 하지불안증후군은 너무 고통스러운 증상이다. 밤뿐만 아니라 낮 동안에도 하지불안증에 시달릴 수 있다. 하지불안증후군 치유를 위한 해법으로는 가벼운 운동(대다수 임부가 걷기가 꽤 도움이 된다고 보고함), 마사지, 공압 장치, 철분 요법, 요가 정도가 있다. 이러한 치료법은 하지불안증후군뿐만 아니라 수면무호흡에도 효과가 있다. 공압 장치는 하지를 감싸는 랩 형태이며 1분에 5초씩 부풀어 올라 다리를 압박한다. 이 장치는 저녁에 한 시간 정도씩 사용한다. 하지 혈전 방지를 위한 장치도 효과가 있을 수 있다.

임신 중에 발생한 하지불안증후군 증상이 출산하고도 계속되는 경우도 있으나 대개는 출산과 함께 사라진다. 출산 후에도 증상이 계속된다면 의사의 도움을 받는다.

3) 코를 골 때

임신한 여성 가운데 약 3분의 1이 코를 곤다. 여성은 남성보다 코를 덜 골기 때문에 임신과 함께 처음으로 코를 고는 경우가 많다. 2015년 연구에 따르면 코를 골거나 수면무호흡 질문지에서 높은 점수를 받은 임신부는 고혈압으로 발전해 결국 제왕절개로 출산할 가능성이 크다.

몇몇 연구에서 자간전증과 코골이가 관계가 있다는 결과가 나왔다. 흔히 '임신 중독증'이라고 하는 자간전증은 임신 중에 발생할 수 있는 고혈압의 일종으로 잠재적으로 위험한 질환이다. 자간전증은 신장에 문제를 일으키는데 이 때문에 다량의 단백질이 소변으로 배출되는 이른바 '단백뇨 현상'이 나타난다. 코를 고는 임신부는 그렇지 않은 사람보다 자간전증을 나타낼 가능성이 두 배나 높다. 자간전증이 있으면 저체중아를 출산할 가능성이 두 배나 높다. 전체 임신부의 약 7퍼센트가 겪는다는 자간전증은 일반적으로 임신 20주 뒤에 나타난다.

자간전증이 나타나면 혈압이 상승해 신장이 손상된다. 임신 초기에 증상이 나타나면 두통이 생기거나 발목 부종이 심해진다. 얼굴이 퉁퉁 부어오르기도 하지만 고혈압과 신장을 검사하지 않으면 발견하기 어려워서 증상을 거의 못 느낄 수도 있다. 그나마 가장 확실한 징후는 바로 코골이다. 임신 중에 코를 고는 여성은 수면무호흡증일 가능성이 높다.

그러므로 임신 중에 코를 골면 바로 혈압을 측정하고 소변 검사를 해야 한다. 특히 두통과 발목 부종이 심하다면 반드시 검사를 받는다. 자간전증을 보이는 임신부 20명당 한 명 꼴로 중증 고혈압 및 기타 문제와 함께 간질 발작을 경험한다. 자간전증에서 한층 더 나아간 심각한 증상을 자간(子癎)이라고 한다. 일반적으로 이 두 가지 증상 모두 출산을 하면 바로 사라진다.

임신부가 경험하는 각종 증상이 의학적으로 상당한 위험성을 내포한다는 점을 이제 알았을 것이다. 따라서 코골이처럼 겉으로 보기에는 대수롭지 않은 증상일지라도 수면과 관련된 문제는 바로 의사와 상의한다.

4) 수면무호흡일 때

임신 전에도 수면무호흡을 경험하는 여성이 있는데 이러한 증상은 임신 중에 더욱 악화된다. 또 임신 중에 수면무호흡증이 생기는 여성도 있다. 임신 중기와 후기에 수면무호흡증이 있는지 확인한다. 코골이, 수면 중 호흡 정지, 극심한 주간 졸음증 등 임신 중에 발생한 수면무호흡이나 임신하지 않은 여성의 수면무호흡이나 증상은 비슷하다. 임신 중에 발생하는 일부 질환은 수면무호흡과 관련이 있다. 고혈압과 임신성 당뇨병도 여기에 해당한다.

2010년과 2013년에 발표된 연구에서는 수면무호흡증 임신부는 임신성 고혈압, 자간전증, 임신성 당뇨병 등이 나타날 가능성이 크며, 제왕절개로 출산할 확률이 높다고 보고했다. 2016년 연구 결과로는 수면무호흡증이 있는 임신부는 조산의 위험 또한 높다고 한다. 수면무호흡증 임신부가 출산한 아기 중에는 엄마의 임신 나이 때문에 좀 크게 태어나는 아기가 있다. 이런 아기는 저혈당증일 가능성이 크다. 반면에 출생 당시 정상아보다 작게 태어난 이른바 저체중아는 대사 질환을 겪거나 성인이 됐을 때 심혈관계 질환에 걸릴 가능성이 크다.

또 수면무호흡증이 있는 여성은 유산 가능성도 크다. 수면무호흡이 위험한 이유는 임산부의 혈중 산소 수치가 극히 위험한 수준까지 떨어질 수 있기 때문이다. 태아는 전적으로 모체의 산소에 의존하므로 수면무호흡이 있는 여성은 반드시 치료를 받아야 한다.

임신부의 수면무호흡은 태아의 건강을 심각하게 위협할 수 있고, 임신 중에는 물론이고 출산한 뒤에도 문제가 된다. 수면무호흡을 치료해야 산모가 밤잠을 충분히 자고 그래야 낮 동안에 개운한 상태로 아이를 보살필 힘이 생긴다.

신생아를 돌보는 일은 누구에게나 벅찬 일이지만 수면무호흡증을 앓는 산모에게는 특히나 힘든 일이다. 내 첫 번째 수면무호흡 환자는 자신

말고는 신생아를 돌봐줄 사람이 달리 없었기 때문에 출산 직후 응급 치료를 시작해야만 하는 상황이었다.

임신 중에 수면 장애가 나타나면 출산한 뒤에도 수면 부족에 시달리는 일이 드물지 않다. 약 20퍼센트가 수면무호흡을 경험한다.

5) 출산 후

엄마로서 이제 갓 태어난 아기를 돌봐야 하는 새로운 임무가 생겼으므로 개인 시간은 그만큼 줄어들 수밖에 없다. 특히나 모유 수유를 하는 산모는 한밤중에 일어나 수유하는 경우도 많다. 갓 태어난 신생아는 대개 부부 침실에서 재우거나 부부가 자는 침대에서 함께 데리고 자는 일이 많다. 따라서 한밤중에 아이가 깨면 아이를 재우느라 잠을 설친다. 산모가 이런 상황을 힘에 부처한다면, 가능한 외부의 도움을 받는다. 그리고 아기가 낮잠을 자는 시간에 맞춰 엄마도 같이 자는 습관을 들인다.

출산하고 행복감을 느끼는 산모가 대부분이나, 가볍게는 일시적인 우울감에서부터 심하게는 병적인 우울증에 이르기까지 평소와 다른 감정 변화를 겪는 엄마도 있다. 불면은 우울증의 공통된 증상이다. 이러한 비정상적 정서는 프로게스테론의 수치가 감소한 데서 비롯된다고 알려진다. 출산 후 심각한 우울증을 호소하는 여성 가운데는 실제로는 그 이전에 우울 증세를 보인 전력이 있는 경우가 꽤 있다. 산후 우울증은 엄청난 결과를 초래할 수도 있는 위험한 질환이다. 일례로 우울증을 앓는 산모는 자살을 기도하거나 신생아에게 해를 입힐 수 있다. 그러므로 우울 증세를 보이는 산모는 즉시 병원을 찾아야 한다.

산모의 수면 관리는 아기의 수면 관리

앞에서 나를 찾아온 29세 초보 산모 이야기로 돌아가자. 우리는 수면 중에 몇 차례나 호흡이 중지되는지 측정하고자 수면 검사를 시행했다. 검사 결과, 1시간에 무려 136회나 호흡이 정지되었다. 호흡이 멎을 때마다 거의 매번 뇌가 몇 초 동안 각성되는 상태, 이른바 중증 폐쇄성 수면 무호흡증으로 나타났다. 대체로 1시간에 5회 이상 호흡이 멎으면 심각한 수준으로 보는데, 호흡 정지 횟수가 100회가 넘었다.

호흡이 멎을 때마다 혈중 산소량이 감소한다. 이에 따라 이 산모의 혈중 산소 수치는 위험 수준으로까지 떨어졌다. 하루 수면 시간의 약 11퍼센트는 혈중 산소 수치가 80퍼센트 이하인 상태로 잠을 잔 셈이었다. 수면무호흡이 일어나는 동안은 전체 혈액의 20퍼센트가 산소를 운반하지 못하면서 심혈관계에 엄청난 무리를 초래했다. 이 정도의 혈중 산소 수치는 해발 고도 약 4,500미터 고지대에 거주하는 사람들에게나 보이는 수치다.

나를 찾아온 산모는 수면무호흡 때문에 자신은 물론이고 신생아의 생명까지 위험에 빠뜨렸다. 또 아기가 저체중아로 태어난 것도 이것이 원인이었다.

환자는 첫 번째 수면 검사에서 중증 수면무호흡 진단을 받고, 이번에는 기도 양압 마스크를 착용하고 다시 수면 검사를 받았다. 그 결과 병증이 극적인 호전을 보이면서 수면무호흡 증상이 사라졌다. 수면량과 패턴도 정상 수준을 회복했고 혈중 산소 수치가 전처럼 위험 수준으로 떨어지는 일도 없었다. 두 달 동안 매일 밤 집에서 기도 양압 마스크를 사용했다는 환자는 이제 더는 낮에 졸리지 않기 때문에 한결 개운하다고 말했다. 잠을 푹 잘 수 있다는 확신이 드니 낮에 하는 일도 한결 자신감이 붙었다고도 했다.

여성에게 임신은 설렘과 기쁨을 안기는 행복한 경험이기는 하나 또한편으로는 이 때문에 심각한 수면 장애를 겪기도 한다. 대다수 여성은 임신 중에 경증에서부터 중증에 이르기까지 다양한 수준의 수면 장애를 경험한다. 따라서 정상 임신과 다태아 임신 그리고 고위험 임신에 이르기까지 다양한 상황에서 수면 장애가 임신부와 아기에게 어떤 영향을 미치는지 잘 알아야 한다.

3장

나이 들수록 찾아오는
밤의 불청객

호르몬 수치 변화는 폐경기 여성의 수면에 어떤 영향을 미칠까?

• • •

또 중장년 남성에게는 어떤 영향을 미칠까?

식은땀을 흘리는
사람의 내막

나를 찾아온 환자는 마른 체구의 51세 여성으로 불안과 초조감에 안절부절못하고 있었다. 밤에 잠이 잘 안 오고 잠이 들더라도 자꾸 깨서 잠을 설치는 날이 많다고 호소했다. 잠이 잘 올 만한 편한 자세를 취하느라 이리저리 뒤척이다가 겨우 잠이 들었나 싶으면 얼마 못 가 잠에서 깨서 아침까지 푹 자는 날이 별로 없다고 한다. 등이고 베개고 땀에 흠뻑 젖을 정도로 식은땀 범벅인 채로 한밤중에 깨는 일이 한두 번이 아니었다. 가슴이 심하게 두근거리는 통에 깜짝 놀라 깨기도 했다. 이렇게 밤잠을 설치다 보니 낮에도 몹시 피곤해했다. 수면 문제는 이 환자의 생활 전반에 걸쳐 영향을 미쳤다.

하지만 가정이나 직장에서도 특별히 문제가 없었고 기분 장애 같은 질환도 없었다. 하지만 불면 증세에 대한 걱정이 날이 갈수록 더욱 심해졌고 이 때문에 체중까지 감소했다. 이러한 불안과 걱정이 불면 증세를 더욱 악화시켰다. 다른 병원의 의사는 수면제 복용을 권했으나 이 여성은 약을 별로 좋아하지 않았다. 그래서 수면 장애를 치료할 다른 방법을 찾아보고 싶어 나를 찾아온 것이었다.

이 환자에 대해서는 갑상선 호르몬 과다 분비가 원인일 수 있으므로 이 가능성을 배제하고자 일단 혈액 검사부터 하기로 했다. 갑상선 기능 항진으로도 밤에 잘 때 식은땀을 흘릴 수 있다. 수면 검사도 했는데 그 결과 하지불안증후군이나 수면 중의 위험한 심장 박동 현상은 나타나지 않았다.

갑상선 기능과 체내 철분 수치도 정상이었다. 잠 잘 때 또는 깨어 있을 때 비정상적인 심장 박동 증세도 나타나지 않았다. 그러나 밤에 잠에서 깨면 심장 박동이 빨라졌다. 수면 검사에서 가장 인상적인 부분은 차트 상에 나타난 수많은 불규칙한 선이 아니라 잠을 자는 동안 몸을 이리저리 뒤척이며 계속해서 자세를 바꾸는 모습이 담긴 영상이었다. 잠이 들었을 때조차 담요를 덮었다 제쳤다하는 행동을 반복했다. 그러다 결국 한밤중에 잠에서 깨서는 몹시 심란해하는 모습을 보였다.

여러 검사를 마친 결과, 폐경 전후기 증상이라는 사실이 분명해졌다. 이 여성의 에스트로겐 수치는 급격히 떨어지고 있었고 폐경 전후기에 흔히 나타나는 증상인 수면 장애를 겪고 있었다. 그래서 우리는 호르몬 대체 요법을 비롯해 어떤 치료법을 쓸지를 놓고 의견을 교환했다. 그러나 환자는 언론에서 호르몬 요법의 위험성이나 부작용을 들은 바 있었기 때문에 선뜻 결정하지 못했다. 이외 다른 치료법에 대해서도 망설이기는 마찬가지였다. 그래서 이 환자는 식은땀을 흘리며 잠에서 깨는 불편함을 그냥 견디는 쪽을 택했다.

에스트로겐이 더 이상 생성되지 않을 때

모든 여성은 가임기 이후 폐경기를 겪는다. 폐경이 되면 월경 주기가 멈추고 몸에서 더는 에스트로겐을 생성하지 않는다. 폐경이 갑자기 찾아오는 일은 드물다. 월경 주기가 불규칙해지거나 월경을 건너뛰는 일이 잦아지는 등의 전조 증상이 나타난다. 월경 때마다 출혈량이 들쭉날쭉할 수도 있다. 1년 동안 월경이 없으면 폐경이 왔다고 봐야 한다. 폐경은 질병이 아니며 생리적으로 정상적인 상태다.

폐경이 오는 나이는 사람마다 다르다. 빠르게는 40대 초에 오는 사람도 있고 50대가 넘어도 폐경이 되지 않는 사람도 있다. 의학적인 이유로 난소 제거 수술을 받은 여성은 폐경이 빨리 오기도 한다. 유방암 치료를 받는 여성도 일반 여성보다 폐경 증상을 경험할 가능성이 훨씬 크다. 특히 여성호르몬인 에스트로겐이 유방암 세포에 미치는 영향을 차단하기 위한 항에스트로겐 제제인 타목시펜 또는 에스트로겐 생성을 억제하는 아로마타제(방향화효소) 억제제를 복용하는 여성에게 공통으로 나타난다.

청소년기에 난소에서 에스트로겐을 생성하면서 여성의 몸에 급격한 변화가 일어나듯, 폐경기에는 에스트로겐 생성량이 감소해 신체에 다양한 변화가 나타난다. 5대 폐경기 증상으로는 안면홍조, 질 건조증, 식은땀, 수면 장애, 체중 증가 등을 꼽을 수 있다. 이상의 증상 모두 수면과 관련이 있다. 별로 상관없을 듯한 체중 증가 또한 수면무호흡을 유발한다. 난소 절제 수술을 받고 폐경이 갑자기 오면 이러한 증상의 강도가 더 심해질 수 있다.

설상가상 불면의 원인, 안면홍조

폐경기에는 체온 조절 방식에 변화가 생기는데 이때 여성은 극심한 불편감이나 불쾌감을 느끼게 된다. 안면홍조는 불쾌한 증상 가운데 하나이며 폐경 전후기, 폐경기 여성의 80~90퍼센트가 이 증상을 경험한다. 2003년에 발표된 연구 결과에 따르면 흡연을 하거나 비만인 여성은 비흡연자나 정상 체중인 여성보다 안면홍조를 경험할 확률이 두 배나 높았다.

안면홍조가 발생하면 체온이 상승하는 느낌이 든다. 실제로도 안면홍조가 있을 때 체온이 약간 상승하며 체온 조절에 관여하는 뇌 부위인 시상하부를 교란시킨다. 학자들은 특히 에스트로겐 수치가 '급격히' 감소하고 뇌하수체에서 특정한 호르몬이 분비될 때, 시상하부가 체온이 과도하게 상승한다고 잘못 판단한다고 본다. 따라서 과잉 상승한 체온을 낮추려는 신체 기제가 활성화되면서 안면부 쪽으로 혈류가 몰리고 땀이 나는 현상이 생긴다.

체내의 과잉 열을 없애는 주요 기제가 바로 혈관 확장이다. 혈관이 확장되면 피부로 가는 혈류량이 증가한다. 따라서 안면홍조를 겪는 여성은 열감을 느끼지만 실제로는 체내 열이 상실된다. 이렇게 혈관이 확장되고 혈류가 증가하면 피부에서 안면홍조와 같은 급작스러운 열감이 느껴진다. 대체로 안면홍조는 덥다는 느낌과 함께, 바로 얼굴이 확 달아오르며 붉어진다. 이 증상이 신체의 다른 부위로 퍼지기도 한다. 홍조가 가슴 부위에서 점차 위로 올라온다고 말하는 여성도 있다. 대체로 안면홍조는 3분 정도 지속하며 극심한 불쾌감을 유발한다.

안면홍조를 겪는 여성 대다수가 하루에 10차례 이상 이 증세를 경험하는데, 이것이 가정과 직장 일에 지장을 초래할 수 있다. 한 달에 한 번 정도로 아주 가끔 안면홍조가 나타나는 여성도 있다. 안면홍조는 1년에서 7년 정도 계속되는데 개인에 따라 10년 이상 고생하기도 한다. 인종과 민족에 따라 기간이 달라지기도 한다.

안면홍조가 밤에 나타나면 식은땀이 흐르고 설상가상으로 잠을 제대로 못 자게 된다. 이것이 배우자의 잠까지 설치게 하기도 한다. 폐경 전후기를 맞아 안면홍조를 겪는 아내의 남편이 한 말을 되새겨볼 필요가 있다.

"처음에는 아내에게 문제가 있는지는 꿈에도 몰랐고 나한테 문제가 있다고만 생각했어요. 한밤중에 춥다는 느낌이 들어 잠에서 깬답니다. 그래서 온도 조절기를 살펴보면 온도가 평소보다 너무 낮게 설정돼 있었어요. 처음에는 몰랐는데 이런 일이 몇 번 계속되다 보니 이유를 알겠더군요. 아내가 온도를 너무 낮게 설정해 놨던 겁니다."

최근 연구 결과 안면홍조는 렘수면 중에는 일어나지 않는 것으로 나타났다. 체온 조절 기제에 이상이 생겨 안면홍조가 나타난다고 보는데 렘수면 중에는 체온 조절 기제가 작동하지 않기 때문이다.

안면홍조가 사라질 무렵이면 홍조가 있었던 신체 부위가 땀에 젖기도 한다. 자는 동안에 이러한 증상이 나타나면 전신이 땀에 흠뻑 젖어서 도저히 그대로는 잠을 이룰 수 없을 정도로 불쾌한 상태가 된다. 이보다 심각한 상황은 안면홍조가 사라질 무렵에 시상하부가 체온이 너무 낮다고 잘못 인식해 체온을 올리는 기제가 작동한다는 점이다. 따라서 여성은 한기와 축축함을 더 심하게 느끼게 된다.

그 외 폐경에 따른 다양한 변화

안면홍조는 폐경기 증상 중 가장 잘 알려진 증상이다. 그러나 에스트로겐과 프로게스테론의 감소는 안면홍조 외에도 폐경을 맞은 여성의 신체에 다양한 영향을 미친다. 알다시피 에스트로겐은 주요 성호르몬이다. 에스트로겐 생성 및 분비가 감소하면 질 벽이 얇아지고 윤활액도 줄어든다. 윤활액의 감소로 질이 건조해지면 성교통이 발생할 수 있다.

폐경을 맞은 수많은 여성이 호소하는 또 다른 증상은 바로 신진 대사의 급격한 변화다. 이러한 대사의 변화는 흔히 체중 증가로 나타난다. 과체중은 건강의 위험 인자로서 특히 폐경기 여성의 체중 증가는 수면 무호흡 발생 가능성을 높이는 역할을 한다.

에스트로겐과 함께 주요 성호르몬으로 꼽히는 프로게스테론 역시 폐경과 함께 수치가 감소한다. 프로게스테론은 수면무호흡으로의 진행을 막는다. 따라서 체중 증가와 프로게스테론의 감소라는 두 가지 조건이 결합하면 수면무호흡증으로 발전할 가능성이 급격히 증가한다. 끝으로 폐경기 동안 에스트로겐이 감소하면 심혈관 질환을 비롯해 주요 여성암 (자궁암, 유방암, 난소암), 골절, 기타 질환에 걸릴 위험성이 높아진다. 특히 55세 이후에 폐경이 오면 암 발병 위험성이 더 높아진다.

폐경에 따른 다양한 생리적 변화와 함께 정서적 사건이 폐경기 여성의 신체와 정신 건강에 중대한 영향을 미친다. 자녀가 독립해서 집을 떠나거나 연로한 부모 또는 도움이 필요한 다른 가족을 돌봐야 하는 상황 등 제어하기 쉽지 않은 사건이 그렇다. 그런데 이 부분을 간과할 때가 많다. 생활과 호르몬 수치의 변화가 복합적으로 작용해 극심한 감정 기복을 유발하기 때문에 폐경기 여성 중에는 기분 장애를 겪는 경우가 적지 않다.

폐경기 3분의 1 이상이
겪는 수면 장애

오늘날 여성의 3분의 1 이상이 폐경 전후 또는 폐경 후 증상을 겪는다. 이 가운데 약 40~60퍼센트는 수면 장애를 경험한다. 2003년 연구에 따르면 난소 제거 수술로 폐경을 맞은 여성이 수면 장애를 경험하는 비율이 48퍼센트로 가장 높았다. 폐경 이행기의 후반기에 있는 여성 45퍼센트가 그 뒤를 이었다.

1998년에 여성의 수면에 관한 설문 조사 결과 폐경 여성의 44퍼센트, 폐경 후 여성의 28퍼센트가 일주일에 평균 3일 정도 밤에 안면홍조를 경험한다고 나타났다. 이 정도면 매달 평균 5일 정도는 불면증이나 기타 수면 장애를 경험할 정도로 심각한 수준이다.

2015년의 연구에서는 폐경 전후기 여성은 중증 불면증을 앓을 가능

최상의 잠

성이 큰 것으로 나타났다. 폐경기 여성은 불면증이 없는 여성보다 평균 43.5분을 덜 잔다. 불면증이 있는 여성의 약 50퍼센트는 폐경이 가까워지면 밤 수면 시간이 채 6시간을 넘지 못한다.

대부분 안면홍조 때문에 고생이지만, 밤에 화장실에 더 자주 가서 불면을 경험하기도 한다. 폐경 후 여성 43퍼센트는 폐경 전보다 밤에 화장실에 더 자주 간다. 폐경 전 여성은 수면제를 복용하는 비율이 8퍼센트에 비해 폐경 후는 약 20퍼센트가 수면을 위해 약물 처방을 받는다.

흡연과 비만이 중증 안면홍조 발생 가능성을 증가시키므로 폐경기 여성은 금연과 체중 감량에 신경 써야 한다. 폐경 여성이 호르몬 대체 약물을 사용하면 수면 중에 안면홍조가 발생할 가능성이 낮아진다. 그러나 호르몬 대체 약물의 부작용 때문에 안면홍조로 아무리 고생을 해도 처음에는 그냥 증상이 사라질 때까지 '참아보려고' 한다. 그리고 대개는 시간이 가면 이 증상은 호전된다.

약물 대신 사용할 수 있는 생활 속 방법은 좀 더 얇은 침구나 특수 이불을 사용하는 방법도 있다. 주로 운동복에 사용돼 신속한 땀 흡수로 항상 쾌적한 신체 상태를 유지시키는 데 사용되는 특수 섬유를 이용한다. 안면홍조가 시작될 때 차가운 물 한 잔을 마시면 증상이 좀 나아져서 자기 전에 침대 머리맡에 항상 냉수를 준비한다는 사람도 있다. 이러한 방법이 소용이 없거나 안면홍조 외에 다른 증상이 함께 나타난다면 병원을 찾아 적절한 치료를 받아야 한다.

폐경과 관련된 수면 장애 치료법

1) 의료 상담

폐경 후 여성은 심장병, 고혈압, 골다공증, 암처럼 다양한 질환에 걸릴 위험성이 높다. 폐경기 증상으로 병원을 찾는 여성에 대해서는 혈압을 측정한 다음 자궁경부암 검사, 혈중 지질 검사(수치가 비정상이면 심장병 위험이 증가할 수 있음), 유방 검진, 유방조영상 등과 같은 추가 검사를 진행할 수 있다. 폐경 후 여성에게 흔한 질환 가운데 하나가 골다공증이기 때문에 각종 위험 인자 수준에 따라 골밀도 검사를 할 수도 있다. 또 폐경이 시작됐는지 확실치 않을 때는 혈청 여포자극호르몬(FSH)과 황체형성호르몬(LH) 수치를 측정한다. 정상적인 월경 주기에는 이 두 호르몬의 수치에 변화가 생기는데 폐경이 오면 이 호르몬의 수치가 계속해서 높은 상태를 유지한다.

의사와 환자는 환자 본인의 병력과 가족력을 바탕으로 위험 인자에 관해 충분히 이야기해야 한다. 환자 본인이나 가족 중에 암이나 뇌졸중, 심혈관 질환, 다리 혈전이나 폐혈전 등의 병력이 있다면, 갑상선 상태를 확인하는 검사를 할 수도 있다. 갑상선 기능 항진이 식은땀과 안면홍조를 유발할 수 있다.

2) 호르몬 대체 요법

2015년 연구에서는 폐경기의 혈관 운동 증상에 대한 가장 효과적인 치료법과 폐경기 여성의 삶의 질을 높이는데 가장 효과적인 치료법은 에스트로겐 요법으로 나타났다. 수년 동안 에스트로겐과 프로게스테론 복합제를 복용하면 도움되기도 하고(골다공증 감소) 해가 되기도(유방암, 담낭 질환, 혈전 형성, 뇌졸중의 위험 증가) 한다. 자궁 내막암에 걸릴 위험은 높아지나 유방암에 걸릴 가능성이 커지는 것은 아니다.

그러므로 폐경 때문에 극심한 수면 장애를 겪는 여성이 기댈 수 있는 최선은 자신의 병증과 증세 완화를 위한 호르몬 대체 요법의 효능과 부작용에 관해 의사와 충분히 논의하는 것이다.

호르몬 대체 요법을 하게 되면 우선은 최저 유효량의 호르몬 복용으로 시작한다. 안면홍조 증상을 완화하는 데 에스트로겐과 프로게스테론 복합제가 사용된다. 자궁 절제술을 받았다면 복합제가 아니라 에스트로겐 대체 약물 하나만 복용한다.

호르몬 요법을 사용했을 때 증세가 더 악화되는 질환을 가진 여성도 있다. 예를 들어 유방암, 자궁 내막암, 흑색종(피부에 생기는 악성 종양)이 있을 때 에스트로겐이 암세포의 성장을 촉진하는 경우도 있다. 다리 혈전 또는 혈전이 다른 신체 부위로 옮겨 다니는 경우에는 호르몬이 이러한 혈전의 위험성을 증가시키기 때문에 호르몬 대체 요법은 안 된다.

가족력이 있는 여성은 호르몬 대체 요법 사용에 관해 의사와 충분히 상의한다. 가족과 친척의 병력에 관한 정보를 가능한 한 많이 수집해 이를 충분히 검토한다.

폐경기 증상을 치료하는 약물

호르몬 대체 요법을 사용하지 않기로 한 경우, 소량의 항우울제 벤라팍신, 파록세틴, 플루옥세틴 등이 안면홍조 증상을 완화하는 데 도움이 될 수도 있다. 항우울제는 정도가 심한 안면홍조에는 호르몬 대체 요법보다 효과가 덜하며 체중 증가, 메스꺼움, 현기증, 성기능 장애 등의 부작용이 따를 수 있다. 더불어 하지불안증후군을 유발할 가능성도 있다. 이러한 약물은 혈관운동 증상을 완화하는 데 에스트로겐만큼 효과가 없으나 심리적 안정감을 주는 데는 탁월한 효과를 보인다.

주로 혈압 강하제로 쓰이는 클로니딘이 안면홍조 완화에 효과가 있을 수 있으나 주간 졸음증, 현기증, 변비, 구강 건조 등의 부작용이 따를 위험이 있다. 항경련제인 가바펜틴도 수면 장애가 있는 여성의 안면홍조 치료제로 사용할 수 있다. 이 약도 주간 졸음증, 두통, 현기증 등의 부작용이 따른다.

폐경기 증상을 다스리는 대체 요법

약물 요법이나 호르몬 대체 요법 사용을 망설이는 여성이 많다. 약물 치료를 망설이는 여성이 이용할 만한 한방 치료, 콩 제품, 생약 제제 등 다양한 대체 요법이 있다.

1) 한방 치료

침술이나 한약 복용, 뜨겁게 달군 뜸쑥(약쑥으로 만듦)을 환자에게 붙이

최상의 잠

는 쑥뜸 등이 여기에 해당한다. 이러한 요법이 일부 폐경기 증상을 완화하는 데 효과가 있을 수도 있지만 이러한 대체 요법의 효능이나 부작용에 관한 임상 연구가 충분히 이뤄지지 못한 상태다.

2) 콩 제품

화학적으로 합성하거나 제조한 물질보다 천연 물질이 더 안전하다는 인식이 팽배하다. 하지만 약초, 콩에서 추출한 에스트로겐 유사 물질이 실험실에서 합성한 에스트로겐 유사 물질보다 본질적으로 더 안전하다고 단언하기는 어렵다.

일부 식물에 든 특정 화학 물질이 체내 에스트로겐 수용체에 영향을 줄 수 있다. 식물성 에스트로겐으로 불리는 이 물질은 콩에서 발견되는데, 체내에서 생성되는 에스트로겐과는 화학적으로 많이 다르다. 콩에 함유된 식물성 에스트로겐을 폐경기 증상 치료에 사용하는 것을 주제로 한 의학 논문이 100편 넘게 발표됐다. 그러나 콩 제품이 수면 장애에 어떤 영향을 미치는지에 관해서는 상세히 보고된 바가 없다. 치료법 대 위약(예: 설탕으로 만든 알약)의 효과를 비교해 특정 치료법이 아무런 치료를 하지 않았을 때보다 더 효과가 있는지 알아보는 이른바 무작위 대조 실험이 이루어지지도 않았다.

특이하게도 서양 여성보다는 동양 여성한테서는 안면홍조가 훨씬 덜나타난다고 보고됐다. 흑인 여성은 평균 10.1년, 스페인계는 8.9년, 비스페인계 백인은 6.5년, 중국인은 5.4년, 일본인은 4.8년이다. 이는 아마도 콩류 식품을 많이 섭취하는 동양인의 식습관 때문이라고 생각하는 학자도 있다. 하지만 1999년에 일본에서 발표한 연구에 따르면, 중요한 것은 콩의 양이 아니라 콩의 유형이었다. 즉, 콩을 얼마나 많이 먹느냐가 아니라 콩을 어떤 형태로 먹느냐가 중요했다. 발효되지 않은 콩 제품보다 미소(일본 된장)나 나토(일본 청국장), 템페(인도네시아 청국장)처럼 발효된 콩 제품을 섭취했을 때 안면홍조가 훨씬 많이 감소했다.

연구 결과, 콩을 하루에 30~60그램 정도 섭취하면 안면홍조를 줄이는 데 효과가 있다고 한다. 그러나 미소나 나토, 템페 같은 콩류 식품 반 컵에는 단백질이 12~16그램 정도 들어 있다. 30~60그램을 섭취하려면 콩을 엄청나게 많이 먹어야 한다는 계산이 나온다. 콩 제품을 과다 섭취하면 가스, 복부 팽만감, 설사 등의 부작용이 따른다는 사실에 주의한다.

3) 생약 제제

폐경기 증상 치료에 승마, 아마씨, 당귀, 가미청아방, 계지복령환, 카바, 체이스트베리, 앵초 등의 약초 추출물을 선호하는 여성이 많다. 이 가운데 일부 약초가 일부 여성에게 효과가 있을 수 있다.

이와 같은 약용 식물의 효능에 관한 연구가 꾸준히 이어지나 천연 물질의 효능과 부작용에 관한 좀 더 장기적인 차원의 실험 연구가 아직은 부족한 편이다. 따라서 이러한 식물 가운데 수십 년 동안 사용했을 때도 어떤 것이 안전한지 아직 잘 모른다. 또 이러한 약용 식물이 수면 장애에 미치는 영향에 관해 상세히 다룬 연구도 없었고 서로 모순되는 결과를 보인 연구도 적지 않다.

승마를 포함한 일부 식물은 간독성을 유발할 위험성도 있다. 카바는 드문 사례기는 하나, 간에 치명적인 문제를 유발할 가능성이 있다. 2016년 9월호 〈컨슈머리포츠(Consumer Reports)〉는 카바를 피해야 할 위험한 보조 식품 15개 가운데 하나로 선정했다. '캐나다의 FDA'라 할 수 있는 캐나다 보건부는 카바 사용의 안전성을 뒷받침할 만한 과학적 근거가 부족하며 오히려 건강에 치명적일 수 있다고 결론을 내렸다. 이에 따라 캐나다 당국은 시장에서 카바를 전량 회수하는 조치를 취했다. 카바는 프랑스와 영국, 독일에서도 사용이 금지됐다.

2016년 〈미의학협회지(JAMA)〉는 천연 물질의 장기 복용을 강하게 지지할 만큼의 과학적 근거가 없으며 이러한 물질의 장기적 효과에 대한 연구도 충분히 이뤄지지 않았다고 결론을 내렸다. 식물성 에스트로겐을 함유한 제품은 안면홍조를 호전시키는 효과는 있으나 밤에 식은땀을 흘리는 부분에는 별 효과가 없다고 나타났다. 관련 자료가 더 축적될 때까지는 의사와 함께 식물성 에스트로겐의 위험성과 효능에 관해 충분히 검토해야 한다. 이 요법을 사용하는 여성이 더 많아지고 이에 관한 연구가 더 많이 이루어질수록 환자와 의사가 참고할 수 있는 과학적인 자료가 더 많이 축적될 것이다.

그 외 문제와 치료법

유방암은 폐경 전후 여성이 가장 신경 써야 할 주요 질병 가운데 하나이다. 그런데 유방암의 치료가 수면 장애를 유발할 수도 있다. 유방암 치료가 에스트로겐의 결핍으로 이어질 수 있기 때문에 유방암 치료를 받은 여성은 정상적 상태에서 폐경기를 맞은 여성보다 안면홍조가 더 심하게 올 수 있다. 한 연구에서는 유방암 치료를 받은 여성의 3분의 2가 안면홍조를 경험했고, 불면증을 호소했으며 3분의 1은 주요 우울 장애로 발전했다고 한다.

유방을 절제하면서 여성성에 대한 극도의 상실감은 감당하기 벅찬 상황이고, 극심한 폐경기 증상에다 체모 감소를 유발하는 약물까지 사용하니 도저히 밤잠을 제대로 자기 어려울 것이다. 이 모든 상황이 불면의 밤을 만들어 낸다. 화학 요법과 방사선 치료 역시 불면증과 주간 피로증을 유발할 수 있다.

유방암 환자는 안면홍조 치료를 위해 에스트로겐이 함유된 약물을 사용할 수 없다. 에스트로겐에 노출되면 암세포가 더 빨리 자라기 때문이다. 대신에 콩 제품에 눈을 돌리는 여성이 상당히 많다. 그러나 이러한 대체 요법이 얼마나 효과가 있는지 안전한지 아직 확실치가 않다. 현재로서는 콩에 든 에스트로겐 유사 물질이 알약 형태의 호르몬제보다 얼마나 안전한지 정확히 알지 못한다는 점을 한 번 더 강조하고 싶다.

이러한 환자에게는 불면증에 대한 치료법이 도움이 될 수도 있다. 특히, 불면증이 심할 때는 심리 상담을 받거나 수면제 또는 진통제를 복용하는 것도 방법이다. 주요 우울증으로까지 발전한 경우에는 정신과 치료가 필요할 수도 있다. 2016년에 발표된 최근 연구에서는 모다피닐 같은 각성제로 환자의 주간 피로증과 인지적 결손이 개선된 부분에 주목하기 시작했다.

갱년기 여성과 남성의
잠 못 이루는 밤

　폐경기 여성은 안면홍조와는 상관없이 불면증을 호소하는 경우가 많다. 에스트로겐이 중추 신경계에 다양한 영향을 미치기 때문일 것이다. 특히 에스트로겐의 감소가 수면을 담당하는 중추 신경계에 영향을 미칠 수 있다. 게다가 일부 질환은 나이 든 사람에게서 더 빈번히 발생한다. 따라서 폐경 후 여성이 그 대상이 될 가능성이 크다. 나이가 들수록 더 빈번히 발생하는 질환이나 병증으로는 다음과 같은 것이 있다.

○ 기분 장애, 수면무호흡, 운동 장애, 관절염을 포함한 각종 통증 질
　환, 당뇨병, 각종 암

이러한 질환을 치료하는 데 사용하는 약물이 수면 장애와 연관될 수 있다. 여성이 폐경기를 맞아 에스트로겐 결핍 상황까지 겹치면 이미 떨어진 삶의 질이 더 깊은 나락으로 떨어질 수밖에 없다.

이상의 질환 가운데 가장 골치 아픈 문제는 아마도 수면무호흡증일 것이다. 의학계는 꽤 오랫동안 수면무호흡은 여성에게는 드문 증상이라고 생각했다. 그러나 성인 여성의 적어도 2퍼센트가 수면무호흡일 정도로 실제로는 매우 흔한 증세다. 수면무호흡증을 겪는 여성의 평균 나이가 약 50세라는 사실에서 알 수 있듯이 이 증상을 경험하는 여성 대부분이 폐경 후 여성이다.

중년 이후 비슷한 남녀의 수면무호흡증

2003년에 〈미의학협회지〉에 발표된 하버드 대학의 연구 결과에 따르면 여성도 50세가 되면 수면무호흡 사례 수가 남성과 거의 비슷해진다. 폐경 전 여성의 체내에서 분비되는 에스트로겐과 프로게스테론이 심혈관 질환의 발병을 막아주듯이 이러한 호르몬은 수면무호흡증도 방지하는 것으로 보인다. 생리 주기에 분비되는 프로게스테론은 호흡 활동을 자극하고 에스트로겐은 여성의 체내 지방 분포에 영향을 미치는 듯하다. 폐경 전 여성이 비만 상태가 되면 에스트로겐이 목 부분에 지방 축적을 막아 무호흡 위험을 사전에 방지하는 역할을 한다.

최근에 발견된 호르몬으로서 지방 세포에서 분비되는 '렙틴'이라는 호르몬이 있다. 이 렙틴이 비만인 사람의 호흡계를 자극해 수면무호흡을 방지한다. 또 이 호르몬은 식욕도 억제한다. 그러나 개중에는 렙틴의 효과에 내성이 생겨 체중이 증가하고 결국 무호흡증으로 발전하는 사람도 있다.

체질량 지수(BMI)를 기준으로 할 때 수면무호흡증인 여성은 같은 증상의 남성보다 연령대가 더 높고 체중도 더 많이 나간다. 펜실베이니아 대학에서 수행한 연구에 따르면, 수면무호흡은 폐경 전 여성(1퍼센트 미만)보다 폐경 후 여성(2.7퍼센트)에게 더 흔하게 나타난다. 수면무호흡증의 치료를 위해 호르몬 대체 요법을 사용하는 여성을 보면 폐경 후뿐만 아니라 폐경 전 여성도 거의 대다수가 과체중 상태였다. 폐경 후 여성 중 호르몬 대체 요법을 사용하는 여성은 미사용 여성보다 수면무호흡을 겪는 빈도(0.5퍼센트)가 낮았다. 또 다른 연구에서는 폐경 후 여성의 약 10퍼센트가 수면무호흡을 경험한다고 나타났다.

수면무호흡 증상은 여성이나 남성이나 치료법에 차이가 없다. 기도 양압 요법, 체중 감량, 금주 등에 치료의 초점이 맞춰진다. 이 시점에서 짚고 넘어가야 할 중요한 문제는 '폐경 후 여성이 수면무호흡 증상을 보일 때 호르몬 요법을 사용해도 되는지'이다. 개별 사례 연구 또는 시험적 연구에 바탕을 둔 몇몇 의학 학술 논문은 수면무호흡증을 겪는 폐경 후 여성에게 호르몬, 특히 에스트로겐 요법이 도움이 될 수 있다고 결론을 내렸다. 그러나 장기 연구가 이루어지지 않은 상태에서는 아직까지 단언하기는 어렵다.

여성보다 힘든 남성 갱년기

호르몬 결핍과 관련한 수면 장애는 여성에게 더 많이 나타나는 증상이기는 하나 남성도 생식기가 끝나고 갱년기를 겪을 때는 이처럼 호르몬 결핍에 따른 수면 장애를 경험한다.

여성은 나이가 들면 폐경기를 겪을 확률이 100퍼센트다. 그러나 남성은 주요 성호르몬인 테스토스테론이 급감하는 비율이 겨우 1~2퍼센트에 불과하다. 갱년기 남성은 빈혈, 성욕 감퇴, 근육 약화, 불면증 등을 경험한다. 2015년 연구 결과, 테스토스테론 대체 요법으로 이러한 증상이 개선된다고 나타났다. 놀랍게도 남성 갱년기와 관련한 수면 장애에 관한 심층 연구 사례가 거의 없다.

그러나 갱년기를 겪지 않는 남성이라도 특정 질환이 이와 유사한 증상을 유발하기도 한다. 진행성 전립선암이나 흔하지는 않지만 유방암치료를 위해 안드로겐(남성 성호르몬)의 수치를 낮추는 치료를 받는 남성은 폐경기 여성과 유사한 증상을 경험한다. 이러한 치료를 자주 받는 남성은 안면홍조와 식은땀 때문에 잠을 설치는 증상과 성욕 감퇴 및 발기 부전, 유방 비대, 골 약화, 혈구 수치 저하, 체중 감소, 근육량 감소 등의 증세가 나타난다. 이러한 증상은 시간이 지나면 나아지기도 한다.

약 30년 전 연구에서는 테스토스테론이 분비되지 않는 남성이 호르몬 대체 요법을 시작하면 폐쇄성 수면무호흡으로 발전한다고 했다. 이러한 연구 결과를 바탕으로 의사들은 이미 수면무호흡증이 있거나 수면무호흡의 위험 인자(예: 비만)를 보유한 환자가 테스토스테론 대체 요법을 할 때는 특별한 주의를 기울여야 한다고 경고한다.

2016년 연구에서는 이미 심혈관 질환이 있으면서 갱년기로 테스토스테론이 결핍된 상태일 때는 호르몬 대체 요법이 심혈관과 관련된 질환의 발병을 예방하는 데 도움이 된다고 나타났다.

이처럼 호르몬 수치는 전 생애 주기에 걸쳐 여성 그리고 남성의 수면에 영향을 미친다. 특히 여성의 경우 폐경기가 시작되면 성호르몬 수치가 감소하므로 이 때문에 다양한 수면 장애가 촉발된다. 이제 의학계도 호르몬과 수면의 연관성을 인식하면서 이러한 장애에 대한 치료법에 개방적으로 접근하기 시작했다. 그러나 호르몬이 수면 장애의 유일한 원인은 아니며 환자가 이 책에서 언급한 수면 장애를 겪어도, 의사는 물론이고 환자 본인도 그러한 사실을 잘 모를 때가 있음을 염두에 두자.

4장

흔하디흔한 수면 장애

나에게 수면 장애가 있다는 사실을 어떻게 알 수 있을까?

• • •

의사에게 내 증상을 어떻게 제대로 설명해야 할까?

• • •

침대를 같이 쓰는 배우자가 코를 골거나, 이를 갈거나, 몽유병이나

하지불안증후군 같은 이상 행동을 보일 때 어떻게 해야 할까?

졸린 느낌을
정확히 표현할 것

의사가 환자를 보면서 "조금만 더 일찍 찾아왔으면 좋았을 텐데"라는 생각을 할 때가 많다. 이번 사례도 여기에 해당한다. 내 앞에 앉은 이 남성은 근 2년 동안 피곤함을 달고 살았다고 호소했다. 그 아내도 남편의 힘이 완전히 고갈된 상태라고 말했다. 이전 의사는 우울증을 의심했다고 한다.

그러나 우울증을 전제로 한 치료가 전혀 효과가 없었고 혈액 검사 결과로도 아무런 이상이 발견되지 않았다. 그래서 기운이 하나도 없고 너무 피곤하다는 환자의 말은 무시되었다. 환자와 그 아내도 피곤함은 어쩔 수 없다며 체념했다. 그러나 1년이 지나도 증세가 나아지기는커녕 더심해졌다. 그렇게 해서 여러 검사를 받았고 대변에 혈액이 섞여 있는 것이 발견됐다. 그래서 즉시 대장암 진단을 받고 바로 수술을 받았다. 그런데도 불면증이 사라지지 않자 이 환자는 나에게로 왔다. 이전의 담당 의사는 환자가 암 진단을 받고 불안감이 고조된 것을 불면증의 원인으로 본 듯했다. 이 환자와 담당 의사는 2년 동안 수차례 만나 의견을 나눴다는데도 결국은 진정한 의사소통이 이뤄지지 않았던 셈이다.

'피곤하다'라는 말로는 '졸리다'를 표현할 수 없다

자신에게 수면 장애가 있다고 생각하는 사람은 흔히 자신의 상태나 증상을 '피곤하다', '피로를 느낀다', '기운이 없다', '기진맥진한 상태다'라고 표현한다. 하지만 의사에게 그러한 증상을 제대로 전달하기 어렵다. 이처럼 초점이 어긋난 의사소통이 정확한 진단을 방해하고 더 나아가 수면 장애를 겪는 사람이 올바른 치료를 받는 데 큰 걸림돌이 된다.

일반적으로 '피곤하다'고 하면 육체적으로 힘이 하나도 없어서 기운차게 활동하지 못한다거나, 개운하지 않아서 계속 몽롱한 상태로 받아들여진다. 하루 온종일 스키를 탔다거나 열심히 정원 손질을 하고 나서도 '피곤하다'고 느끼기 때문이다. 또는 질병이 있어서 너무 기운이 없을 때도 이런 식으로 표현한다. 폐나 심장병을 앓는 사람도 호흡 곤란 때문에 기운차게 몸을 움직이기 힘들다고 느낄 때 이런 식의 표현을 쓴다. 군인이나 운송업 종사자들도 피곤하다는 말을 자주 하는데 이 말은 사실 '졸리다'는 의미다.

수면의학자들은 '피로'를 너무 많은 활동으로 기운이 없거나 무기력한 상태, 더는 일상적 과업을 수행하기 어려운 상태를 의미하는 말로 해석한다. 여기서 '활동'은 육체적, 정신적 활동을 말한다. 환자가 '기운이 없다'고 표현하면 그 의미를 파악하기가 더 어렵다. 실제로는 너무 졸릴 때 기운이 없다고 표현하는 사람이 아주 많다. 그래서 이를 '과도한 졸음증'이라고 판단한 의사가 환자를 수면 클리닉으로 보내기도 한다. 또는 이를 우울증의 징후로 해석하는 의사도 있다.

그러므로 환자는 자신의 증상을 설명할 때 '기운이 없다', '피곤하다'라는 표현을 쓰기보다는 실제로 나타난 현상을 있는 그대로 설명한다. 예를 들어 "피곤해요"라는 말보다는 "텔레비전을 보다가 항상 잠이 들어요"라고 하거나 "컴퓨터를 하다가도 잠이 들어요"라고 말하는 편이 훨씬 낫다. 이외에도 자신이 실제로 어떤 행동을 했는지를 구체적으로 표현한다. 의사와 환자가 '같은 언어'로 소통하지 않으면, 서로 상대방이 하는 말을 제대로 알아듣지 못해 상태를 정확히 진단하기 어렵다.

피곤하다는 말이 실제로는 졸리다는 의미임을 어떻게 알 수 있을까? 졸음을 참지 못하고 적절치 않은 시간에 적절치 않은 장소에서, 즉 시도 때도 없이 잠이 들어버린다면 졸음증이 의심된다. 졸음증 진단에 주로 사용하는 질문지 가운데 하나가 오스트레일리아 엡워스 병원의 머레이 존스 박사가 개발한 '엡워스 졸음 척도'라는 것이다. 환자는 다음 질문지에 제시된 상황에서 졸음이 오는 정도를 0~3점 척도 상에 표시한다. 그리고 척도 점수를 다 합산한다.

엡워스 졸음 척도

참조: M. W. 존스, "새로운 주간 졸음증 측정법: 엡워스 졸음 척도", 〈슬립(Sleep)〉 14, no. 6(1991): 540-45

합계가 12점 이상이면 수면무호흡 수준의 졸음증이다. 이 점수가 15점 이상이면 원치 않는 시간과 장소에서 잠이 들 가능성이 매우 크다. 그런데 수면무호흡 환자 중에는 이 점수가 3점인 사람도 있었고 24점인 사람도 있었다. 물론 수면 부족 상태인 사람과 건강에 이상이 없는 사람이 높은 점수를 기록할 때도 있었다.

수면 장애가 서서히 진행돼서 자신의 졸음증을 깨닫지 못하는 사람도 있다. 이런 사람들은 졸린 느낌을 아무렇지도 않게 생각한다. 익숙하기 때문에 그러한 상태를 졸음증의 증상이라고 생각하지 않을 수 있다. 본인은 졸리다고 인식 못해도 졸음증을 앓는 사람은 교통사고라든가 기타 사고로 부상을 당할 위험이 매우 높다. 따라서 자신의 증상이 졸음증인지 아닌지 정확히 인식하는 방법을 배워야 한다.

뭔가 이상하다는 느낌은 받지만 그것을 직시할 능력, 의지가 없을 수 있다. 그러한 경험이나 느낌은 수면 부족이나 수면 장애의 직접적인 결과일지도 모른다. 예를 들어 어떤 사람은 문제의 근원이 졸음증이라는 사실을 깨닫지 못하고 기억력이나 집중력이 떨어졌다고 말한다. 뭔가를 자꾸 잊어버린다거나 집중하기가 어렵다고 호소한다. 그 사람이 졸 때 정작 본인은 몰라도 주변 사람은 눈치 챌 때가 종종 있다.

졸음증에 시달리면서 자주 짜증을 내거나 성격이 괴팍하게 변하는 사람도 있다. 이런 사람들은 쉽게, 심지어는 아무 이유 없이 화를 낸다. 그래서인지 다른 사람과 교류하려 하지 않거나 모든 일에 무관심해지기도 한다. 졸음증의 정도가 심한 사람은 평상시에 일상적으로 하던 일을 이상한 방식으로 수행한다. 예를 들어 중증 졸음증을 앓던 어떤 사람은 식기 세척기에 넣을 접시를 오븐에 집어넣었다고 한다. 그런데 대개 이런 사람들은 자신이 그런 행동을 했다는 사실을 기억하지 못한다. 이처럼 무의식적으로 다른 사람에게 폭력을 휘두르거나 재물을 파괴하는 등의 행동을 하고는 그러한 사실을 전혀 기억하지 못하는 환자도 있었다.

어떤 사람은 '잠에 취한 상태'로 표현되는 중증 졸음증을 경험하기도 한다. 이런 사람들은 일단 잠에서 깼을 때도 정상인보다 각성 상태를 유지하기가 훨씬 어렵다. 비몽사몽인 상태가 몇 분 동안 계속되고 이러한 상태가 1시간 넘게 이어지기도 한다. 이는 심한 수면 부족 또는 중증 수면 박탈 상태인 사람에게 흔하게 나타나는 현상이다.

불면증 치료에 필요한 정확한 진단

환자들이 공통으로 하는 말이 '불면증이 있다'라는 것이다. 불면증은 특정한 질병의 한 증상일 수도, 불면증 자체가 하나의 질병일 수도 있다. 따라서 불면증이라는 말은 하나의 증상을 의미하는 용어이자 그 자체로 하나의 진단명이기도 하다.

쉽게 잠이 오지 않고, 잠이 들어도 아침까지 푹 자지 못하고, 너무 일찍 잠이 깨고, 잠에서 깨도 개운하지 않고 계속 찌뿌듯한 상태인가? 열거한 증상 가운데 몇 가지가 자신에게 해당하는가? 혹시 이상의 증상 전부를 경험하는가? 잠을 자려고 애쓸 때 어떤 느낌인가? 심리적인 문제인가 아니면 육체적인 문제인가? 다시 말해 몸을 계속해서 움직이지 않으면 안 되는 상황인가? 환자가 자신의 증상을 더 정확하게 그리고 더 자세하게 묘사할수록 의사는 환자가 어떤 문제를 안고 있는지를 더 정확하게 진단할 수 있다.

졸리거나 쉽게 잠이 오지 않는 것이 수면 장애의 유일한 증상은 아니다. 수면 장애는 이외에도 여러 유형이 있으며 그중에는 적절한 치료나 수면 클리닉의 도움을 요하는 것도 있다.

앞서 피곤함을 호소했던 암 환자는 여러 검사를 마친 결과, 환자 본인이 처음에 느꼈던 대로 졸음증 진단을 받았다. 그러나 이 환자는 주치의에게 자신의 증상을 이야기할 때 '피곤하다'는 표현을 썼다. 대수롭지 않게 여긴 주치의가 내린 처방에 환자의 증상은 잠자리에서 다리를 움직이지 않으면 견딜 수 없는 상태가 되는 이른바 하지불안증후군으로 발전했다. 이것이 숙면을 방해하고 있었다. 이 환자는 철분 결핍으로 인한 하지불안증후군의 전형적인 사례였다. 대장암으로 인한 잠행성 출혈이 철분 결핍을 초래했고 이 때문에 하지불안증후군으로 발전한 것이다. 불면증과 졸음증 둘 다 대장암의 증상이었다.

환자 본인과 담당의 간에 의사소통이 제대로 이뤄졌다면 대장암을 좀 더 빨리 발견할 수 있었을지도 모른다. 환자가 나를 찾아왔을 때도 여전히 철분이 결핍된 상태였다. 그래서 환자에게 철분제를 처방해줬다. 아마도 이것이 불면증 치료에 도움이 될 것이다.

수면 장애로
의심되는 증상들

하루 종일 안절부절 못하고 밤에도 계속해서 몸을 움직여야만 하는 사람이 있다. 이런 사람에게는 움직이지 않고 가만히 있어야 하는 상황이 고역이다. 밤에는 다리를 움직이고 싶은 욕구가 더욱 강해질 수 있다. 이러한 상태를 극복하려면 결국 몸을 움직이거나 아니면 잠에서 깨어나 걸어다니는 수밖에 달리 방법이 없다.

어떤 환자는 밤에 나타나는 증상만 호소하고 잠이 안 온다는 점을 강조할 뿐, 하지에 느껴지는 불안정한 감각에 대해서는 말하지 않는다. 의사가 정확한 진단을 내리려면 환자는 증상을 정확히 알아야 한다. 다리가 차거나 열이 나는 느낌이라거나 피부 위로 벌레가 기어가는 느낌이라고 표현하는 것이 여기에 해당한다. 모두 하지불안증후군의 증상이다. 감각

이상이 다리 외 다른 신체 부위에서 나타날 수도 있다. 이러한 증세가 있는 환자는 자면서도 몸을 가만히 두지 못하고 계속해서 움직인다.

잠 때문에 안절부절 못하는 상태

1) 선잠을 자면서 꿈을 꿈

잠들기 전 몇 분 동안 또는 잠들고 몇 분 만에 잡다한 소리와 생생한 시각적 이미지를 느끼는 사람이 있다. 심지어 다양한 신체 부위에서 느끼는 감각을 동반한 정신 사나운 꿈을 마구 꾼다. 이런 유형의 꿈을 입면환각(立面幻覺)이라고 한다. 이런 상태는 일단 정상은 아니라고 봐야 한다. 사람은 잠들고 나서 90분 동안은 거의 꿈을 꾸지 않는다. 그러나 수면 박탈 상태인 사람은 때때로 입면환각을 경험하며, 기면증이 있는 사람에게도 흔하게 나타난다. 이처럼 비몽사몽 환각 상태를 한 달에 한 번 이상 경험하는 사람은 꼭 의사와 상의해야 한다.

2) 가위 눌림

밤에 잠에서 깼는데 몸을 전혀 움직일 수 없을 때가 있다. 자신은 꿈을 꿨다는 사실도 꿈 내용도 기억하지 못하나 사실은 꿈을 꿨고 그 꿈에서 깼기 때문에 나타난다. 이러한 증상은 짧게는 몇 초에서 길게는 몇 분 동안 지속된다. 당사자로서는 매우 놀라운 현상이기 때문에 다시 잠들기가 무섭다는 생각까지 든다. 수면 장애의 다른 증상이 나타나지 않는 사람한테서도 이러한 수면 마비 증세가 나타나기도 한다. 대신 1년에 한 번 정도로 아주 드물게 나타난다면 치료를 요할 정도로 심각한 증상은 아니다. 그러나 이는 기면증의 공통적 증상이다. 주간 졸음증이 있으면서 이러한 증상이 나타나는 사람은 기면증일 가능성이 있으므로 의사와 이 증상에 관해 상의해야 한다.

수면 중의 이상 행동

수면 중에 나타나는 행동은 사소한 것에서부터 중증 수면 장애를 암시하는 행동까지 매우 다양하다. 여기서 제시하는 것과 같은 좀 더 위험한 증상을 경험하는 사람은 이에 관해 반드시 의사와 상의해야 한다.

1) 몽유와 잠꼬대

몽유와 잠꼬대는 매우 일반적인 증상이며 특히 아이들에게 흔히 나타나는 현상이다. 아이가 특별히 위험한 행동을 하지 않는 한 굳이 치료를 요하지는 않는다. 어떤 사람은 자다가 일어나 돌아다니고 음식을 먹기도 한다. 자면서 돌아다니던 사람은 아침이면 간밤에 자신이 한 행동을 기억하지 못한다.

그런데 나이 든 사람이 저녁이나 한밤중에 자면서 걸어다니는 행동을 하면 이것은 더 심각한 문제의 증상일 수 있다. 일몰증후군 또는 야간 배회로 알려진 이러한 행동은 알츠하이머의 증상일 수 있다. 또는 치료를 요하는 기타 병인과 관련될 수 있으므로 의학적 차원의 관심과 세심

한 관찰이 필요하다. 노인에게 더 흔하게 나타나는 또 다른 증상은 정신
적 혼란에 빠져 방향 감각을 잃은 채 깨어나는 행동이다.

2) 악몽

누구나 악몽을 꾸다가 잠에서 깨어난 경험이 있다. 어린아이와 어른
을 가릴 것 없이 흔하게 나타나는 증상이고 몹시 놀랄만한 경험이기는
하나 악몽이 계속되지 않는 한 특별히 수면 장애의 증상으로 간주할 필
요는 없다. 비슷한 내용의 악몽을 자주 꾼다거나 본질적으로 폭력적이
고 수면을 심각하게 방해한다면 이는 외상 후 스트레스 장애(PTSD) 증상
일 수 있으므로 반드시 의사의 도움을 받아야 한다.

자다가 침대에서 벌떡 일어나거나 무엇에 놀란 듯 두 눈을 크게 뜬 채
비명을 지르고, 식은땀을 흘리면서 잠에서 깨어나 침대에 멍하니 앉아
있곤 하는 야경증(夜驚症)도 그렇게 위험한 질환으로 보지는 않는다. 야
경증도 몽유병의 일종이다. 특별한 이상이 없어도 수면 부족 상태일 때
야경증을 경험하기도 한다.

3) 꿈에 대한 신체적 반응

꿈의 내용에 신체적으로 반응하거나 꿈 속 장면을 몸으로 표현하는
사람이 있다. 이런 현상이 나타날 때는 꿈을 꾸는 사람이 주먹을 마구
휘둘러 자신이나 옆에서 같이 자는 사람에게 상처를 입히기도 한다. 이
는 렘수면 행동 장애(RBD)의 증상으로서 중증이거나 매우 위험한 상태
일 수 있다. 거의 무의식 상태에서 내켜하지 않는 상대와 성관계를 맺고

잠에서 깼을 때는 그러한 사실을 기억하지 못하는 사람도 있다. 이러한 증상 또한 의사의 도움을 요하는 수면 장애의 한 유형이다.

4) 과도한 움직임

자는 도중에 몸을 계속 움직여야만 하는 사람이 있다. 이리저리 뒤척이고, 잠자리에서 일어나 돌아다니고, 꼼지락거리고, 씰룩거리는 등 잠시도 가만히 있지를 못한다. 자전거를 타거나 달리는 흉내를 내는 등 괴이한 몸짓을 하기도 한다. 이 모두가 운동 장애의 증상이다. 자면서 이러한 행동을 하고 불면증이나 주간 졸음증이 있다면 그냥 넘길 것이 아니며 치료를 요하는 상태라고 봐야 한다.

5) 머리 부딪치기와 몸 흔들기

머리 부딪치기, 몸 흔들기와 같은 형태의 수면 장애를 나타내는 사람도 있다. 이런 사람들은 반복적으로 머리를 매트나 베개, 벽에다 부딪치거나 다른 신체 부위를 반복적으로 움직이는 행동을 한다. 자는 동안 몸을 계속 굴리는 환자도 있다. 이 때문에 환자 본인이 부상을 입기도 한다. 이러한 행동은 일종의 운동 장애이기는 하나 건강상 치명적인 문제를 유발하지는 않는다.

수면 중에 내는 소리

자면서 소리를 내는 행동은 건강상 크게 위험하지는 않다. 예를 들어

이를 빠득빠득 가는 소리는 같이 자는 사람을 괴롭히고 본인은 치아가 손상될 수는 있으나 치명적인 문제를 유발하지는 않는다. 그러나 이러한 증상은 심각한 수면 장애의 징후일 수 있다. 잠자는 사람은 수면 중에 자신이 내는 소리를 듣지 못하나 이 소리는 같이 자는 배우자의 숙면을 방해할 수 있다.

1) 코골이

잠자는 사람이 내는 소리 중에 가장 익숙한 것이 바로 코 고는 소리다. 그리고 환자가 '코를 곤다'고 할 때 의사가 그 의미를 오해할 여지는 별로 없다. 그래도 환자가 코 고는 상황을 정확하게 묘사하면 훨씬 큰 도움이 된다. 예를 들어 코골이가 심할 수도, 가벼울 수도 있다. 옆에서 같이 자는 배우자가 코골이 정도와 빈도를 의사에게 상세하게 말해주면 도움이 된다. 환자나 환자의 배우자는 일주일에 몇 번이나 코를 고는지, 하룻밤 수면 시간 중 코 고는 비율은 어느 정도나 되는지, 어떤 자세로 잘 때 코를 더 많이 고는지, 술을 먹었을 때 코골이가 더 심해지는지 아닌지 등을 상세히 설명해야 한다.

2) '끔찍한' 고요

일반적으로 코골이는 자는 동안 큰 변화 없이 계속 이어진다. 그러나 코를 골다가 갑자기 멈추고 그러다 다시 코를 고는 사람이 있다. 코 고는 중간 중간에 이처럼 코골이가 중단되고 갑자기 조용해지면, 특히 그 시간이 길어지면 지켜보는 사람은 섬뜩해질 수밖에 없다. 코골이가 멈

쳐진 그 시간 동안 코 고는 사람이 숨을 쉬지 않고 있다는 의미이기 때문이다. 일부 환자, 특히 '상기도 저항 증후군(UARS)'을 앓는 여성은 그다지 큰 소리는 아니어도 매우 짧은 시간 동안 콧소리를 내기도 한다. 코골이 중간에 코 고는 소리가 멈춰지고 갑자기 조용해지듯이, 콧소리와 함께 숨이 턱 막히는 현상 또한 수면무호흡증의 징후일 수 있다. 따라서 이러한 증상 또한 의사에게 자세히 설명해야 한다. 무호흡의 순간이 끝날 때면 환자는 매우 크게 콧소리를 내고 숨을 컥 하고 내뱉거나 심호흡을 하는 경우가 많다.

수면 일지로 이러한 상태를 확인할 것

수면 일지는 환자가 자신의 수면 패턴과 습관을 기록하도록 돕는 매우 유용한 도구다. 환자와 의사가 수면을 방해하는 잘못된 수면 패턴을 찾아내고 수면 장애 여부를 확인하는 데 도움이 된다. 예를 들어 환자는 수면 일지 덕분에 자신이 매주 에어로빅 수업을 받고 나면 항상 졸음증에 시달렸다는 사실을 알게 된다. 그리고 부모는 자녀의 생체 시계에 어떤 문제가 있는지도 확인할 수 있다. 수면 일지를 봤을 때 아이가 주중 내내 너무 늦게 잠이 들고 주말에는 더 늦게 잔다면 이는 아이의 생체 시계가 늦게 간다는 징후일 수 있다.

수면 일지는 하루에 2, 3분만 투자하면 작성할 수 있으며 침대 옆 탁자 위처럼 언제든 편하게 찾을 수 있는 곳에 두고 매일 적어야 한다. 일주일 이상 거르지 않고 매일 일지를 작성한 다음에는 수면 장애를 의심할 만한 수면 패턴이나 습관은 없는지 살펴봐야 한다. 일지에서 그러한 징후가 발견되면 의사를 만나러 갈 때 일지를 가져가 보여주는 것이 좋다.

환자는 자신에게 나타난 증상이 수면 장애의 증상인지 아닌지 알아야 그것이 의학적 치료가 필요한 증상인지 아닌지 판단할 수 있다. 그러한 증상을 의사에게 제대로 설명하는 것도 이에 못지않게 중요하다. 환자와 의사가 수면 장애 여부를 확인하는 데, 질문지와 수면 일지가 도움이 된다. 환자와 의사와의 의사소통이 제대로 이루어져 환자가 말하는 증상의 의미를 의사가 정확히 이해하고 나면 수면 장애를 효과적으로 치료할 수 있는 단계로 나아갈 수 있게 된다.

코골이 남편을 둔
아내를 위한 처방

　환자는 대개 다른 사람과 동반해 수면 클리닉을 찾는다. 아이들은 부모와 함께, 성인은 배우자와 함께, 나이가 많은 노인은 배우자나 자녀와 함께 온다. 새로운 환자가 왔을 때 정작 누구를 환자라고 해야 할지 난감할 때가 있다. 의사로서 이럴 때가 가장 당황스럽다. 언젠가 한 부부가 진료실로 들어왔을 때가 바로 그런 경우였다.

　부부가 진료실로 들어오자 남편이 내 책상 쪽에 더 가까이 다가앉았다. 당연히 자신이 환자라고 생각했기 때문이다. 나는 남편에게 수면 습관에 관해 몇 가지를 질문했다. 여러 질문 중에 남편이 '그렇다'고 대답한 것은 단 한 가지였다. 즉, 남편은 '코를 곤다'고 했다. 그러나 아내의 말에 따르면 남편이 코는 골아도 호흡이 멎는 것은 보지 못했다고 했다.

또 남편은 낮에 졸리지도 않았고 적절치 않은 때와 장소에서 잠이 드는 일도 없었으며 영화나 연극을 보다가 조는 일도 별로 없었다. 내 소견으로는 남편은 의학적으로 문제가 없는 상태였다. 혈압은 정상이었고 흡연도 하지 않았다. 카페인 섭취량도 정상 수준이었다. 술도 어쩌다 마시는 정도였다. 물론 술을 마신 날은 코골이가 좀 더 심해지기는 했다.

그러다 아내 쪽을 힐끔 보게 됐다. 아내는 줄곧 아래쪽을 보고 있었다. 눈 밑에 거뭇하게 드리워진 다크서클이 한눈에 들어왔다. 나는 아내에게 남편이 코를 고는 것이 자신에게 어떤 영향을 미치는지 물어봤다. 문제가 있는 쪽은 남편이 아니라 아내 쪽임이 분명해지기까지 몇 분이 걸리지 않았다. 진짜 '환자'는 남편이 아니라 아내였다.

코골이 남편의 아내는 코 고는 소리 때문에 잠을 잘 수가 없다고 설명하면서 낮에도 계속 몽롱한 상태로 지낸다고 말했다. 그 말을 들은 남편은 그럴 리가 없다고 손사래를 쳤다. 코 고는 소리가 그렇게 컸다면 자신도 잠에서 깼을 텐데 자신은 한 번도 깬 적이 없다는 이유였다. 그래서 나는 남편에게 아내가 수면 클리닉에 가자고 우기지 않았으면 이곳에 왔겠느냐고 물었다. 남편은 이 질문에 아니라고 대답했다.

코를 고는 당사자는 의학적으로 아무런 문제가 없더라도 그 소리를 들어야 하는 아내는 극심한 수면 장애를 겪고 있다는 사실이 분명해졌고 우리 세 사람 다 그 부분을 인정하기에 이르렀다. 여러 방안을 논의한 끝에 남편은 코골이를 방지함으로써 옆에서 자는 아내의 숙면을 돕기 위해 치과용 장치를 착용하기로 했다.

내 옆에 있는 사람은 괜찮을까?

함께 잠을 자는 배우자 또는 다른 가족 구성원이 자면서 소리를 내거나 이상 행동을 보이면 이것이 다른 사람의 수면에도 영향을 미칠 수 있다. 아이와 배우자, 노부모를 돌봐야 하는 사람은 이 때문에 잠이 부족해 낮 동안 제대로 활동하기가 어려울 수 있다.

여기서는 본인의 수면 부족 문제와 다른 가족 구성원의 수면 장애를 발견하고 이를 치료하는 방법에 관해 다룰 것이다.

내가 지금까지 알아낸 수면에 관한 세 가지 사실은 다음과 같다.

○ 사랑하는 사람이 편안하고 평화롭게 자는 모습을 지켜보는 일만큼 마음의 위안이 되는 일도 없다.
○ 사랑하는 사람이 자면서 숨을 제대로 못 쉬거나 잠을 잘 자려고 애쓰는 모습을 지켜보는 일만큼 마음이 아픈 일도 없다.
○ 생명의 위협을 느낄 정도까지는 아니더라도 가족의 바람직하지 못한 수면 습관 때문에 잠을 제대로 못자는 일만큼 괴로운 일도 없다.

수면 장애인 사람이 다른 사람과 침대나 침실을 공유하면 같이 자는 다른 사람의 수면을 심각하게 방해할 수 있다. 코골이가 대표적이다.

코골이는 막힌 기도로 공기가 통하려 애쓰는 과정에서 코와 목구멍에 있는 조직이 진동하면서 소리가 난다. 코 고는 소리는 쌔근거리는 듯한 아주 작은 소리에서부터 집 전체가 들썩일 정도로 큰 소리에 이르기까지 천차만별이다. 코 고는 소리를 못 듣는 사람은 코를 고는 본인뿐이다. 그래서인지 자신이 코를 곤다는 사실을 받아들이지 않는 사람이 아주 많다. 그러나 코 고는 소리를 듣는 사람은 고문도 그런 고문이 없다.

아내가 집을 나가 친정으로 가버렸다는 군인 장교와 면담을 한 사례가 있었다. 아내는 남편이 코를 골아서 당최 잠을 잘 수가 없다며 집을 나갔다고 한다. 잠을 충분히 자지 못하면 계속 피곤하고 괜히 짜증이 나는 데다 낮에도 찌뿌둥하고 졸음이 온다. 우울증 같은 증세를 나타내기도 한다. 이러한 증상이 결혼생활에 지장을 초래할 수도 있다.

부부가 둘 다 코를 고는 상황이면 누가 먼저 잠이 드나 내기라도 하는 듯한 상황을 연출하기도 한다. 이럴 때는 서로 상대방이 잠드는 것을 방해하는 상황이 되는데 그러다 결국은 둘 중 하나는 다른 방으로 가서 혼자 마음 편하게 코를 골며 잔다.

나는 수면무호흡과 같은 심각한 문제 없이 코만 고는 사람을 치료할 때는 코 고는 소리 때문에 고생하는 다른 가족에 초점을 맞춘다. 그러므로 내가 코골이 치료에서 주안점을 두는 부분은 코 고는 소리를 들어서 가장 고생하는 사람의 건강이다. '환자'라고는 하나 임상적 질병이 없는, 즉 아픈 데가 없는 '환자'일 때는 그 증상을 치료할 때 건강에 얼마나 해가 가는지를 고려해야 한다.

의학적 차원의 질병이 아닌데 수술을 포함해 잠재적 위험이 내포되고 엄청난 고통을 동반하는 치료법을 사용해도 될까? 잠재적 위험이 덜하거나 덜 침습적인 방법으로 동거 가족이 충분한 수면을 취할 정도로 코골이의 강도를 낮출 수 있을까? 치료할 때는 코 고는 사람은 물론이고 그 소리 때문에 고생하는 사람까지 염두에 둬야 한다. 이러한 상황에서 가장 이상적인 접근법은 영구적 치료 효과가 나타날 가능성이 가장 큰 치료법부터 적용하는 것이다.

나는 과체중이 코골이를 유발할 수 있으므로 코 고는 사람에게 일단 체중 감량을 시도하라고 조언한다. 알코올은 코골이 증상을 악화시키므로 술도 줄여보라고 권한다. 사실 코를 고는 사람은 완전히 의식을 잃거나 곯아떨어질 수 있는 약물은 복용하지 말아야 한다. 수면제와 술 모두 코골이를 수면무호흡으로 진전시키는 원인이 될 수 있다. 수면제와 술은 기도를 계속 열어두는 목 근육을 이완시켜 호흡 곤란을 유발한다. 그러므로 코 고는 사람은 잠자기 전에는 술을 삼간다.

코골이가 계속된다면 같이 자는 배우자는 자신의 숙면을 방해하는 요소를 조금이라도 제거할 수 있도록 행동 수정에 초점을 맞춘 몇 가지 방법을 생각해 볼 수 있다.

코골이 간접 수면 장애 해결법

1) 더 먼저 자기

코 고는 사람보다 먼저 자면 코 고는 소리 때문에 밤잠을 설칠 가능성이 줄어든다고 생각하는 사람도 있다. 코 고는 사람의 배우자는 이 방법이 효과가 있다고 생각하겠으나 내 경험으로 미루어 보건대 이것은 장기적으로 사용할 수 있는 방법은 아니다.

2) 잠자는 자세 바꿔주기

등을 바닥에 댄 채 반듯이 누워 자면 코를 더 고는 경향이 있다. 그러므로 배우자는 코 고는 사람의 몸을 슬쩍 밀거나 팔꿈치로 갈비뼈 부근을 가볍게 찔러 옆으로 누워 자게 하는 것도 하나의 방법이 된다. 수면 전문가 중에는 어쩔 수 없이 옆으로 잘 수밖에 없도록 등에 배낭을 메거나 잠옷 등판에 테니스공을 넣어 꿰매라고 조언하는 사람도 있다. 그러나 이 방법은 별로 신빙성이 없으며 오히려 등통을 유발할 수 있다. 이 방법을 장기적으로 사용한 경우는 겨우 10퍼센트에 불과했다. 이외에 옆으로 누워 자도록 유도하는 다른 장치들이 있다.

안락의자에 반쯤 선 자세로 잠을 청하는 것도 한 방법이다. 이런 자세로 자면 코를 덜 골게 된다. 또 수면무호흡이 있는 사람도 눕는 것보다 앉는 쪽이 더 편한 잠을 자는 데 도움이 된다.

3) 귀마개 착용

2012년의 연구 결과에 따르면 수면무호흡증이 있는 남성이 청력을 상실할 가능성이 더 크다고 한다. 이는 당사자뿐만 아니라 같이 자는 배우자도 마찬가지다. 귀마개를 하면 배우자와 다른 가족의 숙면을 돕는 데 유용하다. 일부 사람에게는 귀마개가 특히 도움이 되며 시중에는 다양한 유형의 귀마개가 나와 있다. 귀마개는 이것저것 착용해보면서 자신에게 가장 적합하고 편안한 것을 골라야 한다. 귀마개에 익숙해지려면 하루 이틀 정도 걸리겠으나 그래도 귀마개를 착용해서 고요함을 얻을 수 있으니 귀찮음과 불편함을 감수할 만한 가치는 있는 셈이다.

4) 소음 발생기의 사용

'백색' 소음 또는 기타 귀에 거슬리는 시끄러운 소리를 중화시키는 소음을 만들어내는 소음 발생기를 이용하는 방법도 있다. 요즘은 이러한 장치를 이용하기도 어렵지 않다. 백색 소음을 발생시키는 앱을 내려 받아 사용할 수도 있다.

5) 침대 따로 쓰기

침대를 따로 쓰는 것이 무슨 소용이 있을까 싶겠지만, 사실 코를 고는 사람은 숨쉬기가 불편하므로 정상적인 호흡을 하기 위해 자는 동안에도 몸을 이리저리 많이 움직인다. 옆에 있는 사람이 잠을 잘 못자는 이유는 코 고는 '소리' 때문만이 아니다. 배우자가 이렇게 계속 뒤척이며 침대 위를 휘젓고 다니면 옆 사람은 잠을 제대로 잘 수가 없다. 오랜 세월 같은 침대를 사용한 부부는 침대를 따로 쓰는 자체를 부부 관계의 단절로 여기는 경향이 있다. 그러나 옆 사람이 고생을 덜 하고 숙면을 취할 수만 있다면 결과적으로 오히려 부부 사이가 더 돈독해질 수 있다.

6) 방 따로 쓰기

자면서 소리를 내는 배우자를 피해 조용한 방으로 가서 잠을 청하는 사람도 있다. 아이러니하게도 자신이 잠 못 이루고 뒤척이면, 코를 골며 자는 배우자가 혹시 깨기라고 할까봐 다른 방을 간다는 사람도 있다. 원인 제공자인 배우자는 코를 골며 아주 잘 자는데 말이다. 소파에서 자면 불편하고 푹 자기가 어렵기 때문에 결국은 다른 침실을 찾아 가게 된다.

7) 집 따로 쓰기

침대나 방은 그렇다 치고 집까지 따로 쓰라니 농담이라도 하나 싶을 것이다. 그러나 실제로 이 방법이 효과가 있었다. 매우 낮은 음조로 그르렁거리는 콧소리는 온 집안에 울리기 때문에 다른 방에서 자더라도 그 소리가 다 들린다. 내가 만났던 한 부부가 바로 이런 경우였다. 배우자가 코를 너무 심하게 골아서 결국 바로 옆집을 매입하기에 이르렀다. 그래서 두 사람은 밤마다 각자의 집에서 따로 자게 됐다. 매우 극단적인 선택이기는 하나 결국 이러한 과감한 결단이 두 사람의 숙면, 더 나아가 두 사람의 결혼생활을 지켜줬다.

꼭 알아야 할 배우자의 수면 장애 현상들

1) 호흡 정지

배우자가 심하게 코를 골아 잠을 설치는 것은 분명히 힘든 일이나 사랑하는 사람이 이제 숨을 거두는구나 싶은 생각에 아찔해진다. 옆에서 자는 사람이 규칙적으로 호흡이 멎어버리는 상황을 아무렇지도 않게 여기는 사람은 거의 없다. 그래서 밤에도 편히 잠들지 못하고 자꾸 깨서 옆 사람이 숨을 쉬는지 확인하게 되고 숨이 멎었을 때는 다시 숨을 쉬기 시작할 때까지 기다렸다가 잠이 들곤 한다.

배우자가 수면 중 호흡 정지 증상을 보여서 잠을 설치는 사람은 배우자가 적절한 진단 및 치료를 받기를 원할 것이다. 환자가 수면무호흡 진단을 받고 지속적 기도 양압 장치를 사용하게 되면 그 배우자도 기계 장치에서 나오는 잔잔한 소음이 오히려 백색 소음처럼 느껴져 편하게 잠을 잘 수 있게 된다.

2) 뒤척거리기

같이 자는 사람이 이리 누웠다 저리 누웠다 계속해서 뒤척이다 침대에서 일어나 걸어다니다가 다시 침대로 들어온다. 잠이 드는 데 짧게는 30분에서 길게는 몇 시간이나 걸린다면, 옆 사람도 덩달아 깊은 잠을 잘 수가 없기에 짜증이 나고 화가 치밀어 오른다. 잠이 든 뒤에도 계속 움직이고 20~30초마다 한 번씩 근육 경련으로 움찔거리거나 이불을 둘둘 말아 덮었다가 걷어차기를 반복하기도 한다. 자면서 식은땀을 엄청나게 많이 흘리는 사람도 있다. 이러한 것이 바로 운동 장애의 증상이며, 운동 장애가 있는 환자 대부분이 치료가 가능하다.

3) 이 갈기

자면서 이를 가는 사람이 있는데 이러한 증상을 '수면 중 이 갈기'라고 한다. 이를 가는 소리는 옆 사람이 듣기에 가장 짜증나는 소음 가운데 하나다. 마치 침대 안에서 줄무늬다람쥐 한 마리가 소리를 내는 것처럼 신경이 거슬린다. 이를 가는 사람 옆에서 잘 때는 코골이 배우자와 잘 때 사용하는 방법이 도움이 된다.

수면 중 이 갈기는 치아 건강에 심각한 문제를 일으킬 수 있다. 심하면 치아가 마모돼 저작 기능이 저하되고 결국은 발치할 수밖에 없는 상황이 돼버린다. 치과를 찾아 해결 방안을 모색한다. 치과에서는 치아 보호 장치인 '마우스 가드'를 권할 것이다. 이러한 처방은 치아 손상을 최소화함은 물론이고 같이 자는 배우자의 숙면에도 도움이 될 것이다.

4) 수면 중 보행과 잠꼬대

수면 중에 간헐적으로 횡설수설하고 끙끙거리거나 칭얼대는 등 이상한 소리를 내는 사람이 있다. 내가 아는 환자 중에 자다가 일어나 애국가를 부르고 다시 잠이 드는 사람이 있었다. 물론 아침에 일어나면 자신이 간밤에 한 행동을 전혀 기억하지 못했다. 이러한 행동은 특별히 위험하지도 않고 같이 자는 사람도 그러려니 하며 그 행동에 익숙해진다. 그래도 그 때문에 옆 사람이 계속 잠을 설친다면 코골이 때와 같은 방법을 시도해볼 만하다.

자다가 일어나 돌아다니는 몽유병 증상이 있는 사람과 함께 자는 사람도 괴롭기는 마찬가지다. 몽유병자는 자다가 일어나 걷고 심지어 깊이 잠든 상태에서 과자를 먹기도 한다. 이런 사람들도 대개는 별 탈 없이 다시 침대로 돌아오는데 아침에 일어나면 자신이 간밤에 한 행동을 기억하지 못한다. 하지만 같이 자는 사람은 이러한 이상 행동 때문에 잠에서 깨고 그 모습을 지켜보고 걱정하게 된다. 대체로 술을 마신 다음, 잠이 부족한 상태일 때 몽유병 증상이 나타날 가능성이 커진다.

자면서 한참 돌아다니다가 아침이면 간밤에 잤던 방이 아니라 다른 방에서 눈을 뜨는 사람도 있다. 이러한 행동은 그다지 위험하지 않기 때문에 대부분은 크게 걱정할 상황까지는 가지 않는다. 그런데 집 밖으로 나간다거나 불을 사용해 요리를 하는 등 위험한 행동을 하기 시작하면 그냥 내버려두면 안 되고 바로 병원을 찾아 의학적 도움을 받아야 한다.

5) 야경증과 악몽

옆에서 곤히 자던 사람이 식은땀을 줄줄 흘리고 무엇에 놀란 듯 두 눈을 화등잔만 하게 뜬 채 소름끼치는 비명을 지르며 벌떡 일어나는 모습을 볼 때, 배우자는 소스라치게 놀랄 것이다. 같이 자던 배우자를 큰 충격에 빠뜨려놓고도 정작 야경증을 경험한 당사자는 간밤의 일을 기억하지 못한다. 그 장면을 목격한 배우자에게는 혼비백산할 일이지만 사실 이 장애는 그리 위험하지는 않다. 야경증은 몽유병의 일종으로서 치료법도 동일하다고 보면 된다.

그러나 악몽이 너무 폭력적이거나 반복적으로 나타난다면 환자 본인에게나 배우자 모두에게 또 다른 문젯거리가 될 수 있다. 끔찍한 꿈 때문에 식은땀을 흘리고 숨도 제대로 쉬지 못하면서 심하게 두근거리는 상태로 깜짝 놀라 벌떡 일어나는 일이 너무 자주 벌어지면, 적절한 의학적 검사와 그에 따른 치료를 받아야 한다. 특히 굉장히 폭력적인 꿈이 반복적으로 나타난다면 그냥 무시할 수준은 이미 넘어섰다고 본다. 이러한 유형의 악몽은 외상 후 스트레스 장애가 있는 제대 군인한테서 흔하게 나타난다. 다양한 유형의 정신적 외상(성폭행, 허리케인 피해 등)을 입은 사람한테서도 종종 나타난다. 이러한 증상은 수십 년 동안 계속된다고 밝혀졌다.

렘수면 행동 장애가 있는 환자는 자신이 꾸는 꿈에 신체적으로 때로는 매우 공격적으로 반응한다. 누군가에게 공격당하는 꿈을 꿀 때는 그 공격에 맞서는 상황에서 옆에서 자는 사람에게 주먹을 휘두르는 식이다. 또는 벽을 치거나 물건을 던지고 침대 밖으로 뛰쳐나가는 등의 반응을 보이기도 한다. 더 나아가 자신과 타인에게 상해를 입히기도 한다. 이 정도면 의학적 치료를 요하는 심각한 상태라고 봐야 한다.

돌보느라 잠을 못 자는 경우

수면 장애가 있는 배우자나 자녀 때문에 잠을 설치는 사람이 있듯, 가족 중에 병이 든 노인이 있어서 이들을 돌봐야 하는 사람도 간접적 수면 장애를 경험한다. 뇌졸중으로 쓰러졌거나, 인공호흡기를 달고 있거나, 요실금이 있거나, 기타 의학적 처치와 관리가 필요한 사람을 밤낮으로 수시로 돌봐야 하는 사람은 숙면을 취하려야 취할 수가 없다. 이렇게 환자를 돌보는 사람의 건강을 위해서는 밤에 다른 누군가의 도움을 받는 것이 매우 중요하다.

가족이나 친척을 돌보는 사람의 수면 건강을 해치는 가장 흔한 경우 가운데 하나가 바로 알츠하이머로 알려진 신경변성 질환자를 간병할 때다. 알츠하이머 환자 가운데 70퍼센트 이상이 집에서 생활한다. 이런 환자가 집에 있으면 가족은 정신적으로 또 재정적으로 큰 부담을 안는다. 환자를 돌보는 사람은 밤에도 제대로 잠을 자지 못하므로 극심한 수면 부족에 시달릴 수밖에 없다. 알츠하이머 환자의 간병인 가운데 84퍼센트가 여성이고 간병 여성의 평균 나이는 65세다.

알츠하이머 환자의 진단 후 평균 생존 기간은 약 8년이다. 일부 학자는 알츠하이머 환자가 보호 시설로 가는 가장 중요하고 유일한 이유는 환자가 밤에 멋대로 돌아다니며 잠을 잘 자지 않기 때문이라고 생각한다. 알츠하이머 환자를 돌보는 사람은 간병인의 역할(약 복용, 병원 방문)과 환자의 일상생활을 챙기는 역할(위생, 세탁, 식사)을 동시에 수행해야 한다. 이처럼 무거운 책임이 극심한 수면 부족으로 이어진다.

이러한 문제 때문에 수면 장애를 겪는 사람은 도움을 줄 곳을 찾아 문제의 해결책을 강구해야 한다. 우선은 사회 복지 시설에 도움의 손길을 청해보는 것이 좋다. 다른 가족의 도움을 받는 것도 방법이 될 수 있다. 다른 가족이 도와주면 적어도 일시적으로나마 심신의 안정을 회복할 수 있다. 알츠하이머 환자를 돌보는 사람은 가족이든 의료인이든 사회 복지 시설이든 누구에게든 어디에든 도움을 청하는 일을 부끄러워하거나 망설일 필요가 없다.

아이의 수면 문제를
이해할 것

아이에게 수면 문제가 있으면 아이를 돌보는 사람도 제대로 잘 수가 없다. 아이들은 연령대를 불문하고 언제든 수면 장애를 나타낼 수 있다. 물론 연령에 따라 수면 장애의 유형이 달라지기는 한다. 아이의 수면 문제를 해결해줘야 아이를 돌보는 사람도 숙면을 취할 수 있다.

집 안에 신생아가 있으면 온 가족이 잠을 설치는 경우가 많다. 아기가 밤에 몇 차례씩 깨서 젖을 먹어야 하는 시기를 지나서 한번 자면 아침까지 잘 때까지 아이를 돌보는 사람, 특히 아기에게 젖을 물려야 하는 산모는 수면 부족에 시달릴 수밖에 없다. 이는 정상적인 상황이라 특별히 문제될 것이 없다. 그러나 습관을 들인다면 수면 부족을 감수해야 할 기간이 단

축될 수 있다.《잠 잘 자기(Sleeping Through the Night)》의 저자인 필라델피아 아동 병원의 조디 민델 박사는 생후 3개월부터 바람직한 수면 습관을 형성시키는 작업을 시작할 수 있다고 한다. 바람직한 수면 습관 형성에서 가장 중요한 단계는 다음과 같다.

○ 매일 똑같은 패턴으로 규칙적인 수면 일정 수립하기
○ 일관성 있게 수면 시간 정하기
○ 완전히 곯아떨어진 상태가 아니라 아직 깨어는 있어도 졸려하면 침대에 눕혀 재우기

아기가 잘 시간에 순순히 잠이 들면 자다가 한밤중에 깼을 때 누가 다독여 재우지 않아도 혼자서 다시 잠이 들 수 있다.

생후 1년 미만 아기에게 발생하는 문제 가운데 더 심각한 문제는 전체 가족의 수면 건강에 큰 영향을 미칠 수 있다는 점이다. 가장 흔한 것 가운데 하나가 영아 산통(배앓이)이고 가장 치명적인 문제 가운데 하나가 영아 돌연사증후군이다.

신생아에게서 볼 수 있는 수면 장애

1) 영아 산통(疝痛)

생후 2주 정도 된 신생아 중 약 10퍼센트는 거의 매일 느닷없이 울음을

터뜨리곤 한다. 울기 전까지는 아무런 문제없는 듯 생생하다가 갑자기 울다가 언제 그랬냐는 듯 또 금방 괜찮아진다. 이러한 일이 시도 때도 없이 발생해 몇 시간 동안 계속된다. 이런 상황이 되면 부모를 비롯해 아이를 돌보는 사람으로서는 스트레스가 이만저만이 아니다. 이 때문에 계속 수면 부족에 시달리게 된다. 아기의 이런 행동은 영아 산통의 증상일 수 있다. 소아과에서는 '3의 법칙(rule of 3)'을 사용해 아기가 영아 산통인지 아닌지를 판단한다. 즉, 아기가 우는 증상이 매일 3시간 이상, 일주일에 3일 이상, 3주 이상 계속된다면 산통이라고 본다. 의학적으로 산통의 원인이 무엇인지 밝혀지지 않았으나 이에 관한 중요한 사실 몇 가지가 밝혀졌다. 일단 산통은 배에 가스가 차거나 복통과는 관계가 없다. 배에 가스가 많이 차거나 설사를 심하게 하는 것은 우유에 대한 알레르기 반응일 수 있다. 무엇보다 산통은 아기를 잘못 돌봐서 생긴 일이 절대로 아니다.

대개는 생후 3~4개월 정도 되면 산통은 자연히 사라지는데 문제는 그때까지는 부모가 심한 수면 부족에 시달려야 한다는 점이다. 대다수 부모는 일찌감치 아기를 안아 흔들어 다독이며 재우려고 하는데 이보다는 아기가 혼자 잠드는 습관이 들도록 하는 데 더 신경을 써야 한다.

잠을 잘 자려면 건강한 수면 패턴 형성이 매우 중요하다. 부모는 아기가 매일 밤 거의 같은 시간에 자고 아침에도 같은 시간에 깨게 해야 한다. 산통을 겪은 아기 중에는 이 증상이 다 나은 뒤에도 여전히 잠을 잘 못자는 아기가 있다. 따라서 이러한 문제는 부모가 아기의 수면 습관을 잘못 들인 탓일 가능성이 있다.

아기가 우는 것을 참지 못하고 화를 내는 부모가 있다. 이런 사람 중에는 신경질적으로 아기를 거칠게 흔들어서 아기 몸에 상처를 입히기도 한다. 이럴 때 부모는 2016년의 연구 결과 보고서의 한 구절을 귀담아 들을 필요가 있다.

"아무리 해도 아기가 울음을 그치지 않으면 아기를 그대로 두고 우선 자신의 마음부터 가라앉혀라."

영아 산통 자체는 모든 아기가 경험하는 것은 아니고 일정한 시기가 지나면 자연스럽게 증상이 사라진다.

2) 영아돌연사증후군

영아돌연사증후군(SIDS)은 건강해 보였던 아기가 갑자기 사망하는 것을 말한다. 기제는 정확히 밝혀지지 않았으나 대체로 수면 중에 돌연사가 발생한다. 한 이론에 따르면 아기의 신경계가 완전히 발달하지 않아서 자다가 호흡이 멈추거나 혈중 산소 수치가 떨어지는 등의 비상 상황이 발생했을 때 이에 적절히 반응할 수 없었기 때문이라고 한다.

영아돌연사증후군은 영아 1,000명당 1명 꼴로 발생하며 달을 다 채우지 못하고 나온 조산아, 저체중으로 출생한 미숙아에게 더 많이 발생한다. 생후 2~4개월이 돌연사 위험이 가장 높은 시기다. 영아돌연사증후군을 겪은 아기의 약 90퍼센트가 생후 6개월을 넘기지 못하고 사망한다. 수많은 연구 논문에서는 아기를 불편한 바닥에 눕히거나 침대를 공유하거나 기타 위험한 행동을 유발하는 다양한 요인 때문에 이러한 현상이 나타난다고 본다. 아기를 엎드려 재우지 않고 똑바로 눕히고, 모조 젖꼭지를 물리고, 모유 수유를 하는 등의 방법으로 돌연사의 위험을 줄일 수 있다.

1990년대에 영아 돌연사와 관련한 연구에서 중요한 진전이 있었다. 엎드려 자는 아기가 반듯이 누워 자는 아기보다 돌연사 가능성이 더 컸다. 영아돌연사증후군 3분의 1은 엎드려 자는 수면 습관과 관련이 있다. 엎드려 자는 아기는 베개나 이불이 기도를 막아 숨을 쉬지 못할 때 고개를 들어 위기를 모면하는 행동을 하기 어렵다. 산모가 출산 전에 흡연했거나 출산 후에 아기가 담배 연기에 노출될 때도 영아돌연사증후군의 발생 확률이 높아졌다.

2012년에 하버드 대학 연구팀은 간접흡연 또한 영아돌연사증후군의 위험 인자라고 밝혔다. 즉, 영아돌연사증후군의 약 20퍼센트가 흡연과 관련이 있었다. 영국의 연구 결과로는 부모 중 어느 쪽이든 음주를 하면 돌연사의 위험이 증가하는 것으로 나타났다.

아기를 돌보는 모든 사람이라면, 2016년 미국소아과학회가 영아돌연사증후군 위험을 줄이기 위해 발표한 다음과 같은 권고안을 따라야 한다.

○ 시트가 주름 없이 판판하게 깔린 아기 침대나 요람 같이, 바닥이 평평한 잠자리에 아기를 반듯이 눕혀 재운다.
○ 아기 침대용 범퍼나 담요, 베개, 봉제 인형 같은 부드러운 장난감 등을 포함한 폭신한 침구를 피한다.
○ 생후 1년 동안, 적어도 6개월 동안은 부부 침실에서 같이 데리고 자되 침대는 따로 써야 한다. 이것만 지켜도 영아돌연사증후군 발생이 50퍼센트나 감소하는 것으로 나타났다.

○ 아기를 담배, 술, 마약 등에 노출시키지 않는다.

더불어 아기 몸이 과열 상태가 되지 않도록 신경 써야 한다. 방이 너무 덥거나 옷을 너무 많이 입혔을 때 또는 이불 등의 침구가 너무 무거울 때 이러한 현상이 나타날 수 있다. 아기가 열이 날 때, 감기나 기타 감염성 질병에 걸렸을 때는 특히 더 주의해야 한다.

'아기 눕혀 재우기' 운동을 벌인 뒤로 돌연사 건수가 40퍼센트나 감소했다. 돌연사가 줄어드는 것 외에도 아기를 눕혀 재우면 열병이나 코 막힘, 중이염도 감소하는 것으로 나타났다.

부모의 침대에서 독립하지 못하는 아이라면

대다수 아동은 규칙적인 수면 행동에서 별다른 문제를 보이지 않는다. 영아기를 지나 아동기에 이른 정도면 대개는 별 무리 없이 이러한 습관을 잘 지킨다. 부모 역시 숙면을 취할 수 있다. 그러나 수면 장애가 있어서 본인은 물론이고 부모까지 잠을 설치게 하는 아동도 있다. 가장 흔한 아동기 수면 문제 가운데 하나가 부모가 없으면 잠을 못자는 경우다.

부모가 안아주거나 흔들어 달래며 재워 버릇한 아동은 혼자서는 잠을 잘 못 잔다. 그래서 부모의 침대로 기어오르거나 부모가 자는 방에서 같이 자겠다고 떼를 쓰기도 한다. 어렸을 때 이 문제를 해결하지 않으면 두고두고 골칫거리가 될 수 있다. 아이가 열세 살이나 됐는데 아직 부모 침대에서 같이 자려고 한다면서 어떻게 하면 좋겠느냐고 하소연하는 부모도 있었다.

하버드 대학의 리처드 퍼버 박사는《아동의 수면 장애 해결법(Solve Your Child's Sleep Problem)》에서 아이에게 혼자 자는 습관을 길러줘야 한다고 주장한다. 퍼버 박사가 제안한 방법은 실질적으로 수많은 가족에게 도움이 됐고 나도 이 방법을 적극적으로 추천하고 싶다. 이 접근법의 핵심 단계는 다음과 같다.

O 잠자기 전에 아이의 마음을 편하게 해주는 일을 한 가지씩 정해 매일 그 일을 한다. 목욕하기, 아이를 다독이거나 노래 불러주기, 책 읽어주기, 재미있는 이야기 해주기 등이 여기에 해당한다.

O 졸린 티가 나면 아이를 아이의 침대에 눕히거나 아이 방이 따로 있을 경우 들여보낸다. 이를 통해 아이는 혼자 잠이 드는 법을 배울 수 있다.

O 아이가 잠자리에 들면 부모는 아이를 두고 나온다. 이 부분이 가장 어렵다. 아이가 울면 바로 들어가지 말고 좀 뜸을 들였다가 들어가서는 잠깐 얼굴만 비치고 나온다. 이때 들어가서 안아주고, 먹을 것을 주고, 노래를 불러주고, 어르고 달래는 등의 행동을 해서는 안 된다. 그러면서 아이 방에 다시 들어가기 전에 뜸을 들이는 시간을 조금씩 늘려간다. 이런 식으로 하면 아동은 아무리 울어도 부모가 자신을 재워주지는 않고 잠깐 들어왔다가 그냥 나간다는 사실을 알게 되고 결국은 혼자 잠드는 법을 배우게 된다. 이런 행동을 꾸준히 하게 되면 대개 1~2주일 이내에 아동에게 규칙적인 수면 습관이 형성된다. 2016년에 발표된 연구에서 이러한 방법의 효과를 입증하고 있다.

부모의 침대에서 자는 버릇을 들인 아동은 나이가 더 들수록 부모 침대에서 나와 혼자 자기가 더 어렵다. 이런 아동은 혼자 자면 너무 무섭다고 떼를 쓰기도 한다. '무섭다'는 말이 핑계일까 아니면 아이가 정말 무서워하는 것일까? 무서워서 혼자 못 잔다고 하는 아이에게는 부모의 침대 옆 바닥에서 자라고 하는 것도 한 방법이 될 수 있다. 얼마 지나지 않아 아이는 불편한 바닥에서 자는 것보다 차라리 혼자 자는 편이 낫다는 사실을 깨닫게 된다. 그래도 아이가 계속 무섭다고 하면 소아과를 찾아 의학적 도움이 필요한지 아닌지 확인해야 한다.

아이가 코를 골 때

아동 중에도 코를 고는 경우가 있는데 아동이 코를 고는 원인은 어른과는 좀 다르다. 예를 들어 비만은 아동 코골이의 주된 원인이 아니다. 아동의 코골이와 수면무호흡은 편도선 및 아데노이드 비대, 작은 턱이 원인인 경우가 많다.

코를 심하게 골고 수면 중에 무호흡 증상을 보이는 아동은 폐쇄성 수면무호흡증일 가능성이 있다. 아동에게 편도선 비대 혹은 비만의 문제가 있다면 가벼이 넘길 일이 아니다. 부모는 병원을 찾아 아이가 코를 고는 원인이 무엇인지 알아봐야 한다.

코를 고는 성인 중에 턱이 비정상적으로 작은 탓에 수면무호흡이 된 경우를 많이 봤다. 그런데 이런 사람의 자녀 역시 턱이 작은 데다 코를 고는 경우가 종종 있었다. 자녀가 코를 고는데 부모 중 한 명이라도 턱이 작고 수면무호흡증이 있다면 치과 의사나 치과 교정 전문의를 찾아 진단을 받아야 한다. 폐쇄성 호흡 장애 역시 비정상적인 턱 구조가 원인일 수 있다. 아이의 턱이 유난히 작다면 치과 교정술로 턱 구조를 교정해서 훗날 중증 수면무호흡증으로 발전할 가능성을 줄일 수 있다.

이외에 아동에게 나타나는 야경증, 몽유병, 잠꼬대 등의 기타 수면 장애도 성인의 경우와 크게 다르지 않으며 치료법도 거의 유사하다.

5장

생체 시계가 맞지 않을 때
벌어지는 일

체내 시계가 체외 시계와 맞지 않을 때

어긋난 생체 시계를 어떻게 맞출 수 있을까?

• • •

인류가 밤의 세계를 정복한 뒤로 우리에게 어떤 변화가 생겼을까?

• • •

야간 근무, 불규칙한 교대 근무, 시간 외 근무는

우리에게 어떤 문제를 안겨주었을까?

잠들지 못하는
올빼미족의 밤

20대 중반의 깡마른 여성이 나를 찾아왔는데 실제보다 나이가 훨씬 더 들어보였다. 전체적으로 초췌한 모습이었다. 눈은 충혈되었고 눈 밑에는 회청색 다크서클이 거뭇하게 드리웠으며 상담하는 도중에도 도무지 집중을 못했다. 나는 똑같은 질문을 여러 번 해야만 했다.

환자는 피곤함에 지쳐 진이 다 빠진 듯했으나 그래도 자신이 현재 어떤 상황인지는 설명했다. 깊이 잠이 드는 데 서너 시간은 걸리고 또 아침에는 일어나기가 너무 힘들다고 했다. 8시까지 출근하려면 아침에 제시간에 일어나야 하는데 매우 고역이라는 것이다. 환자는 자명종 여러 개가 시끄럽게 울려대도 아랑곳없이 그대로 잠을 잤다. 이런 일이 거의 매일 반복되었다. 자명종이 미덥지 못해서 어머니에게 모닝콜을 부탁하기까지 했으나 전화벨이 울려도 못 듣고 계속 잘 때도 있었다. 잠을 잘 못 자니 늘 피곤에 절어 있고 그러니 일을 제대로 할 리가 없었다. 이대로 계속 가다가는 결국 직장에서 쫓겨날지도 모른다고 걱정했다.

환자는 이런 증상이 10대 시절 때부터 시작됐다고 말했다. 당시 밤늦게까지 자지 않고 깨었다가 아침이면 늦잠을 자기 일쑤였다. 그래서 엄마가 억지로 깨워 학교에 보내는 일이 한두 번이 아니었다. 겨우 일어나 학교에 가도 아침 수업 시간에는 꾸벅꾸벅 졸았다. 당연히 학교생활이 엉망이었다. 수업을 밥 먹듯이 빼먹었으니 성적이 좋을 리 없었고, 졸업도 가까스로 했다.

나는 환자에게 "잠이 완전히 깨서 정신이 말똥말똥한 날이 있나요?"라고 물었다. 그러자 이러한 답변이 돌아왔다.

"주말에는 대개 그렇죠. 주중에는 잠 때문에 힘들다가 주말만 되면 멀쩡해지는 이유를 모르겠어요. 정말 왜 그런 거죠?"

해답의 실마리가 이 말에 다 들어 있었다.

생체 시계는 누구나 똑같지 않다

생체 시계는 졸리다고 느끼는 시간과 말똥말똥하게 깬 시간을 제어한다. 사람에 따라서는 이 생체 시계가 늦게 가서 밤늦게까지도 별로 졸리지 않는 사람이 있다. 또 반대로 생체 시계가 빨리 가서 저녁만 되면 벌써 졸리는 사람도 있다. 같은 사람인데도 이 시계가 불규칙적으로 움직이는 듯 보일 때도 있다. 생체 시계(생체 리듬)의 개인차를 의학적 장애 증상으로 보기는 어렵다. 생체 시계와 건강의 차이는 직접적인 관련이 없으며 생체 시계가 다르게 움직여도 건강에는 문제가 없을 수 있다. 그러나 자신의 생체 시계가 직장이나 기타 일정과 맞지 않을 때 문제가 생긴다. 최근 조사 결과, 이러한 문제는 생체 시계 조절에 관여하는 부분의 유전적 변화에서 비롯된다고 드러났다. 유전적 요소가 생체 리듬을 결정하는 데 일정 부분을 담당하기 때문이다. 또 생체 시계에 이상이 생기면 비만과 당뇨병을 유발한다는 사실도 밝혀졌다.

올빼미족이라 부르는 수면위상지연증후군

수면위상지연증후군인 사람 즉, 올빼미족과 야행성 인간은 체내 생체 시간이 일반인보다 서너 시간 이상 늦다고 생각하면 된다. 말하자면 보스턴에서 사는 사람의 생체 시계가 시애틀 시간에 맞춰진 셈이다. 이런 사람은 새벽 1시에서 3시, 그 뒤까지도 졸린다고 느끼지 않는다. 그래서 주중에는 아침에 제시간에 일어나 학교에 가거나 직장에 출근하기가 너무 어렵다. 어찌어찌해서 겨우 일어나 학교에 가고, 출근을 해도 하루 종일 졸린 상태이고 수업 시간이나 일하는 중에 꾸벅꾸벅 졸기 일쑤다. 주말에는 정오까지 또는 그 뒤까지 늘어지게 자고 나면 비로소 개운하게 하루를 시작할 수 있는 상태가 된다.

10대 청소년은 밤늦게까지 비디오 게임이나 소셜 미디어, 문자를 할 때가 많기 때문에 문제가 더욱 복잡해진다. 수면위상지연증후군인 자녀를 침대에서 억지로 끌어내 학교에 보내는 사람은 대개 부모들이다. 부모는 수면 지연을 악화시킬 야간 행동을 관리해 1시간 일찍 잠자리에 들도록 수면 습관을 교정하게 도와줄 수 있다. 그러나 계속 비몽사몽 상태인 아이를 억지로 깨워 학교에 보내봤자 수업 시간에 졸기만 할 것이다. 억지로 학교에 보내기보다는 의사에게 데려가는 편이 나을지도 모른다.

나를 찾아온 20대 중반 여성은 수면위상지연증후군의 전형적인 사례였다. 생체 시계가 늦춰진 상태라서 일반인이 졸려할 시간이 되도 졸리지 않고 새벽 3시, 4시까지도 잠을 자지 않았다. 그래서 낮에도 비몽사몽인 채로 일한다고 느낄 때가 많았다. 그러나 주말에는 오후 1시나 2시까지 늘어지게 자기 때문에 개운하고 몸이 가뿐하다고 느꼈다. 나는 이러한 문제를 의학적 차원의 질환은 아니라고 설명했는데도 여성은 '정상적' 수면 패턴으로 바꾸고 싶다고 했다. 맨 처음에 시도한 치료법은 '시간 요법'이었다.

여성은 2주일 동안 휴가를 내고 자신의 생체 시계 바늘이 한 바퀴 돌아 통상적인 취침 시간에 잠이 올 때까지 매일 밤 2시간 늦게 잠자리에 들었다. 그리고 매일 아침마다 가능한 한 일찍 밖으로 나가 햇빛을 쏘였다. 처음에는 이 방법이 꽤 잘 듣는 듯싶었다. 그러나 어느 날 파티 때문에 늦게까지 잠을 자지 않았고, 그동안 만들어놨던 '정상적' 수면 패턴이 흐트러지면서 예전의 패턴으로 다시 돌아가 버렸다. 시간 요법은 장기적으로 효과가 없다는 사실을 입증하는 사례였다.

나는 수면위상지연 증상이 절대로 병이 아니라고 다시 강조했다. 머리카락 색깔이나 성격처럼 유전적 요인에 의한 타고난 특성이라고 말했다. 이러한 부분을 인정하고 차라리 이른 오후에 일과를 시작하는 일자리를 찾아보라고 권유했다. 여성은 결국 내 조언을 받아들여 직업을 바꿨다. 지금은 오후와 저녁에 근무하는 곳에서 벌써 몇 년 동안이나 만족스럽게 일하고 있다. 여성은 마지막으로 나를 만났을 때 자신의 삶에 매우 만족스러워했고 자신과 같은 올빼미족을 만나 결혼도 했다. 자신의 상태에 완전히 적응했고 이제 더는 지연된 생체 리듬을 '문제'라고 생각하지 않게 됐다.

올빼미족의 남다른 생체 시계

생체 수면 리듬이 지연된 사람은 병원에 와서 자신이 불면증이라고 호소한다. 정상적인 수면 시간, 즉 남들이 자는 시간에 잠이 안 오기 때문에 불면증이라고 생각한다. 그러나 남들과 같은 시간에 졸리지 않는다고 다 불면증은 아니다. 간단히 말해 이들의 생체 시계가 잠을 자기로 정한 시간이 될 때까지 졸리지 않을 것이다.

머리카락이나 눈동자 색깔이 사람마다 다르듯이 생체 리듬도 사람마다 다를 수 있다. 생체 리듬 또한 개인적 특성 가운데 하나다. 사실 이는 정상 또는 비정상을 따질 문제는 아니다. 그래서 자신의 상태가 의학적으로 문제가 없다는 사실에 마음의 위안을 얻을 수는 있다. 그러나 남다른 생체 시계가 자신의 일생생활에 문제를 일으킬 수는 있다.

생체 시계 이상을 보이는 아동이나 기타 가족 구성원, 특히 학령기 아동을 다루는 일은 어지간히 힘들다. 대다수 부모는 다른 가족 구성원 모두가 하루 일정을 정해진 시간에 맞출 수 있도록 모든 상황을 조율해야 할 책임을 느낀다. 그렇기 때문에 고장 난 생체 시계를 가진 아이가 제대로 학업을 마칠 수 있게 돕는 일이 아주 큰 과제일 것이다.

수면 습관이 잘못 든 아동은 수면과 관련한 행동을 변화시키는 일만으로 바람직한 수면 습관을 형성할 수 있다. 아이가 잠자리에서 핸드폰과 같은 전자 기기를 사용하지 못하게 하거나 사용을 제한하는 것은 아주 중요하다.

그러나 아이가 진짜 올빼미족이라면 학교 관계자와 담당 교사에게 아이의 상태를 설명하고 남들과 다른 수면 패턴에 대해 이해를 구한다. 이러한 노력이 장래 아이의 성적을 비롯해 전반적 학교생활에 긍정적인 영향을 미칠 것이다.

수면 위상이 지연된 성인에게 가장 적합한 해법은 자신의 수면 위상에 맞는 일자리를 구하는 것이다. 수면 위상이 지연된 내 환자 중에는 연예 산업과 서비스 업종에서 성공을 거둔 경우가 꽤 있다. 일반적 직업군과 달리 이러한 업종은 하루 일과가 늦게 시작된다. 요즘은 늦게 자고 늦게 일어나 일과를 시작하는 사람을 원하는 일자리가 많다.

올빼미족은 남다른 수면 패턴 때문에 대인 관계에서 문제가 생길 수도 있다. 부부 중에 한 사람은 일찍 일어나 하루를 시작하는 이른바 종달새족이고 또 한 사람은 늦게 자고 늦게 일어나 활동하는 올빼미족일 때 둘 사이에 갈등이 생길 수 있다. 밤 10시쯤 되자 한 사람은 잘 준비를 하는 데 또 한 사람은 막 일어나 활동할 준비를 한다. 자신이 야행성이 면 같은 야행성인 사람과 결혼하면 부부 간의 관계나 결혼 생활이 좀 더 원활하지 않겠느냐는 사람도 있다. 그러나 실제로는 또 그런 것만도 아 니다. 다음과 같이 말했던 내 동료를 봐도 그렇다.

"나는 올빼미족인데 아내는 종달새족이지. 각자 따로 시간을 보내서 아주 좋아. 게다가 딸 하나는 올빼미족이고 또 한 명은 종달새족이야."

생체 시계는 유전적 요소를 바탕으로 하기에 쉽게 바꿀 수 없다. 그러 나 이 일주기 생체 리듬을 변화시키는 데 효과적인 두 가지 접근법이 있 다. 하나는 '시간 요법'으로 자신의 생체 시계에서 늦춰진 부분이 해소될 때까지 이틀마다 매일 밤 2시간 늦게 잠자리에 드는 방법이다. 예를 들 어 평소 새벽 2시에 자는 사람은 이틀 동안 2시간 늦춰 새벽 4시에 잠자 리에 들고 그다음 이틀 동안 새벽 6시에 자도록 한다. 바람직한 취침 시 간에 도달할 때까지 이 방법으로 계속 실행한다. 학교에 다니는 아동은 방학 때 시도해볼 수 있는 방법이다.

시침이 몇 바퀴를 돌 만큼 취침 시간을 계속 늦춰가면서 가까스로 바 람직한 취침 시간에 도달했으면 그다음부터는 반드시 이 시간에 잠자 리에 들어야 한다. 이 방법으로 생체 시계를 바꾸는 데 성공했어도 하루 이상 또 늦게 자면 모든 것이 물거품이기 때문이다.

또 한 가지 방법은 빛에 대한 노출을 조절하는 것이다. 빛은 생체 시계 를 조정하는 데 도움이 된다. 특히 잠자리에서 전자 기기를 많이 사용하 는 청소년은 전자 기기에서 나오는 빛 때문에 쉽게 잠들지 못한다. 컴퓨터 프로그램과 스마트폰 앱을 사용해 전자 기기에서 나오는 빛의 양을 조절할 수도 있다.

아침 햇빛이나 램프(청색 빛이 가장 효과적) 또는 핸드폰이나 컴퓨터 화면에서 나오는 빛도 수면 위상이 지연된 사람의 잠을 깨우는 데 효과가 있다. 극지방에서는 특히 겨울철에 해가 늦게 뜬다. 거기서는 햇빛 대신에 램프 불빛이 아침잠을 깨우는 역할을 할 수 있다. 이러한 램프는 겨울 우울증이라고도 하는 계절성 정서 장애를 치료하는 데도 사용된다.

램프 빛은 생체 시계를 조정하는 데도 효과가 있다. 그러나 램프와 같은 인공 불빛은 수면위상지연증후군에는 일시적인 효과밖에 없다. 그러나 적어도 단기적인 효과는 있으므로 아침형으로 바꿔야 하는 사람이라면 이상 소개한 시간 요법과 광 노출법을 시도할 가치는 있다.

올빼미족 중에는 약물 치료로 자신의 생체 시계를 조정하려는 사람도 있다. 1990년대에는 '수면 호르몬'이라는 별칭까지 붙은 멜라토닌이 불면증, 특히 생체 리듬 이상을 치료하는 물질로 크게 인기를 끌었다. 그러나 나는 멜라토닌 사용을 그다지 권하고 싶지 않다. 멜라토닌이 효과가 있는 사람도 있으나 아동과 청소년이 사용했을 때 장기적으로 어떤 영향이 미치는지 적절한 연구가 이루어지 않은 상태이기 때문이다.

종달새족의 시계는 빠르게 간다

올빼미족의 정반대가 종달새족이다. 종달새족은 올빼미족과 반대로 생체 시계가 더 빨리 간다. 아침형이라고도 하는 종달새족은 저녁이 되면 피곤해하고 밤 9시만 돼도 졸음을 참을 수 없는 상태가 된다. 그러고는 아침에는 또 일찍 깬다. 이런 사람들은 새벽 4시에서 6시면 어김없이 일어난다. 수면위상전진증후군인 사람도 불면증을 경험하며 아침에 너무 일찍 눈이 떠지고 한 번 깨면 다시 잠이 오지 않는다고 호소한다.

이런 사람들은 아침에 너무 일찍 일어나는 것도 정상이 아니라고 생각하기 때문에 병원을 찾는다. 다른 사람은 다 자고 있을 때 혼자 깨어 있으니 뭔가 병의 징후라고 생각한다. 그러나 수면위상지연증후군과 마찬가지로 '수면위상전진증후군' 역시 질병이 아니다. 이 또한 유전적 요인에 따라 태어날 때부터 지고 나온 생물학적인 상태일 뿐이다. 남보다 빠른 생체 시계를 타고난 사람은 그 시계에 맞춘 생활방식과 직업을 선택하는 편이 문제를 해결하는 가장 좋은 방법이다.

수면위상전진증후군이 있는 사람은 직장생활에 특별한 문제는 없다. 제시간에 맞춰 출근하고 낮에는 말똥말똥한 생태라서 일에 지장을 주지 않기 때문이다. 이들의 생체 시계는 이상적인 일주기 리듬에 가깝기 때문에 특정한 직종에서 큰 성공을 거두기도 한다. 벤저민 프랭클린은 일찍 자고 일찍 일어나라고 했다. 사실 프랭클린은 잠을 시간 낭비라고 생각했다.

농부, 외과 의사, 마취과 의사, 간호사 등은 수면위상전진 상태에 맞는 생활 패턴을 나타내며 스스로 그러한 직업을 선택하는 경우도 종종 있다. 지역을 불문하고 간호사의 주간 근무 조는 대체로 아침 7시에 업무를 시작한다. 그리고 외과 의사와 마취과 의사는 동이 트기도 전에 집을 나서는 경우가 대부분이다. 그래서 아침 7시면 벌써 수술실에 들어와 있다. 수면위상전진 상태인 사람은 반대로 야간 근무를 매우 힘들어한다. 그래서 가능하면 야간 근무를 피하려고 한다.

표준형 근무 일정을 소화하기에는 종달새족이 그나마 올빼미족보다는 좀 낫더라도 사회적 의무를 수행하는 데는 큰 어려움이 있을 수 있다. 너무 졸려서 저녁 행사라든가 가족 모임에 참석할 수 없을 때가 있기 때문이다.

밤에도 별로 졸려하지 않고 대중없이 아무 때나 자는 사람이 있다. 예를 들어 레오나르도 다 빈치는 몇 시간마다 한 번씩 토막잠을 잤다고 한다. 자녀가 10대이면 이러한 수면 패턴을 보이지 않는지 부모가 잘 살펴봐야 한다. 앞서 설명한 수면위상전진증후군과 달리 이러한 유형의 수면 패턴은 의학적으로 '비(非) 24시간 수면 리듬 장애'라고 하는 병증으로서 치료를 요하는 일종의 수면 장애다.

특정한 정신 질환이 있는 사람이나 생체 시계를 제어하는 신경계 부위가 손상된 사람이 이러한 유형의 비정상적 수면 패턴을 보이기도 한다. 특정 유형의 시각 상실자도 생체 시계의 동기화에 문제가 있을 수 있고 밤에 잠을 잘 이루지 못할 수 있다. 이러한 유형의 불면 증세는 멜라토닌이 효과가 있을 수 있다. 앞서 언급했듯이 올빼미족, 종달새족 불면증에는 멜라토닌을 권하고 싶지 않으나 생체 리듬 자체가 망가진 데 따른 수면-각성 패턴 때문에 너무 고통스럽다면 멜라토닌을 사용하는 것도 괜찮다.

올빼미족 천국인 나라

스페인을 방문한 사람들은 마치 다른 세계의 시간으로 돌아간다고 생각하게 한다. 스페인 레스토랑에 전화를 걸어 오후 7시 30분에 두 사람 분 예약을 해달라고 하면 수화기 저편에서 터져 나오는 웃음을 억지로 참는 듯한 소리가 들려 당황하게 된다. 수화기 너머 사람은 겨우 웃음을 참고는 오후 8시 30분까지는 문을 열지 않으며 요리사도 9시나 돼야 온다고 말한다. 스페인의 레스토랑은 한밤중에 사람들로 가득 찬다. 이러한 현상을 스페인 특유의 문화나 생활방식 때문이라고 설명하는 것으로 과연 충분할까? 다른 이유는 없는 것일까?

세계 시간대를 나타낸 지도에서 알 수 있듯이 스페인은 국토 대부분

유럽 시간대

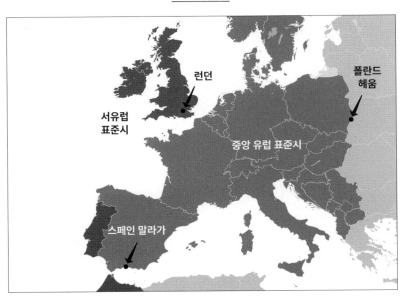

이 영국 서쪽에 위치한다. 논리적으로 스페인은 영국 시간대 아니면 영국보다 한 시간 느린 시간대여야 한다. 그런데 실제로는 그렇지가 않다. 스페인은 중부 유럽 시간대로서 프랑스, 폴란드, 독일 등과 같은 시간대를 사용한다. 이유가 무엇일까?

1940년에 스페인의 독재자 프란시스코 프랑코가 동맹국이었던 나치 독일과 행동을 함께한다는 차원에서 독일 시간대에 맞게 스페인의 시간대를 변경했다(나머지 유럽 국가의 시간대와도 맞음). 그래서 2016년 1월 1일 당시 일몰 시간이 폴란드의 헤움에서는 오후 3시 31분이었고 스페인 말라가는 오후 6시 13분이었다. 두 도시 사이에 2시간 4분의 시차가 발생한 것이다. 스페인이 다른 유럽 국가보다 낮이 더 길다. 햇빛에 노출되는 시간이 더 길기 때문에 스페인 사람들이 일찍 자지 못하고 온 나라 사람이 전부 올빼미족이 됐다고 생각한다.

세계를 넘나들며
생긴 시차증

생체 시계에 영향을 미치는 가장 공통적인 요인 가운데 하나가 바로 '시차증'이다. 우리가 비행기로 장거리 여행에 익숙해진 지가 40년 남짓이므로 20세기 중반까지 시차증은 안중에 없던 증상이었다. 그러나 요즘은 시차증으로 인한 수면 장애가 며칠간 지속되기도 한다.

시간대를 여러 개 넘나들다 보면 생체 시계에 교란이 생겨 혼란스러움을 느낀다. 아무리 먼 거리를 비행해도 같은 시간대 안에서 움직일 때는 시차증이 생기지 않는다. 오늘날은 수백만에 이르는 사람이 매일 시간대를 넘나든다. 개중에는 시간대를 넘나드는 직업을 가진 사람도 있다. 민간 항공기의 승무원이 가장 좋은 예다. 일반 여행객은 여전히 시차 적응이 너무 어려우나 항공기 승무원은 시간대를 넘나드는 것이 일상인 근무 환경 때문에 자연스럽게 시차에 적응하는 법을 배운다.

승무원의 시차증은 항공기가 서쪽으로 가는지 아니면 동쪽으로 가는지 또 시간대를 몇 개나 지나는지에 따라 달라진다. 세계 시간대는 총 24개이므로 시간대를 12개나 지나는 사람은 동쪽이든 서쪽으로 상관없이 시차증의 강도가 같지만 말이다.

동쪽으로 비행할 때

동쪽으로 여행하면 시간을 '잃게' 된다. 말하자면 뉴욕에서 파리까지 비행하는 데 약 7시간이 걸린다. 파리 시간은 뉴욕보다 6시간 빠르기 때문에 뉴욕에서 오후 9시 30분에 출발하면 파리에는 오전 10시 30분에 도착한다. 비행기가 착륙할 때는 생체 시계가 오후 9시 30분으로 인식하고 실제 시간도 9시 30분이다. 그러나 비행기가 7시간 뒤에 도착하면 생체 시계는 오전 4시 30분으로 인식한다. 그런데 도착지인 파리의 실제 시간은 오전 10시 30분이다. 오전 10시 30분이면 한참 아침인데 생체 시계로는 아직 새벽이다. 마치 6시간을 손해 본 듯 느끼게 된다. 그러나 비행 환경에 따라 이러한 느낌이 더 악화될 수도 또는 좀 나아질 수도 있다. 운이 좋으면 비행기 안에서 4시간 정도는 잠을 잘 수 있다.

이륙해서 한 시간 정도는 기류 변화 등 여러 이유 때문에 비행기가 심하게 요동친다. 그리고 착륙 전에는 승무원의 안내 방송 때문에 매우 소란스럽다. 비행 후 중간 시점쯤 되면 기내식이 제공되고 영화 감상도 할 수 있다. 그러나 가능한 한 빨리 자신의 생체 시계를 지역 시간대에 맞

동쪽으로 비행하기

뉴욕에서 출발

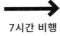

7시간 비행

파리에 도착

출발지에서 생체 시계는
오후 9시 30분으로
인식하고 실제 시간도
오후 9시 30분이다.

7시간 후 생체 시계는
오전 4시 30분이라고
생각하는데
실제 현지 시간은
오전 10시 30분이다.

추는 방법을 찾아야 한다. 그래야 잃어버린 시간을 그나마 벌충하고 새로운 시간대에 빨리 적응할 수가 있다.

가능한 한 비행기에 오르자마자 적응 단계에 돌입하는 것이 좋다. 일단 도착지의 시간과 같게 시계를 맞춘다. 가능한 한 잠을 많이 자도록 한다. 그러려면 수면을 방해하는 요소를 미리 차단한다. 승무원에게 기내식을 먹지 않을 생각이니 중요한 일이 아니면 깨우지 말라고 미리 말해 둔다. 안대와 귀마개 사용도 한 방법이다. 술은 마시지 않는다. 비행 시간이 8시간 미만일 때는 수면제를 복용하지 않는 편이 좋다. 수면제를 먹고 자다가 네다섯 시간 뒤에 깨면 그때까지도 약기운이 남아 있을 수 있기 때문이다. 그래서 약기운에 취한 상태거나 가벼운 기억 상실 또는 방향감 상실을 경험할 수 있다.

1987년에 미국의학협회지에 게재한 한 논문에서는 북미에서 유럽으로 가는 신경과학자 세 사람을 대상으로 수면제의 효과를 조사한 결과를 발표했다. 이들은 비행 중에 수면제를 복용했고 술을 마셨다. 목적지에 도착하고 나서 한참 뒤에 세 사람 모두 착륙하고 10시간 동안 자신들이 무엇을 보고 무엇을 했는지 전혀 기억하지 못했다.

여행 경험이 많은 사람 중에는 잠을 청하려고 수면제를 복용하는 사람이 많다. 멜라토닌을 상습적으로 복용하면 좋지 않다고 보는 전문가도 많으나 시차증 극복을 위해 어쩌다 한 번씩 복용하는 것은 괜찮다고도 한다. 한 저명한 전문가는 도착지 시간을 기준으로 잠잘 시간에 멜라토닌 3밀리그램을 복용하라고 권한다. 예를 들어 저녁에 북미에서 유럽으로 갈 때는 이륙 진전에 멜라토닌을 복용한다. 그러나 그전에 비행기가 정시에 이륙하는지 반드시 확인하라! 수면제를 복용했는데 비행기가 연착하거나 취소되면 약 기운 때문에 계속해서 몽롱하기 때문이다.

목적지에 도착하면 도착지 시간에 맞춰 일정을 수행해야 한다. 목적지에 아침 일찍 도착하면 착륙 후 몸이 정상적인 각성 상태가 될 때까지 약 2시간 동안 햇빛을 많이 쏘인다. 필요하면 선글라스를 착용한다. 햇빛을 쏘이면 기존의 생체 시계를 현지 시간대에 맞게 조정하는 데 도움이 된다.

그리고 착륙 직후에는 낮잠을 길게 자지 않도록 해야 한다. 낮잠을 오래 자면 자신의 생체 리듬이 현지 시간대에 적응하는 데 오래 걸릴 수 있다. 승무원 중에는 목적지에 도착하면 아무리 지치고 피곤해도 가볍게 운동을 한다고 말하는 사람도 있다. 한두 시간 정도 운동을 하면 낮 동안 좀 더 개운한 상태로 있다가 정상적인 취침 시간에 맞춰 잠을 이룬다고 한다.

최상의 잠

동쪽 비행 시 행동 요령

○ **이륙 전**

도착지 시간을 기준으로 잘 시간에 멜라토닌 3밀리그램을 복용하라.
현지 시간에 시계를 맞춰라.

○ **비행 중**

안대와 소음 차단용 헤드폰을 착용하라. 음식이나 술을 삼가라. 잠을 청하라.

○ **착륙 후**

아침에 도착하면 각성 상태가 정상화될 때까지 약 2시간 햇빛을 쏘여라. 낮
잠을 자지 마라.

서쪽으로 비행할 때

서쪽으로 비행하면 시간을 덤으로 얻게 되므로 동쪽으로 비행할 때와
는 다르게 대처해야 한다. 파리에서 뉴욕으로 비행할 때면 보통 오후에
도착하는데 승객의 생체 시계는 아직 밤이라고 생각한다. 서쪽에서 동
쪽으로 갈 때처럼 비행기에 타자마자 시계를 도착지 시간에 맞춘다. 그
러나 동쪽에서 서쪽으로 단거리 비행을 할 때는 짧은 낮잠 정도 외에는
길게 자지 않도록 한다. 기내식도 먹고 영화도 감상한다. 목적지에 도
착하면 그곳 시간대에 맞춰 일정을 소화하고, 이른 오후에 목적지에 도
착하면 낮잠을 길게 자지 않는다. 정상적 취침 시간까지 자지 말고 깨어

서쪽으로 단거리, 장거리 비행하기

뉴욕에 도착

파리에서 출발

7시간 비행

7시간 후에 도착하면
생체 시계는
오후 8시라고 생각하나
실제로는 오후 2시다.

이륙할 때 생체 시계는
오후 1시라고 생각하고
실제로도 같은 시간이다.

도쿄에 도착

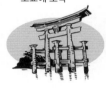

샌프란시스코에서
출발

12시간 비행

12시간 후에
도착하면 생체 시계는
한밤중이라고 생각하나
실제로는 오후 4시다.

이륙할 때 생체 시계는
정오라고 생각하고
실제로도 같은 시간이다.

있어야 정상적인 수면 패턴을 회복할 수 있다.

샌프란시스코에서 도쿄까지 갈 때처럼 12시간을 비행하는 경우에는
이야기가 또 달라진다. 이럴 때는 대개 정오와 늦은 오후 사이에 출발해
서 늦은 오후나 저녁 무렵에 도착한다. 시계를 도쿄 시간에 맞추고 보면
그 다음날이라는 점만 빼면 이륙 후 4시간 만에 도쿄에 도착한 듯 느껴질
것이다. 오후 4시밖에 안 됐는데 생체 시계는 한밤중이라고 생각한다.

지금까지 경험을 바탕으로 여기에 한 가지를 더 보태고자 한다. 중요한 회의에 참석차 항공 여행을 하는 경우라면 회의 당일에 도착하도록 일정을 잡아서는 안 된다.

나는 약 20년 전에 오스트레일리아 케언즈에서 열린 한 의학 회의에 참석하러 갔다. 회의 참석자 대다수가 장시간 비행기를 타고 와야 했다. 북미 지역 참석자는 서쪽으로 비행해야 했다. 그리고 유럽 지역 참석자는 동쪽으로 날아가야 했다. 참석자 대부분이 약 20시간에서 30시간 동안 비행한 셈이었다.

첫 번째 회의는 대다수 참석자가 도착한 당일에 열렸다. 참석자 대부분이 기진맥진한 상태였다. 첫 번째 강연자가 나와서 조명이 꺼진 어두운 실내에서 슬라이드를 보여주기 시작하자 다들 꾸벅꾸벅 졸았다. 수면 전문가라는 사람들이 정작 슬라이드 발표 시간에는 열심히 졸다가 다음 발표 전 중간 중간에 조명이 켜질 때만 잠깐 잠이 깨는 장면을 한번 상상해보라. 그렇게 똑똑한 사람들인데 다음날이 되자 전날의 발표 내용을 아무도 기억하지 못했다. 다른 사람도 아니고 적어도 수면 건강 전문가라면 회의가 시작되는 첫날 목적지에 도착하도록 일정을 잡지는 말았어야 하지 않을까!

동쪽으로든 서쪽으로든 간에 집으로 돌아갈 때는 다시 한 번 생체 시계가 바뀌는 혼란을 겪는다. 비행기로 여행할 때 비교적 단거리는 여행 후 심신이 회복되는 데 며칠이 걸리고 장거리 여행 때는 일주일 이상 걸린다. 그러므로 여행을 하고 며칠 동안은 중요한 일정은 잡지 않는 것이 좋다.

서쪽 비행 시 행동 요령

1. 단거리 비행(7시간)

○ **이륙 전**: 시계를 도착지 시간에 맞춰라.

○ **비행 중**: 계속 깨어 있거나 낮잠을 짧게 자라. 기내식을 먹고 술은 삼가라. 계속 깨어 있으려면 영화를 보거나 책을 읽고 음악을 들어라.

○ **착륙 후**: 도착지 시간 기준으로 정상적 취침 시간까지 자지 말고 깨어 있어라. 도착지 시간으로 취침 시간에 멜라토닌 1~3밀리그램을 복용하라.

2. 장거리 비행(12시간)

○ **이륙 전**: 시계를 도착지 시간에 맞춰라.

○ **비행 중**: 계속 깨어 있으면서 기내식이 제공되면 식사를 하라. 술은 삼가라. 계속 깨어 있으려면 영화를 보거나 책을 읽고 음악을 들어라. 가능한 한 오래 자라. 착륙 전에 기내식을 먹고 술은 삼가라.

○ **착륙 후**: 도착지 시간 기준으로 정상적 취침 시간까지 자지 말고 깨어 있어라.

일상 여행자의 시차 적응법

끊임없이 여기저기로 이동해야 하는 사람이 있다. 직업적 특성상 생체 시계가 현지 시간대에 적응할 시간적 여유도 없이 다시 다른 시간대로 이동해야 하는 사람들이 그렇다. 세계적으로 유명한 바이올리니스트 레너드 슈라이버는 자신의 상황을 이렇게 설명했다.

"여러 시간대를 넘나들며 지구촌 곳곳을 끊임없이 돌아다녀야 해요. 내 생체 시계가 밤을 가리켜도 도착지가 낮이면 내 상태와 상관없이 연주해야 할 때도 있지요. 그래서 나는 그럴 시간도 여유도 없기 때문에 현지 시간대에 적응하려고 하지 않고 졸리면 아무 때나 잡니다. 겨우 토막잠이지만 말이지요. 그러다 보니 연주도 기계적으로 하고 어떨 때는 졸면서 연주한다는 생각이 문득 들기도 합니다. 너무 긴장한 탓에 연주회가 끝나고 나면 몇 시간 동안 잠을 이루지 못해요. 그래서 현지 시간과 상관없이 아무 때나 뭘 좀 먹으러 밖으로 나가기도 해요."

햇빛과 생체 시계 사이에는 고대로부터의 연결 고리가 존재한다. 생체 리듬이 불규칙하면 쉽게 잠이 들기도 또 숙면을 취하기도 어렵다. 이처럼 불규칙한 생체 리듬은 보통 사람과는 사뭇 다른 생체 시계에서 비롯되기도 한다. 또 시간대를 넘나든 여행 때문에 생체 시계가 교란된 것이 원인일 수도 있다. 그러나 자신의 생체 시계 때문에 수면 장애를 겪는 사람은 심신이 피곤하기는 해도 건강에는 거의 문제가 없다. 이들은 자신의 생체 리듬에 맞는 새로운 일자리를 구하든 아니면 시간 요법이나 햇빛 노출법을 사용해 생체 리듬을 바꾸든 자신의 상태를 극복할 수 있는 적절한 해법을 찾으면 될 일이다.

낮과 밤 근무의
불균형

수면 클리닉을 찾은 환자 중에는 즉각적인 조치를 취하지 않으면 위험하겠다 싶은 사람들이 있다. 즉, 매우 위험한 직업군에 속한 사람들이다. 비행기 조종사, 항공 관제사, 선장, 버스 운전사, 장거리 화물차 운전사, 의료인 등 졸음으로 인한 실수가 조금도 용납되지 않는 직종의 종사자들이 여기에 해당한다. 이들이 저지른 한순간의 실수가 돌이킬 수 없는 재난으로 이어지기 때문이다.

어느 날 아침에 30대 초반으로 보이는 한 여성과 상담을 했다. 시내버스 운전사라는 이 여성은 중증 주간 졸음증에 시달렸으며 운전하는 중에도 졸려서 견딜 수가 없다고 호소했다. 이 여성이 조는 모습을 몇 차례 목격한 상관이 징계 처분을 내리겠다고 엄포를 놓자 결국 나에게 도움을 청해왔다. 우선은 낮에도 졸음을 참지 못해서 안전 운전에 심각한 위험을 초래한 현상이 병적인 증상인지부터 확인해야 했다.

일단은 수면무호흡이나 기면증, 중증 불면증 등 일반적으로 과도한 졸음증을 유발하는 증상을 확인하고자 기본적인 문진을 했다. 그런데 수면 장애의 소견은 보이지 않았다. 그래서 갑상선 질환이나 당뇨병을 포함해 졸음증과 관련 있을 법한 다른 질병이 있는지 물었다. 그런데 이러한 질환도 없었다. 그러던 중 환자가 자신의 하루 일과를 이야기하자 문제의 원인이 무엇인지 대충 감이 잡혔다. 환자는 낮에 너무 졸려서 운전을 제대로 못 하겠다고 했으나 무슨 병에 걸려 생긴 증상이 아니었다. 졸음 때문에 대중교통을 이용하는 무고한 시민의 생명을 위험에 빠뜨릴 수도 있는 증상의 근본적인 원인은 바로 '직업' 그 자체에 있었다.

이 여성 버스 운전사는 분할 근무를 하고 있었다. 매일 새벽 4시에 일어나 남편과 아이들을 위해 점심 도시락을 싸놓는 등 출근과 등교에 필요한 준비를 거의 다 해놓는다. 그리고 새벽 5시에 집에서 나와 버스 터미널로 간 다음에 6시부터 근무를 시작한다. 아침 근무 시간은 4시간이고 10시면 근무가 끝난다. 집에 갔다 돌아오는 데 2시간이나 걸리기 때문에 10시부터 오후 3시까지는 터미널에서 대기한다.

오후 근무는 한창 붐비는 오후 3시부터 6시까지다. 오후 근무를 마치고 터미널로 돌아온 다음 집에 도착하면 오후 7시 정도가 된다. 파김치가 돼서 집에 돌아와서도 집안일 때문에 바로 잠자리에 들 수가 없다. 밤 10시가 돼서야 잠자리에 드니까 평균 수면 시간이 6시간 정도다. 심신이 피곤에 찌든 상태이므로 근무 중에도 비몽사몽 상태라 해도 이상할 것이 없다.

문제 해결을 위해 여러 방안을 논의한 끝에 환자가 근무하는 버스 회사의 노조와 고용주를 만나 이 환자의 근무 일정을 어떻게 조절할 수 없는지 물었다. 이대로라면 환자 본인은 물론이고 다른 승객까지 위험해질 수 있기 때문이다. 그러나 성과는 없었다. 고용주는 교대 근무 일정은 노조가 관리하는 부분이라고 말했다. 노조 위원장은 근무 일정 때문에 고생한다니 매우 유감스러운 일이기는 하나 좀 나은 근무 일정은 상급자에게 할당된다고 했다. 이 여성이 근무 일정을 바꾸려면 몇 년은 더 있어야 한다는 것이다.

환자와 함께 분할 근무의 장점과 단점에 관해 충분히 논의한 결과 그 일보다 자신의 건강과 가족이 더 중요하다는 결론에 이르렀다. 그래서 그 일을 그만두기로 했다. 그리고 식료품 배달 트럭을 운전하는 일을 시작했다. 그곳에서는 아침 7시부터 오후 3시까지 근무한다. 환자는 수입은 좀 줄었으나 전보다 훨씬 행복해하고 훨씬 건강해졌다.

질환 발병 위험이 높은 야간 근무자

만약 내가 지금 하는 일이 유방암, 생리 불순, 비만, 혈중 지질 이상, 심혈관 질환처럼 병을 키운다면 어떻게 할까? 이에 관해 더 자세한 내용을 알고 싶을 것이고 아마도 해결 방안을 찾아보려고 할 것이다. 직업과 수면의 관련 연구 결과, 야간 근무가 주간 근무보다 건강상의 문제가 생길 위험성이 훨씬 높다고 나타났다.

수많은 연구에서 교대 근무와 암 같은 질병 사이에 상관관계가 있다는 사실이 입증됐다. 2008년에 핀란드 연구진은 야간에 근무하는 사람은 림프절에 생기는 악성 종양인 비(非)호지킨림프종에 걸릴 가능성이 주간 근무자보다 더 크다는 사실을 밝혔다. 2001년에 시애틀 프레드 허친슨 암 연구 센터의 연구 결과 야간(한밤중부터 아침까지)에 근무하는 여성은 주간 근무자보다 유방암에 걸릴 확률이 60퍼센트나 높았다.

1996년에 노르웨이 무선 전신 기사를 대상으로 한 연구에서는 야간 근무자가 그렇지 않은 사람보다 유방암에 걸릴 위험이 50퍼센트나 높았다. 2012년 덴마크 암 연구 센터의 연구에서는 주야간 교대 근무가 유방암의 발병 위험을 증가시키고 계속 야간 근무만 하거나 야간 근무를 교대로 하는 경우에 유방암 발병 위험이 가장 높다고 나타났다. 덴마크는 유방암에 걸린 교대 근무자에게 보상금을 지급하기도 했다.

2011년 대만에서 진행된 연구에서는 반도체 제조 공장 근로자 가운데 교대 근무를 하는 여성은 교대 없이 정상적으로 근무하는 여성보다 임신 가능성이 낮았다. 임신하더라도 정상 근무자보다 미숙아를 출산할 가능성이 더 컸다.

주간 근무와 비교해 주야간 교대 근무와 야간 근무는 심혈관 질환의 발병 위험 또한 증가시킬 수 있다. 2011년에 프랑스에서 10년 동안의 연구 결과들을 종합한 결과 교대 근무가 혈압과 혈중 지질 농도에 영향을 미친다고 결론을 내렸다. 2011년 일본에서 진행된 연구에서는 야간 근무를 하는 간호사들의 혈액 순환 문제를 보고했다. 2014년에 발표한 또 다른 연구에서는 야간 근무자는 심장 질환과 관련이 있는 대사증후군(비만, 고혈압, 당뇨병)의 발병 가능성이 더 크다고 한다. 2016년 덴마크의 연구에서는 야간에 근무하는 간호사는 주간 근무자보다 당뇨병에 걸릴 위험이 증가했다.

이처럼 연구가 많이 이루어진 편이나 야간 근무와 건강의 상관성과 관련해 아직도 밝혀내야 할 부분이 남아 있다. 예를 들어 야간 근무가 유방암에 걸릴 위험성을 증가시키는 이유는 무엇일까? 체내 호르몬 분비 시점과 관련할지도 모른다. 2016년 중국의 연구 결과, 난소암에 걸린 여성은 건강한 여성보다 멜라토닌 수치가 낮았다. 밤에 근무하는 사람은 낮에 일하는 사람보다 조명에 더 많이 노출되는데 이것이 멜라토닌 분비 감소로 이어질 수 있다.

인체의 거의 모든 세포에 생체 시계가 내포돼 있다. 또 인체에는 암세포를 죽이는 자연 살해 세포가 있다. 세포마다 존재하는 생체 시계 유전자는 각기 나름의 생체 리듬을 나타낸다. 2016년에 폴란드 연구진은 악성 유방암 세포 내에서 생체 시계를 조절하는 유전자 이상을 발견했다.

비행기 조종사 또는 의사가 졸고 있다면?

오늘날에는 해당 직종 종사자뿐만 아니라 이들이 제공하는 서비스를 받는 일반 대중의 생명과 건강을 위협하는 직업군이 존재한다. 앞서 얘기했듯 운송업 종사자, 의료 서비스업 종사자 등이 그렇다. 이런 사람들의 손에 생과 사가 달렸다고 해도 과언이 아니다. 그런데 2012년 미국수면재단의 실태 조사 결과 운송업에 종사하는 근로자 대부분이 잠을 충분히 자지 못한다고 나타났다. 특히 비행기 조종사는 다량의 카페인 음료를 마셨고 빈번하게 찾아오는 졸음을 쫓으려고 틈만 나면 낮잠을 잔다고 한다. 이들은 졸음 때문에 심각한 실수를 저지른다는 점을 인정했다. 게다가 장거리 비행이 빈번한 근무 일정을 소화해야 하는 만큼 시차증도 극복해야 하는데 이것이 조종사의 수면 문제를 더욱 악화시키는 측면이 있다.

조종사가 너무 졸려서 반쯤 감긴 눈으로 조종하는 비행기를 타고 싶은 사람은 아무도 없다. 항공 관제사가 교대 근무 때문에 너무 피곤해서 업무에 집중하지 못하는 상황 또한 상상하기도 끔찍한 일이기는 마찬가지다. 각성 상태에서 근무해야 하는 직종이 어디 한둘이겠는가! 특히나 운송업 종사자는 완벽하게 깬 상태로 일해야 한다. 이런 사람들이 졸린 상태에서 일하면 상상하기도 겁나는 참사로 이어질 수 있다.

의료업도 위험 부담이 높은 직종이고 의료업 종사자의 수면 부족은 당사자에게도 물론 심각한 문제를 일으킬 수 있다. 2011년 이스라엘의 연구 결과 의료인은 야간 근무를 하고 난 뒤, 운전을 하면 졸거나 교통사고가 날 가능성이 더 크다고 한다. 밤새 수술을 한 탓에 집중력이 떨어질 대로 떨어진 의사한테 수술을 받고 싶어 할 환자는 없을 것이다. 인턴, 레지던트, 기타 의학 연수 프로그램의 인증 기구인 의학교육인증위원회는 최근에 인턴이나 레지던트의 근무 시간에 관한 규정을 마련했다. 내가 인턴과 레지던트였을 때는 주중에 100시간 이상 보통 근무했다. 그러나 지금은 인턴과 레지던트가 일주일에 80시간 이상 근무할 수 없다. 2010년에 하버드 대학의 연구 결과, 레지던트의 근무 시간을 하루 16시간 이하로 단축시키면 환자의 안전은 물론이고, 레지던트의 삶까지 나아진다고 나타났다.

2016년 스탠포드 대학의 연구에 따르면, 일주일에 80시간 이상 근무한 인턴과 레지던트가 담당한 환자는 입원 기간이 더 길고 집중치료실로 이송되는 확률이 더 높았다. 그러나 동시에 의사가 더 자주 바뀌므로 치료의 연속성이 약해지고, 교육의 강도도 약해질 수 있었다. 그 때문에 일주일에 80시간으로 근무 시간을 제한하는 일이 과연 좋은지 나쁜지에 관해서는 아직 의견이 분분하다.

교대 근무자를 위한
수면 관리

교대 근무를 하는 사람들은 충분한 수면을 취할 방법을 찾아야 한다. 자신의 건강을 유지하고, 본인과 타인을 위험에 빠뜨리지 않고, 생산적인 직장과 가정생활을 영위하려면 반드시 해야 한다. 우선은 자신의 생체 시계가 교대 근무 상황에 적응할 수 있는지부터 확인한다. 밤에 깨어 있는 사람은 빨리 자라고 신호를 보내는 생체 시계와 힘겹게 싸우는 셈이라는 사실을 기억하라. 며칠에 한 번씩 시차증을 겪는 상황이라고 보면 된다. 유전적 요인으로 생체 시계가 빨리 또는 느리게 가는 사람을 제외하면 일반적으로 그렇다. 올빼미족은 교대 근무에 별 어려움을 느끼지 않고 오히려 선호한다. 이들의 신체는 밤에 깨어 있는 것을 더 좋아한다. 야간 근무가 오히려 자신에게 잘 맞는다고 느낀다. 교대 근무가 상대적으로 구하기가 쉽고, 초과 수당을 받기 때문에 좋아하기도 한다. 그러나 한밤중에 깨어 있거나 야간에 근무하는 일이 다른 부분을 포기했을 때의 상실감을 충분히 상쇄시키는지 따져봐야 한다. 예를 들어 어느 라디오 방송국의 아침 프로를 맡은 어떤 사회자는 저녁 8시 30분에 잠자리에 들고 새벽 4시에 일어나는 일을 수년 동안 반복했다. 그러다 어느 날, 돈도 많이 벌고 사회적 명성도 얻는 일이 자신의 삶에서 정말 가치 있는 일인지에 의구심을 품었다. 지금은 그때보다 덜 유명하고 돈도 덜 받고 있으나 그때보다 훨씬 행복하다고 말한다.

그럼에도 교대 근무 직업을 택해야 한다면 어떤 근무 유형이 그나마 적합한지 생각해본다. '고정 교대'는 항상 같은 시간에 근무하는 규칙적 근무 유형이다. 예를 들어 5일 연속으로 자정부터 아침 8시까지 근무한 다음에 이틀 연속으로 쉬고 다시 이 차례대로 반복한다. '순환 교대'는 2, 3일 동안 주간 근무를 한 다음에 2, 3일 쉬고 그 다음 2, 3일은 야간 근무를 하고 쉬는 식으로 주간과 야간 근무를 번갈아 한다. 각 교대 주기의 근무 일수와 교대의 방향을 다양하게 정할 수 있다. 4일 연속으로 야간에 근무하고 3일 동안 쉰 다음에 4일은 또 주간에 근무할 수도 있다.

'분할 근무'는 하루 근무 시간을 쪼개서 몇 시간 동안 근무하고 나서 몇 시간은 '쉬는'(더 정확하게는 '임금이 지급되지 않는 것'을 말함) 형태다. 4시간 근무에 임금이 지급되고 다음 4시간은 임금이 지급되지 않으며 다시 4시간 근무에 임금이 지급된다.

일반적으로 규칙적 수면 및 생활 패턴을 수립하는 데는 고정 교대가 순환 교대보다 더 낫다. 가족에 관한 일이나 집안일을 처리할 시간, 사교 활동에 할애할 시간을 내기 어려운 근무 일정은 피해야 한다. 예를 들어 가족을 돌봐야 하는 사람에게 그나마 적합한 교대 근무 형태는 무엇일까? 만약 아이들이 아직 너무 어리다면 저녁이나 밤에 근무하는 것이 쉽지 않을 것이다.

일할 때 상태는 괜찮은가?

따분하고 하기 싫은 일은 일과가 끝날 때 하겠다며 뒤로 미루지 않도록 주의해야 한다. 퇴근 무렵에 하려고 하면 그 일을 끝내기가 더 어렵다. 그리고 동료에게 자신이 조는 것 같으면 반드시 알려달라고 부탁한다. 영양소가 풍부한 음식을 먹거나 가능한 한 빛이 많이 드는 밝은 곳에서 일하는 것이 각성 상태를 유지하는 데 도움이 된다.

근무 중에 적당한 낮잠은 교대 근무자, 특히 불규칙한 교대 근무를 하는 사람에게는 생명수와도 같은 역할을 한다. 근로자는 직장에서 낮잠 정책을 시행하는지도 살펴봐야 한다. 토막잠이라도 낮잠을 자면 몇 시간 동안 개운하게 근무할 수 있다. 아주 피곤한 상태라도 15분에서 30분 정도만 자면 많이 개운해진다. 예를 들어 장거리 비행에 앞서 조종사에게 낮잠을 자게 하는 항공사가 점점 늘고 있다. 그러나 낮잠은 너무 오래 자면 안 된다. 낮잠을 너무 깊게 자면 깼을 때 낮잠 자기 전보다 더 몽롱한 상태가 된다. 너무 피곤하고 졸리면 커피와 도넛을 먹는 대신에 짧게라도 낮잠을 자는 편이 낫다.

이런 정도의 전략으로는 교대 근무에 따른 문제를 극복하는 데 충분치 않다면, 곤란한 일이 아무리 많더라고 일정 변경을 심각하게 고려해야 한다. 사장이나 노조에 절충안이나 근무 일정 변경 가능성을 타진해보는 것도 한 방법이다. 요즘은 근로자의 생산성과 수면 부족에 관한 새로운 과학적 지식을 근거로 근무 일정 변경을 준비하는 기업도 있다.

다른 근로자에게 현 근무 일정에 관해 어떻게 생각하는지도 물어보고 비슷한 업종 중에서 더 나은 근무 일정을 적용하는 곳은 없는지 살펴본다. 사장과 면담하기 전에 근로자의 입장을 대변할 연구 자료나 기타 관련 정보를 충분히 검토해야 한다. 문제만 지적하지 말고 더 나은 근무 일정 같은 긍정적 대안이나 해결 방안을 제시하는 데 초점을 맞춘다. 전문가와 논의해 바람직한 대안을 찾아보라고 제안할 수도 있다. 근로자가 문제만 지적하는 것이 아니라 긍정적 차원에서 작업의 생산성 향상, 결근율 감소, 근로자의 건강 증진 등에 도움이 되는 정보와 자료를 제시한다면 고용주 역시 긍정적 대책을 내놓을 가능성이 커진다.

근로자는 고용주가 작성한 정책 기술서나 노조를 통해 법적으로 보호받을 수 있는 사항이나 각종 혜택에 관해 충분히 알고 있어야 한다.

야간 근무자의 수면 건강

야간 근무자가 자신의 수면 일정을 관리해 안전과 건강을 지키는 방법이 몇 가지 있다. 첫째, 카풀(승용차 함께 타기)을 고려해본다. 카풀은 운전자가 졸지 않고 운전할 수 있게 동승자가 도와줄 수 있다. 야간 근무를 마치고 집으로 돌아가자마자 자야 하는 상황이라면 커다란 선글라스를 착용하는 것이 도움이 된다. 집으로 가면서 계속 햇빛에 노출되면 생체 시계가 교란당해 잠을 자기가 어렵기 때문이다.

잠자기 전에는 음식을 너무 많이 먹거나 술을 마시는 것은 피해야 한다. 아침 시간인데 '저녁'을 너무 과하게 먹으면 잠자기도 어렵고 체중도 증가할 수 있다. 술을 마시면 자다가 몇 시간 만에 깨게 된다. 녹록치 않은 근무 일정을 관리하거나 그 일정에 적응하려고 수면제를 복용하는 것은 권하고 싶지 않다. 약물을 수개월 또는 수년 동안 복용했을 때 인체에 어떤 영향을 미치는지 정확히 알려져 있지 않다.

야간 근무자는 낮에 잘 잘 수 있는 집안 분위기와 환경을 만든다. 두꺼운 블라인드를 설치해 침실을 어둡게 하고 전화기는 자동응답기나 음성 메시지 녹음 장치에 연결하거나 아니면 전화기를 아예 꺼놓는다.

야간 근무자의 수면 패턴을 이해하고 존중할 수 있도록 가족과 친구에게 자신의 수면 요건에 관해 충분히 이야기를 나눈다. 심지어 이웃에게도 자신이 교대 근무하는 직종에 종사해서 낮에 자야한다는 사실을 설명하고 양해를 구하는 것이 좋다. 언제 야간 근무를 하는지, 즉 낮에 언제 자는지 알린다. 조심해줘서 고맙다거나 낮에 잔다는 내용의 쪽지를 남기는 것도 가족이나 이웃의 이해와 협조를 얻는 데 도움이 된다.

요즘처럼 24시간 체계로 돌아가는 세상에서는 생산성은 향상됐을지 몰라도 이에 대해 우리 사회는 너무 큰 대가를 지급하고 있다. 야간 근무, 밤에 사용하는 컴퓨터와 소셜 미디어, 직장 일과 집안일을 전부 해야 하는 상황이다. 이 모든 상황이 현대인을 극심한 수면 부족으로 이끌었다. 나는 수면 전문가로서, 근로자를 돕는 위치에 있는 사람들, 생산성 향상과 고객 안전 증진을 위해서라도 근로자의 처우 개선에 힘써야 할 사람들이 교대 근무가 건강에 미치는 영향에 대해 이제라도 알았으면 한다.

전등이 바꿔놓은
수면의 세계

이 책을 150년 전에 썼다면 이 이야기는 아마 쓸 필요가 없었을 것이다. 그때는 전등(電燈)도 전화도 없었다. 당시 사람들은 해가 있을 때 일하고 해가 지면 잠자리에 들었다. 어두운 밤에는 할 수 있는 일이 별로 없었다. 가스등이나 촛불에 의지하는 수밖에 없었기 때문에 책을 읽기도 어려웠다.

그런데 전등이 모든 것을 바꿔놓았다. 1878년 10월에 토머스 에디슨이 전구의 특허를 신청했고 1879년 4월에 특허가 승인됐다. 그리고 1879년의 마지막 날에 처음으로 전구가 일반에 공개됐다. 1882년에 뉴욕시 1제곱마일(약 2,59제곱킬로미터) 면적에 전기가 들어왔다. 이 구역에 사는 사람들은 밤에 전등을 켜고 활동할 수 있었기 때문에 밤잠이 줄어들었다. 전기가 들어온 첫 날은 고객이 단 52명뿐이었다. 그러나 이후 전기가 미국 전역에 급속히 보급됐다.

1890년대 초 벤저민 해리슨이 대통령으로 있을 때 백악관에 전기가 들어왔다. 지금은 최대 기업 가운데 하나가 된 제너럴일렉트릭이 1892년에 설립됐다. 1930년대 중반이 되자 미국 도시의 90퍼센트, 시골의 10퍼센트에 전기가 들어왔다. 근 10년 만에 거의 모든 미국인이 전기를 사용하게 된 것이다. 지금은 거의 전 세계에서 전기를 사용한다. 덕분에 인류가 밤을 정복했고 세상이 과거와 많이 달라졌다. 전기를 사용할 수 있게 된 세상은 그 이전의 세상과 같을 수가 없었다. 전기, 그 이후의 기술 발달로 직장생활, 사회생활 방식에 몇 가지 중요한 변화가 생겼다. 더불어 현대인의 수면 부족도 여기서 비롯된 측면이 있다.

24시간 동안 움직이는 세상

뉴욕은 그야말로 잠들지 않는 도시다. 사실 전 세계가 잠들지 않는다고 해도 과언이 아니다. 실제로 전 세계 거의 모든 도시에는 19세기 때는 존재하지 않았던 직종에서 밤새도록 일하는 사람이 수도 없이 많다. 대형 병원은 24시간 내내 문이 열려 있다. 밤에도 쉬지 않고 돌아가는 공장도 있다. 텔레비전, 인터넷 역시 일일 24시간 체계로 운영된다.

20세기에는 전기와 인공조명이 보편화함에 따라 기업인은 하루 종일 공장을 가동해야 더 이득이라는 생각에 교대 근무를 활성화했다. 1922년에 헨리 포드는 24시간 조립 라인 체계를 도입했다. 주요 기업이 그

최상의 잠

뒤를 이어 시장 점유율이 증가하고 생산성이 향상됨으로써 포드의 생산 모형을 도입하기에 이르렀다.

24시간 가동 체계를 도입하는 업종이 점점 늘어났고 지금은 그 수를 헤아리기조차 어려울 정도다. 요즘은 사람들이 한밤중에 출근해서 일하기 때문에 이러한 사람들을 겨냥해 24시간 서비스를 제공하는 업종이 날로 늘어난다. 라디오 및 방송국, 식료품점, 주유소 등은 물론이고, 컴퓨터, 네트워크 기술 기업 등이 전부 여기에 해당한다.

21세기인 지금은 웹사이트에서 항공권을 예약하고, 컴퓨터나 식기 세척기가 고장 났을 때 수리 서비스를 받을 수 있고, 국제 상품 시장에서 밤낮 가리지 않고 아무 때나 상품 거래를 할 수 있다. 이러한 콜센터 관련 직종에서 전 세계적으로 수백 만 명을 고용한다. 다시 말하면 과거에는 다들 잘 시간에 근무할 사람을 구하는 일자리가 수백만 개나 된다는 의미다. 그런데 이러한 야간 근무는 우리의 생체 시계를 교란시킨다. 같이 사는 가족의 생활 패턴을 무너뜨리는 것은 물론이고, 앞서 살펴본 바와 같이 근로자 본인의 건강까지 위협할 수 있다.

여성 일자리의 변화

세계대전 당시 여성은 남성이 전쟁터에서 싸우는 동안 나라 안의 일을 대신하는 경우가 많아졌다. 환자를 간호하는 일부터 공장, 농장에서도 일했고 행정 업무까지 담당했다. 전쟁이 끝난 뒤에도 일은 계속되었다. 지난 20세기 동안 여성의 일자리는 큰 진전이 있었고 덕분에 남성의 전유물로 여겨졌던 거의 모든 직종에 여성이 진출했다. 특별히 높은 수준의 각성 상태를 요하는 고위험 직업군도 예외는 아니다. 요즘은 장거리 화물차 운전사, 항공기 조종사, 외과 의사, 경찰, 군인, 소방관 중에서 여성을 찾아보기 어렵지 않다.

이렇듯 직업 세계에서 여성의 활동 영역이 매우 넓어졌음에도 가족을 돌보는 등 가정 내 업무는 여전히 여성의 몫으로 남아 있다. 가족의 건강을 챙기고, 아이들의 신발 치수를 확인하고, 방과 후 일정을 관리하는 집안일을 책임진다. 밤늦게까지 아이들의 점심 도시락을 싸고 주방 청소를 도맡아 하는 일도 여성이다. 집안일을 분담하는 남성이 점점 늘고 편부 가정이 증가하면서 주부 역할을 하는 남성이 많아지고는 있으나 여성이 집안일을 담당하는 비중이 여전히 절대적이다.

변화된 아이들의 생활 방식

이전 세대와는 달리 요즘 아이들은 할 일이 아주 많다. 내가 자랄 때는 방과 후에 하는 활동은 손에 꼽을 정도였다. 대부분은 피아노 레슨을 받거나 학교에서 하는 방과 후 프로그램에 참여하는 일이 고작이었다. 그런데 요즘 아이들은 리듬 체조에서부터 무술, 토론, 체스, 기타 취미 활동에 이르기까지 다양한 활동을 한다. 발레나 연기, 스케이팅 등을 배우는 아이들도 있다. 의사의 진료를 받거나 치과 의사 및 치과 교정의를 찾는 것도 요즘 아이들의 중요한 일과 중 하나다.

아이들이 24시간 동안 수많은 활동을 하려고 하면 잠이 부족해질 수 있다. 아이스하키를 생각해 보라. 아이가 아이스하키 팀에 들어가면 새 벽 6시에 시작하는 경기에 자주 참가하게 된다. 그러면 아이를 경기장에 데려다줘야 하기 때문에 다른 가족들도 덩달아 아직 어두운 새벽 4시나 5시면 일어나야 한다. 이미 설명했다시피 아이들은 어른보다 더 많이 자 야 한다. 그러나 요즘처럼 바쁜 세상에서는 아이들에게 필요한 수면 시 간을 채우지 못하는 경우가 아주 많다. 이러한 추세 때문에 오늘날 사람 들은 어른이든 아이든 대체로 과로 상태라 할 수 있다.

이러한 활동의 종착역

일을 많이 할수록 잠이 더 부족해지고 정신적으로도 더 피곤하고 힘 이 든다. 2002년 미국수면재단의 수면 실태 조사에서도 수면과 정신 건 강의 상관관계가 드러났다. 18세 이상 성인을 대상으로 한 이 조사에서 잠을 적게 자는 사람은 비교적 부정적인 정서를 경험했다. 주중에 하루 6시간 이상 자는 사람은 자신의 생활에 만족하고 매사에 긍정적인 태도 를 보였다. 반면에 하루 수면 시간이 6시간 미만인 사람은 더 피곤해하 고 슬픔이나 분노를 더 자주 느끼며 스트레스에도 더 취약한 것으로 드 러났다.

요즘 사람들은 속도, 통신, 생산성, 글로벌 경쟁에 강박적으로 집착한 다. 이러한 상황은 점점 더 나빠질 것이다. 내 동료 중에는 출퇴근하는 데 2시간에서 4시간이 걸리는 사람이 있다. 엄청나게 멋지고 편안한 차를 운전한다고 해도 답이 안 나오는 상황이다. 아무리 따져 봐도 손해나는 장사다! 출퇴근에 2시간이 걸리는 사람이 1년에 48주 동안 일한다고 하면 한 해 동안 무려 480시간을 도로 위에서 허비하는 셈이다.

어떤 사람은 또 차가 막히는 시간을 피해 새벽 4시 30분에서 6시 사이에 집에서 출발하고 저녁에는 오후 6시 이후에 집으로 향한다. 그런데 안타깝게도 이런 출퇴근 패턴을 가진 사람은 아이들 얼굴 보기는 포기해야 한다. 아침에는 아예 얼굴도 못보고, 늦게 퇴근해서 잠깐 얼굴을 보는 것이 고작이다. 아이들은 9시면 잠자리에 들어야 하기 때문이다.

바쁜 일과 때문에 바로 병이 나지는 않겠으나 24시간 근무 체계는 삶의 질에 분명히 영향을 미친다. 비록 우리가 이렇게 변한 세상을 바꿀 수는 없어도 삶의 질을 높이는 방향으로 자신의 직장생활 패턴을 제어할 수는 있다.

수면 관리가 필요한 시간

우리가 하는 일에는 우선순위가 있다. 요즘 같은 세상에는 자본이 삶의 질이나 건강, 가족보다 우선순위에서 앞선다. 혹시 직장생활 때문에 자신의 삶의 질이 떨어진다면 뭔가 대책을 세울 필요가 있다. 일단은 가치 중심으로 우선순위 항목을 만든 다음에 덜 중요한 일을 하나씩 줄여 나간다. 이렇게 가장 중요하다고 생각하는 항목 두세 가지만 남기고 덜 중요한 항목을 삭제하라.

가장 중요한 항목을 두세 가지 정도로 추렸으면 지금과 같은 직장과 생활 패턴이 이 중요한 항목을 지키는데 도움이 되는지 생각해본다. 과연 나는 내 소중한 시간을 가치 있는 일에 쓰고 있는가? 아이들과 시간을 보내는 일을 가장 가치 있게 생각하는데 직장생활 때문에 불가능하다면 그 생활을 바꿔야 할지도 모른다. 출퇴근하느라 자동차 안에서 두세 시간을 허비한다거나 야간 근무, 교대 근무를 한다면 자신이 가장 중요하게 생각하는 일을 하기 어렵다. 그러므로 자신이 가치를 두는 일에 시간을 할애하는 일이 가능한 일자리를 찾아보는 편이 좋다. 직장생활 패턴이나 근무 일정 때문에 너무 피곤하고 짜증이 나고 심지어 건강까지 나빠진다면 근무 일정을 바꾸거나 아예 다른 일자리를 찾아야 한다. 물론 말처럼 쉬운 일은 아니다.

40대에 중증 비만과 관련한 수면 장애를 호소하는 사람들에게 이 방법을 많이 써 봤다. 병적 수준의 비만 상태에 변화가 없는 채로 심각한 수면 장애를 치료하지 않고 방치하면 아이가 고등학교에 들어가는 것을 못 보고 죽을지도 모르고 손자들을 볼 가능성은 더 낮다고 엄포를 놨다. 아이들이 자라는 모습 또 결혼해서 자식을 낳고 잘 사는 모습을 지켜보는 편이 중요하다고 생각한다면 적극적으로 체중 감량 계획을 세우고 수면 장애 극복을 위해 노력해야 한다.

6장

잠들기가 무서운 사람들

불면증의 원인은 왜 그렇게 많은 것일까?

• • •

불면증을 유발하는 요인이나 병증을 어떻게 알아낼 수 있을까?

• • •

불면증 환자의 수면을 돕는 방법은 무엇일까?

도대체 왜 잠을
못 자는 것일까?

70대 여성 환자가 담당 의사의 권유로 불면증인지 확인하기 위해 나를 찾아왔다. 환자는 마르고 신경이 매우 예민했다. 머리도 빗지 않은 상태였다. 잠이 드는데 보통 서너 시간이 걸리고, 겨우 잠이 들었다 싶으면 한두 시간 만에 깨서 다시 잠에 들지 못했다.

환자는 밤이든 낮이든 하지가 불안한 증세는 없으며 계속 몸을 움직여야 하는 증세 또한 없었다. 보통 잠을 못 이룰 때, 가만히 있지 못하고 계속 꿈지락거리고, 뒤척이는 데 그러지도 않았다. 잠이 들든 안 들든 간에 침대 위에 가만히 누워 별로 움직이지 않았다. 혼자 살기 때문에 코를 고는지는 알 수 없었다. 그런데 잠이 들었다가도 끔찍한 악몽 때문에 온몸에 식은땀을 흘리며 놀라 깨는 일이 종종 있었다.

나는 환자에게 '빨리 잠이 안 들어서 고민이냐'고 물었더니 환자는 그 건 '아니'라고 대답했다. 밤에 잠을 잘 못자는 일이 하도 오래돼서 이젠 그러려니 한다는 것이다. 잠에서 깼을 때 입 안이 쓰다는 느낌도 없었고 빠른 심장 박동, 허기, 속 쓰림, 숨 가쁨, 기타 불쾌한 감각 등의 증상도 없었다.

도대체 무엇이 문제인지 알 수 없어 난처했다. 그러다 수면 장애가 얼 마나 오래됐는지 증상이 처음 시작된 때가 언제인지 기억하냐고 물었 다. 그때, 환자가 말하는 대답을 듣고 대충 감이 왔다. 환자는 이 증상이 20년도 더 전에 처음 시작됐으며 당시 상황을 생생하게 기억한다고 대 답했다.

70대 여성 환자가 처음 불면 증상이 시작된 날을 설명하는데 그 이야 기를 듣고 있자니 등줄기가 서늘해지는 느낌이었다. 이 환자는 과거에 20대였던 아들과 함께 범죄율이 꽤나 높은 도시의 한 아파트에서 살고 있었다. 자신의 삶이 영원히 바뀌어버린 그날 밤, 강도 두 명이 문을 부 수고 들어와 칼로 아들을 찔러 죽이고 달아났다.

그날 이후로 이 여성은 신변 안전에 강박적으로 집착했다. 그때처럼 누군가 문을 부수고 들어오지 않을까 걱정돼서 밤이면 밤마다 늦게까 지 자지 않으려고 했다. 악몽을 꾸고 식은땀을 흘리며 잠에서 깨는 날이 많아지면서 잠자리에 들 때마다 악몽을 꿀까 봐 겁이 났다. 악몽의 내용 은 항상 아들이 칼에 찔리는 장면이었기 때문이다. 그러자 점점 잠자는 것이 두려워졌다. 이 여성은 말하자면 외상 후 스트레스 장애 증세를 나타냈으나 안타깝게도 20여 년 동안 이를 치유하지 않은 채 방치했다. 이 여성의 경우는 불면증이 그리 고통스럽지 않았다. 잠을 자지 않으면 그 끔찍한 꿈을 꾸지 않아도 되기 때문이었다.

이 여성 환자의 병은 내 영역 밖의 일이었다. 내과, 폐질환, 집중 치료, 수면 장애 등이 내 전문이었고 정신과는 내 전공이 아니었다. 이 환자는 관련 전문가의 도움이 필요했다. 요컨대 수면제 처방이 아니라 정신과적 진단 및 치료가 절실한 상황이었다. 그래서 나는 환자를 다른 의사에게 보냈고 그 결과 확실히 증상이 많이 호전됐다.

이 환자 사례에서 알 수 있듯이 불면증은 그 자체가 병이 아니라 다른 질환이나 질병의 증상인 경우가 대부분이다. 불면증을 '치료'하려면 의사와 환자 모두 다른 장애의 가능성을 함께 고려해야 한다.

불면증은 무엇인가?

수면 전문가는 아래 증상 가운데 최소한 한 가지라도 있으면 불면증이라고 규정한다.

① 잠이 잘 안 온다.
② 계속 자지 못하고 중간에 자꾸 깬다.
③ 아침에 너무 일찍 깨서 주간 활동에 지장이 생긴다.

불면증을 겪는 사람은 낮에도 과다 각성(신경계가 활성화된 상태)을 나타내는 경우가 많다. 불면증 환자의 뇌는 각성을 담당하는 부위의 대사 활동 수준이 낮보다도 더 높게 나타난다.

불면증은 병이 아니라고 생각하는 사람들이 많다. 그러나 불면증은 그 자체가 질병이나 질환의 한 증상이며 치료를 요하는 하나의 병증이다. 불면증은 심리적·정신적 장애, 심장이나 폐·신장 질환 같은 질병, 초경과 폐경처럼 여성의 생물학적 전환기와 관련된 각종 장애와 함께 나타난다. 특정 약물의 부작용 등을 비롯해 다양한 기저 문제도 엮여 있다. 과학자들은 불면증은 과다 각성된 뇌 상태와 관련이 있음을 바탕으로 '동반성 불면증'이라는 용어를 만들어냈다.

밤에 잠이 잘 오지 않거나 중간에 자꾸 깨는 증상이 있는 사람은 아래 열거한 것 가운데 하나가 불면증의 기저 원인일 것이다.

○ 월경전증후군, 임신, 안면홍조, 집안 문제, 생체 시계 문제, 비정상적인 근무 일정, 하지불안증후군, 질병, 정신 질환, 약물 복용

이제 다른 질환과 관련이 없는 불면증 유형에 초점을 맞춰 불면증을 겪는 사람들이 알아야 할 중요한 사항을 살펴본다.

불면증은 얼마나 흔한 증상인가?

불면증은 과도한 스트레스와 과로로 힘들어하는 어느 특정 국가 사람들만의 문제는 아니다. 모든 국가에서 불면증의 특징적 패턴을 확인할

수 있다. 일단 불면증은 여성과 노인층에서 더 자주 나타난다. 스웨덴 연구진은 수면 장애자 중 38세 여성의 비율을 측정한 다음, 이 비율과 이들이 22년이나 24년 뒤에 수면 장애를 겪는 비율을 비교했다. 그 결과 나이가 들자 불면증 비율이 두 배가 됐다. 38세 때는 수면 장애를 겪는 여성의 비율이 17퍼센트였는데 20여 년이 지난 뒤에 같은 여성을 대상으로 조사했을 때는 그 비율이 35퍼센트로 높아졌다.

불면증은 남성보다 여성에게 더 흔하다. 2002년 미국에서 조사한 결과, 성인 인구의 절반 이상 58퍼센트가 일주일에 2, 3일 정도 불면증을 겪는 것으로 나타났다. 그리고 이 가운데 63퍼센트가 여성이었다.

조사 표본의 35퍼센트가 밤마다 거의 매일 불면증을 겪었다고 답했다. 이 조사에 따르면 자녀를 둔 주부, 건강 상태가 좋지 않은 사람, 교대 근무를 하는 사람 중에 불면증이 많았다. 불면증이 거의 없다고 답한 사람들은 일주일에 2, 3일 정도 불면의 밤을 보내는 사람들과 비교해 자신의 삶을 훨씬 긍정적으로 생각하는 경향이 있었다. 이들은 자기 자신이 활력이 넘친다고 생각하며 행복함과 편안함을 느꼈다. 반면에 잠을 충분히 자지 못하는 사람은 자기 자신을 참을성이 없고 짜증이 잘 나는데다 실수도 자주 한다고 표현했다.

학자들은 주간에 나타나는 증상(졸음, 피로, 기억력 감퇴)을 포함해 불면증을 정의했을 때 전 세계 성인의 약 10~15퍼센트가 만성 불면증을 앓고 있는 것으로 추정한다.

내 잠은 정상인가?

비정상이라고 생각했지만 실제로는 정상 범주에 속할 때가 종종 있다. 의사에게 자신의 고통스러운 증상을 호소하는데, 병적 증상과는 상관이 없을 때가 있다. 이런 사람들이 진짜로 원하는 바는 의사의 입에서 '아무 문제가 없다'는 말을 확인받고 싶은 것이다. 나 역시 잠이 드는데 30분이나 걸린다며 너무 힘들다고 호소하는 환자를 많이 봤다. 반면에 30분 정도 뒤척임을 아무렇지 않게 생각하는 사람도 있다.

수년 동안 하루에 예닐곱 시간밖에 못 잔다며 불면증 같다고 호소하는 환자를 수없이 봐왔다. 이런 사람들은 어디선가 하루에 8시간에서 9시간은 자야 한다는 말을 들었다며 수면제를 처방해달라고 한다. 그러면 나는 이들에게 낮에는 어떤 상태인지 생산성이 현저히 떨어진다는 느낌이 드는지를 물어본다. 낮에는 정신이 말똥말똥하고 일하는데 아무 문제가 없다고 하면 나는 이들에게 보통 사람보다 필요 수면량이 적어서 남들보다 적게 자도 아무 문제가 없는 아주 운 좋은 사람이라고 말해준다.

적당한 수면량 수치를 여기저기서 내놓으나 사실 적정 수면량에도 개인차가 있다. 그렇기에 정확히 몇 시간을 자야 한다고 말하기는 어렵다. 자신이 몇 시간을 자야 가장 개운하고 상쾌한 상태인지 잘 아는 사람이 있는가 하면, 수면 시간이 적당한지 확신이 서지 않고 충분히 자지 못한다고 생각하는 사람도 있다.

대체 몇 시간을 자면 되는지 잘 모르겠다 싶으면 다음과 같은 실험을 한 번 해보라. 2주일 동안 밤에 몇 시간을 잤는지 기록하고 매일 하루를 정리할 때 낮 동안의 활동 수준을 1점(최악)~10점(최상) 척도로 평가하라.

낮 동안 직장에서의 업무 수행 수준, 취미 활동 수준, 가족과의 상호 작용 수준 등을 평가해볼 수 있다. 2주일 뒤에 밤의 수면 정도와 낮의 활동 수준, 생산성 수준의 관계를 살펴보라. 수면량이 낮의 활동 수준과 밀접한 관련이 있는지에 특히 주목하라. 예를 들어 평소보다 잠을 적게 잤는데 오히려 낮에 업무 능력이 더 좋아지고, 잠을 아주 오래 잤는데 업무 능력이 더 저하된다는 경우도 종종 있다. 그러나 잠을 더 잤을 때 다음날 업무 능력이 더 향상된다는 경우가 대부분이다.

잘못된 생각이
잠과 연결될 때

건강상의 문제가 아니라 수면을 방해하는 환경 때문에 불면을 호소하는 사람도 있다. 침실에 햇빛이 너무 많이 들거나 너무 밝으면 각성 상태가 유지되기 싶고 아침에도 일찍 깨게 된다. 집밖에서 나는 시끄러운 버스, 자동차, 비행기 등이 내는 소리, 집안에서 음악이나 텔레비전 소리가 수면을 방해할 수 있다. 귀마개를 착용하고 소음(백색 소음) 발생기를 사용하거나 스마트폰처럼 밤새도록 '띵띵' 대며 알림 소리를 내는 모든 전자 기기의 전원을 꺼놓은 것도 도움이 된다. 실내 온도가 너무 높거나 낮아도 잠을 못 이룰 수 있다.

나는 호텔에 묵을 때마다 도로와 승강기, 거대한 제빙기로부터 멀리 떨어진 조요한 방을 달라고 부탁한다. 더불어 깃털 베개나 이불이 없는 방을 주문한다. 아주 오래전에, 내가 어렸을 때 깃털 알레르기가 있다는 것을 알았다. 잠자다가 한밤중에 코가 막혀서, 재채기를 하면서 잠에서 깬다면 침구에 들어간 깃털에 알레르기가 있는지도 모른다.

사람은 인생의 3분의 1을 잠을 잔다. 대부분 그 시간을 침대에서 보낸다. 그러므로 침대가 수면을 방해하는 원흉인지 아닌지 반드시 확인해볼 필요가 있다. 의외로 너무 딱딱한 침대에서 자는 사람이 많다. 수면에 방해가 되면 매트는 물론이고 침대 프레임까지 다 갈아야 하는데 이 부분은 별로 신경을 안 쓰는 사람도 꽤 있다. 이런 사람들은 울퉁불퉁하고 가운데가 푹 꺼진 형편없는 침대에 누워서 오지 않는 잠을 청하려 오랜 시간 뒤척인다.

침대 크기가 자신에게 맞지 않는 것도 문제다. 10대 청소년은 어느 날 갑자기 오랫동안 편하게 누워 자던 표준형 싱글 침대가 더는 편하지 않게 되는 날이 온다. 한 침대에서 두 사람이 자는 경우에는 두 사람 다 편하게 잘 수 있는 크기의 침대를 골라야 한다. 침대 하나를 놓고 두 사람의 의견이 갈린다면 충분히 의논해서 결정한다. 여행 중에 호텔에 묵었는데 그곳의 침대가 특히나 편하게 느껴졌다면 호텔 측에 어느 회사 제품인지 또 모델명은 무엇인지 물어보라. 개중에는 서비스 차원에서 손님이 원하는 침대를 직접 구매해서 손님 집에 보내주는 호텔도 있다.

2012년 설문 조사 결과 매트와 베개, 좋은 향이 나는 시트가 숙면에 큰 영향을 미친다고 나타났다. 그러나 숙면을 위한 이상적인 상태, 조건은 나라마다 다를 수 있다.

그러나 병적인 기저 원인이 아니라 환경적 요인과는 전혀 상관없이 불면증을 유발할 때도 물론 있다. 이웃에 사는 두 사람이 건강 기구 박람회에 갔다가 무려 6,000달러나 하는 비싼 침대를 하나씩 사가지고 돌아왔다. 한 사람이 내게 그 침대에 한번 누워보라고 했다. 누워보니 정말 편안했다. 그런데 이 고급 침대가 과연 이 두 사람의 불면증을 치료해줬을까? 답은 물론 '아니다'였다. 이 사람들의 불면증은 침대가 원인이 아니었기 때문이다. 한 사람은 허리 부상 때문에 극심한 통증에 시달렸고 또 한 사람은 줄담배를 피우는 사람이라 담배를 피우려고 한밤중에 일어나는 사람이었다. 이 두 사람의 불면증은 지금까지 설명했던 것과는 다른 유형의 원인에서 비롯된 증상이었다.

불면증도 학습될 수 있다

스트레스나 통증 때문에 불면에 시달리는 사람은 이러한 증상을 관리하거나 최소화하는 방법을 찾아야 한다. 그렇지 않으면 문제의 원인이 사라지고도 불면증을 영구화하는 병적 행동이 고착화할 위험이 있다.

'파블로프의 개'에 대해서는 들어봤을 것이다. 20세기 초에 생리학자 이반 파블로프가 종을 울린 다음에 개에게 먹이를 주는 실험을 했다. 처음에 개는 먹이를 먹을 생각에 침을 흘렸고 파블로프는 개가 흘리는 침의 양을 측정했다. 종소리와 함께 먹이를 주는 행동을 반복하자, 나중에는 종소리만 들어도 침을 흘리기 시작했다. 심지어 종소리만 내고 먹이는 주지 않을 때도 침을 흘렸다. 개가 이러한 행동을 보였다는 뜻은 종소리와 먹이 사이에 단단한 연결 고리가 생겼다는 의미다. 이 실험의 중요한 결과는 개가 이 행동을 학습했다는 사실이다.

불면증도 학습될 수 있다. 예를 들어 허리 부상 때문에 통증이 심해서 잠을 잘 못자는 사람이 있다고 하자. 부상 이후 잠을 못 이루는 날이 몇 날 며칠 계속되자 불만과 좌절감이 점점 깊어졌다. 그러자 이 불만의 표적이 애꿎게도 침대로 향하면서 좌절감과 침대가 하나로 묶여버렸다. 그래서 부상이 다 나은 뒤에도 불면증은 계속됐다. 이 사람의 불면증은 부상이 아니라 침대가 원인이었기 때문이다. 물론 이는 잘못된 연합의 결과이다. 허리 부상이 아니라 새로운 문제, 즉 학습된 행동이 불면의 원인이 된 경우다. 그래서 아무리 피곤해도 침대에만 들어가면 정신이 말똥말똥해졌다. 침대 자체가 불면증의 원인으로 굳어진 것이다.

학습된 불면증의 또 다른 근원은 '불안이나 걱정'이다. 여행 전에는 잠을 잘 못자는 사람이 많다. 제시간에 일어날 수 있을지, 다른 문제는 없는지 걱정이 많다. 걱정 때문에 잠을 푹 자지 못한다. 여행한 뒤에 만사가 다 괜찮으면 아무 문제도 생기지 않는다. 그러나 다음에 또 여행 계획이 잡혀 있으면 이전처럼 걱정 때문에 또 잠을 못 잔다. 결국은 여행과 불면이 연합된다. 잠을 못 잘 것 같다고 생각하면 영락없이 잠이 잘 안 온다. 이렇게 해서 불면증이 학습되는 것이다.

그러므로 불면증이 거의 없거나 아주 특별한 경우에만 불면을 경험하는 사람은 걱정할 필요가 없을 것이다. 이런 경우에는 다음에 제시한 불면증 극복 전략으로 어느 정도 해결이 된다. 그러나 거의 매일 밤 불면에 시달리고 잠을 잘 못 잔 탓에 좌절감과 불안, 걱정에 휩싸이고 다음날 업무에도 지장이 생기면 병원을 찾아 의사의 도움을 청한다. 문제가 심각하다고 판단되면 1차 진료 기관에서 수면 전문가를 소개해줄 것이다.

불면증을 극복하는 13가지 방법

일상에서 불면증 해소를 위한 실천 사항은 다음과 같다.

① 침실은 잠 잘 때와 성관계를 할 때만 사용하라.

② 잠이 안 와서 뒤척이기만 하며 보내는 시간이 15분에서 20분이 넘어간다면 그냥 일어나서 심신 안정에 도움이 되는 일을 하라.

③ 잠자리에 들기 전에 뇌를 과도하게 각성시킬 만한 행동은 삼가라. 돈 문제를 의논하지도 말고 중요한 사안을 놓고 논쟁하지도 마라. 흥미진진한 내용의 텔레비전 프로그램을 시청하거나 깊게 빠져들 만한 책은 읽지 마라. 잠자리에 들기 전 4~5시간 동안은 격렬한 활동은 하지 않는다. 잠자기 전 모든 전자 기기의 화면을 꺼놓는다.

④ 속쓰림이나 불쾌감이 있을 수 있으므로 매운 음식은 삼가고 자기 전에는 음식을 너무 많이 먹지도 않는다. 잠자리에 들기 전에는 배가 너무 불러도 안 되고 너무 배가 고파도 안 된다.

⑤ 자명종을 사용한다면 밤새 계속 시간을 확인하는 일이 없도록 침대에서 되도록 먼 곳에 놓아라.

⑥ 마음을 안정시키는 내용의 책을 읽는 등 심신 이완에 도움이 되는 일을

정해 잠자기 전에 습관처럼 그 행동을 한다.

⑦ 밤 시간에 자녀, 연로한 부모님, 애완동물처럼 누군가를 돌봐야 하는 책임이 있다면 그 일을 다른 사람과 분담해서 한다.

⑧ 낮이나 저녁, 특히 잠자리에 들기 4~5시간 전에는 잠을 자지 마라. 꼭 낮잠을 자야 한다면 20분 이상 자지 않는다.

⑨ 운동을 많이 하되 잠자기 직전에는 삼간다.

⑩ 침대에 있는 시간을 제한한다. 필요 이상으로 침대에 오래 있으면 밤에 잠을 푹 자기 어렵다.

⑪ 따뜻한 물로 목욕을 하거나 카페인이 없는 따뜻한 음료를 마시면 심신 이완에 도움이 된다.

⑫ 금연하거나 흡연을 줄인다. 불면증이 심하다면 점심 먹고 카페인 섭취를 금한다. 수면을 방해할 수 있으므로 술을 줄인다.

⑬ 불면증이 계속된다면 약물 복용이나 질병이 불면증의 원인일 수 있으니 의사와 상담한다.

만성 스트레스,
우울증 그리고 불면증

다양한 유형의 스트레스가 불면을 유발하고 숙면을 방해한다. 만성적 스트레스에는 부부 갈등, 별거, 이혼, 재정적 어려움, 자신이나 가족의 질병, 직장 내 문제 등이 있다.

스트레스를 받는 사람이 통제할 수 없는, 자신이 속한 환경과는 상관없는 외부적 요인과 관련된 스트레스도 있다. 예를 들어 2001년 9월 11일에 발생한 끔찍한 테러 공격 이후 미국인이 겪은 급성 스트레스는 미국 내 불면증 발병에 기름을 부은 격이었다. 미국인 중 한 달에 2, 3일 정도 수면제를 복용하는 사람의 비율이 11퍼센트에서 15퍼센트로 증가했다.

전쟁이나 세계 경제 침체로 이어질 수 있는 불안한 정치 또한 외인성

최상의 잠

스트레스를 유발하는 또 다른 요소다. 개인적인 일부터 수천 킬로미터나 떨어진 곳에서 벌어진 폭력 사태를 목격하는 것이나 전쟁 같은 비개인적인 일 역시 수면에 영향을 미친다.

그런데 대부분은 스트레스를 유발하는 요인이 제거되면 수면 패턴도 정상으로 돌아온다. 스트레스를 유발하는 환경과 관련된 불면증은 특별한 치료 없이도 증상이 나아질 수 있다. 따라서 힘이 들더라도 우선은 약물을 복용하지 않고 견뎌보는 편이 좋다.

수개월, 수년 동안 스트레스가 이어지더라도 대부분은 수면 패턴이 정상으로 돌아온다. 그러나 스트레스 유발 원인이 제거되고 한참이 지난 뒤에도 불면증이 계속되는 경우도 있다. 일생 중 한 번 엄청난 스트레스를 겪고는 50년 동안 불면증에 시달리는 환자도 있었다.

일생에 한 번 있을까 말까 한 끔찍한 참사에서 살아남은 생존자는 사는 동안 줄곧 불면에 시달린다. 외상 후 스트레스 장애를 겪는 사람도 있다. 이는 심각한 정신과적 질환이다.

스트레스 상황이 개선되지 않고 불면증이 계속된다면 극복을 위한 방안을 강구해야 한다. 일단은 친한 친구나 가족, 성직자에게 도움을 청할 수 있다. 자신의 문제를 털어놓고 의논할 수 있는 믿을 만한 사람들이 있는가? 다른 사람과 의견을 나누면 스트레스를 줄일 수 있고 더불어 불면증도 개선될 수 있다. 상황이 심각하다면 의사나 상담 전문가, 심리학자 등에게 도움을 청하는 것도 한 방법이다.

해당 전문가에게 제대로 진료받기

불면증 때문에 병원을 찾은 사람은 의사가 당연히 자신의 수면 습관을 물어보리라 생각한다. 그러나 아쉽게도 그런 질문이 오가는 경우는 그렇게 많지 않다. 환자는 되도록 자신의 증상을 정확히 설명해서 치료가 필요한 병증이라는 점을 의사가 인식할 수 있게 한다.

의사로부터 우울증 진단을 받은 다음에 불면증 때문에 내게 보내진 환자가 한둘이 아니었다. 이런 환자 대다수가 우울증 치료를 받고 있었으나 그중에는 우울증이 아닌 사람도 있었다.

내가 치료했던 환자 중 가장 안타까운 사례가 있었다. 환자는 1970년대 중반에 출장을 갔다가 불면증이 생긴 뒤로 항우울제를 복용했다. 그 뒤로 30년 동안 항우울제를 계속 복용했다. 환자는 그동안 의사를 여러 명 만났고 비슷한 내용의 처방전을 백 번도 넘게 다시 받았다. 그러는 동안에도 애초에 왜 그러한 약물을 처방받게 됐는지 이 약물이 환자에게 적합한지를 다시 검토해보는 의사가 한 명도 없었다. 이 가여운 환자는 최초 진단과 치료의 오류 때문에 인생의 대부분을 오리무중 헤매며 보내게 됐다.

불면증은 우울증의 공통 증상이기 때문에 불면증 환자가 항우울제를 처방받는 일이 종종 있다. 항우울제를 처방받았을 때는 의사가 자신의 증상을 우울증으로 진단했는지, 그 약을 얼마나 복용해야 하는지, 약의 치료 효과는 어떤지 등을 자세히 알아야 한다.

불면증 환자의 증상과 우울증 환자의 증상이 겹칠 때가 많다. 일상적 활동에 대한 관심 저하, 우울한 기분, 집중력 결핍, 기억력 감퇴, 피로, 수면 장애, 활력 저하, 의욕 상실, 동기 저하, 예민함 등이 바로 그러한 증상이다. 이외 다른 증상에서는 확연한 차이가 나타난다. 우울증이 있는 사람은 자존감이 극단적으로 낮다. 과거의 일이나 잘못, 실수에 대해 가당치도 않게 극단적이며 부적절한 죄의식을 느낀다. 자기 비난의 강도가 매우 높고 식욕도 저하된다. 심지어 자살을 생각하기도 한다.

우울증을 겪는 사람은 담당 의사가 자신을 정신건강의학과 의사나 심리학자 같은 다른 의사나 전문가에게 보낸다고 해서 놀라거나 크게 걱정할 필요는 없다. 의사도 수면 장애를 일으킬 수 있는 심리적 스트레스 환경을 어떻게 다뤄야 하는지에 대한 교육과 훈련이 충분치 않은 경우가 대부분이다. 요컨대 자신의 환자를 다른 전문가에게 보낼 수 있는 의사는 자신에게 부족한 부분이 무엇인지를 정확히 인식한다는 뜻이고 문제를 해결하는 방법을 정확히 안다는 증거다. 이러한 덕목을 갖춘 의사야말로 정말로 유능한 의사라 할 수 있다.

치유가 불가능한 희귀 불면증

1) 원발성 불면증

지금까지는 환자가 호소하는 치료가 어느 정도 가능한 불면증에 관해 설명했다. 그러나 개중에는 '원발성(原發性)', '일차성' 불면증이라고 하는 질환을 앓는 사람도 있다. 이 원발성 불면증의 원인은 아직 밝혀지지 않았다. 전체 불면증 환자 가운데 원인을 알 수 없는 비율이 5~10퍼센트나 된다. 현재로서는 이와 같은 원인 불명의 불면증을 앓는 사람은 선천적으로 수면 체계에 문제가 있다고 보고 있다. 대개 그 증상을 평생 안고 간다.

원발성 불면증 환자 중에는 아이들 때문에 잠을 못잔다고 주장하는데 이 사람들의 부모는 이들이 아기였을 때도 잠을 못 잤다고 증언한다. 이런 사람들은 밤에 고통스러울 정도로 잠이 안 오고 겨우 잠이 들어도 중간에 계속 깨는 통에 아침까지 자지를 못한다.

원발성 불면증 환자 중에는 부모나 형제자매 또한 같은 질환을 나타내는 경우가 있다. 따라서 환자 중 일부는 유전이 원인일 수 있다. 원인을 모르기 때문에 이러한 유형의 불면증은 기껏해야 증상을 치료하는 수준일 수밖에 없다. 일부 전문가는 환자가 잠자리에 들 때 극소량의 항우울제를 복용하는 것이 효과가 있었다고 보고했다. 또 최면 진정제(수면제)가 잘 듣는 환자도 있다.

2) 치명적 가족성 불면증

이 책을 읽는 사람 중에 이 병에 걸린 사람은 아마 없을 것이다. 치명적이기는 하나 매우 희귀한 질병이기 때문이다. 주로 이탈리아에서 질병 사례가 보고 됐고 극소수 가족에게서 발병했을 뿐이다. 이 질환은 희귀한 유전적 돌연변이가 원인이다. 돌연변이는 바이러스도 아니면서 바이러스처럼 기능하는 프리온이라는 화학 물질이 생성한다. 이 화학 물질은 자가 복제 과정에서 전체 세포 체계를 교란시킨다. 2016년에 발표된 연구 결과 이러한 환자의 경우 수면을 담당하는 뇌 부위의 뉴런이 파괴된 것으로 나타났다. 또 프리온은 광우병과 크로이츠펠트 야콥병을 유발한다. 크로이츠펠트 야콥병은 신경계를 점진적으로 손상시켜 결국 수면 능력 상실에까지 이르게 한다. 현재까지 이 질환에 대한 치료법은 없으며 환자는 결국 사망에 이른다. 그러나 워낙 희귀한 질병이므로 독자 여러분은 걱정하지 않아도 된다. 사망에 이를 수 있는 지극히 극단적인 유형의 불면증을 소개하는 차원에서 언급했을 뿐이다.

7장

다리가 쉴 새 없이 움직일 때

마치 별개의 생명체인 듯 자다가 멋대로

허공에 뻗고 차는 행동은 왜 나타나는 것일까?

• • •

다리에 마치 벌레가 기어다니듯한 느낌은 어떻게 없앨까?

• • •

하지불안증후군은 도대체 무엇인가?

누워 있을 수 없는 고통

병원 구내식당에서 점심을 먹는데 동료 중 한 명이 내게 말을 걸어왔다. 자신의 아내가 잠을 잘 못잔 지 벌써 30년 가까이 됐는데 이제와 검사를 받아도 되는지 물었다. 나는 동료의 아내가 어떤 상태인지 듣자마자 검사를 받으라고 답했다.

수면 클리닉에서 동료의 아내를 만나 이야기를 들었다. 어디서 많이 듣던 아주 익숙한 내용이었다. 환자는 30여 년 전 막내인 셋째를 임신했을 때, 잠을 자려는데 몸을 이리저리 움직이지 않으면 편치가 않았다. 그 뒤로 줄곧 몸을 움직이고 싶은 충동에 시달렸다. 잠을 이루지 못하고 계속 뒤척이다가 결국 침대에서 일어나서 걸어다니면 좀 나아졌다. 하지만 일시적이었다.

겨우 잠이 들더라도 아침까지 자지 못하고 중간에 자꾸 깼다. 그래서 남편과 침대를 따로 쓰기 시작했다. 침대에서 계속 뒤척이고 한밤중에 자꾸 깨니까 옆에서 자는 남편까지 잠을 설쳤기 때문이다. 밤잠을 잘 못 자니 당연히 주간 활동에 문제가 생겼다. 기운이 하나고 없고 시도 때도 없이 졸았다. 그래도 수면제를 먹고 싶지는 않았고 다른 해법을 제시해 주는 사람이 아무도 없었다.

나는 환자와 면담하고 기본적 검진을 한 다음에 간단한 혈액 검사를 했고 그 결과 문제의 원인이 드러났다.

이 환자는 철분 결핍에 따른 하지불안증후군을 앓고 있었다. 혈액 검사 결과 페리틴 수치가 매우 낮았고 헤모글로빈 수치도 낮았으며 적혈구 수치도 감소한 상태였다. 임상적 소견상 이 환자의 증상은 전형적인 하지불안증후군이었기 때문에 굳이 수면 검사를 할 필요도 없었다. 그래서 환자에게 철분 보충제를 처방했다. 그리고 3개월이 지나자 근 30년 동안 지속된 고질적 증상이 완전히 사라졌고 수면 패턴도 정상으로 돌아왔다. 이러한 치료 결과에 의사인 남편도 깜짝 놀랐다.

가장 흔한데도 대다수가 잘 모르는 질환

임신 중에 하지불안증후군으로 알려진 수면 장애를 겪는 여성이 많다. 하지불안증후군은 자는 동안 또는 자려고 애쓰는 동안 비정상적으로 심하게 다리를 움직이는 증상이다. 수면 장애 가운데 수면무호흡 다음으로 흔한 질환이며 전체 여성의 10퍼센트가 겪는데도 의학적으로 하지불안증후군 진단을 내리는 경우는 매우 드물다. 나이가 들면 이 비율이 30~40퍼센트로 증가할 만큼 더 흔하게 나타난다. 그리고 유전적 요소도 있는 것으로 보인다.

이 병은 누구나 이 증상을 겪고 있거나 앞으로 겪을 가능성이 있다. 그만큼 흔한 증상이다. 하지불안증후군은 철분 결핍을 포함한 다양한 병중에서 유발될 수 있다. 이외 다른 원인도 존재할 수 있으며 대다수 사례에서 그 원인이 밝혀지지 않았다.

밤에 더욱 심해지는 증상

하지불안증후군 환자 대다수가 불면증과 잠자리에서 몸을 계속 움직이고 싶은 충동 때문에 고통스럽다고 호소한다. 잘 때 반복해서 경련이 일어나는 등 비교적 가벼운 증상을 경험하는 사람도 있다. 그런가 하면 '다리가 미친 것 같다'라고 표현할 정도로 증세가 심한 사람도 있다. 다리를 계속 움직이고 싶은 참을 수 없는 충동을 느끼기도 한다. 피부 위, 피부 밑으로 벌레가 기어가는 듯한 느낌이고, 발이나 다리가 화끈거리거나 가렵기도 하고 때로는 근질거리기도 한다.

아이들이 이러한 증상을 호소하면 '성장통'이라며 그냥 무시하고 넘어가기 일쑤다. 어린 아이가 하지불안증후군일 때는 계속 '꼼지락'거리거나 한시도 가만히 있지 못한다. 아이는 그저 잠이 없는 아이로 치부되는 일이 많았다. 내가 만났던 하지불안증후군 환자 중 가장 어린 사람이 여덟 살짜리였다.

환자 대다수는 움직이거나 걸어다니면 좀 나아진다고 한다. 발을 움직이거나 걸어다니고 싶은 충동을 억누르기 어렵다는 사람이 많다. 한밤중에 발에 부채질을 하거나 다리에 차가운 물수건을 두르는 사람도 있다. 다리, 특히 종아리에 쥐가 나서 잠에서 깨는 사람도 적지 않다.

하지불안증후군 환자 거의 대부분이 쉽게 잠이 들지 않아 고통스러워하고 4분의 3 이상이 아침까지 푹 자지를 못한다. 자는 동안에도 다리 경련이 멈추지 않기 때문이다. 하지불안증후군을 겪는 사람 가운데 약 80퍼센트가 20~40초마다 한 번씩 다리 경련을 경험한다고 한다. 이러한 증상은 수면 실험실에서 쉽게 확인할 수 있다. 한 시간에 5회 이상 다리 경련이 나타난다면 '주기성 사지 운동 장애' 진단이 내려진다.

환자에게 나타나는 움직임의 유형은 매우 다양하다. 수면 중에 자전거를 타는 행동을 하는가 하면, 엄지발가락을 꼼지락거리기만 하기도 한다. 경련이 아주 약하게 일어나서 전기적 활동량을 측정해도 환자의 움직임이 거의 나타나지 않는 경우도 있다. 이처럼 증상이 약한 사람은 경련을 거의 알아챌 수 없기 때문에 하지불안증후군 진단이 나오기 어렵다. 따라서 이런 환자는 하룻밤 동안 수면 상태를 관찰하는 야간 수면 검사가 필요하다.

덩달아 잠을 설치는 배우자가 하지불안증후군 여부를 확인하는 데 도움이 될 수 있다. 특히 환자가 20초에서 40초에 한 번씩 움직이거나 경련이 나타난다면 증상을 확인하기가 더 수월하다. 하지불안증후군 환자는 자면서 발로 옆 사람을 차거나 때리기도 한다. 환자의 과도한 움직임 때문에 같이 자는 사람이 불면증을 겪을 수도 있다.

하지불안증후군 환자에게는 두 가지 문제가 있다. 하나는 수면을 방해하는 불쾌한 감각이고 또 하나는 옆 사람까지 잠을 설치게 하는 충동적 움직임이다. 근 40년 동안이나 하지불안증후군 진단을 받지 못한 한 여성은 자신의 증상을 이렇게 설명했다.

"영화관에서도 교회에서도 가만히 앉아 있을 수가 없더라고요. 새벽 서너 시까지 계속 걸어다니다가 지쳐서 잠이 들 때도 있었어요. 다리가 이상한 데 이 증상을 정확히 설명하기가 정말 어렵더군요. 다리 위로 벌레가 기어가는 것 같기도 하고 무릎 부근이 얼얼하기도 했어요. 그러다가 주기적으로 경련이 와서 허공에 대고 헛발길질을 하기도 합니다. 남편은 나를 사랑하고 매우 자상한 사람인데 결국은 침대를 따로 쓰게 됐어요. 시간이 갈수록 증상이 더 악화됐고 특히 폐경이 되면서 문제가 더 심각해졌어요. 이러다 무슨 일을 저지르지는 않을까 걱정이 이만저만이 아니더군요. 또 잠을 이렇게 못 자는데 일을 어떻게 할까 싶더라고요. 그러면서 완전히 패닉 상태가 됐죠. 하나님께 높은 곳에 살지 않아서 감사하다고 기도까지 했어요. 그랬으면 극단적인 선택을 했을 테니까요."

때와 장소를 가리지 않는 졸음증

하지불안증후군 환자는 대부분 밤에 증상이 가장 심하다고 호소하나 가만히 앉아 있을 때가 더 괴롭다는 사람도 있다. 차를 타고 오래 가기 힘들어서 가는 도중에 자주 차를 세워 걷기도 한다. 그냥 의자에 앉아 있을 때도 다리를 계속 움직이거나 발뒤꿈치로 바닥을 계속 찬다. 한 환자는 자신의 상태를 이렇게 설명했다.

"뼈 단층 촬영을 하는 동안 어쩔 수 없이 가만히 있어야 했어요. 45분 동안 꼼짝 않고 가만히 있어야 한다니 고문도 그런 고문이 없었어요. 결국은 고무 밴드로 내 두 다리를 묶어 고정시켜야 했어요. 경련이 너무 심했거든요."

하지불안증후군 환자는 낮에 자지 말아야 할 시간과 장소에서 잠이 든다. 이들이 병원을 찾아 의학적 도움을 받아야 하는 이유가 바로 여기에 있다. 이와 같은 주간 졸음증은 개인의 사생활과 직장생활을 위태롭게 할 수 있는 위험 요소다. 잠이 든 상태에서도 몸을 계속 움직이기 때문에 자연히 수면의 질이 떨어질 수밖에 없고 다음날 낮에도 계속 졸린 상태가 이어진다. 또 개중에는 너무 졸린데 좀처럼 잠을 잘 수가 없다는 사람도 있다.

나를 찾아온 30세 남성은 저녁이면 오른쪽 다리에 경련이 오거나 뼈가 근질거리는 것 같아서 계속 움직일 수밖에 없고 이 때문에 가만히 앉아 있을 수가 없다고 설명했다. 잠을 많이 자든 적게 자든 상관없이 아침에 개운하다거나 활기 찬 기분으로 일어나지 못했다. 적어도 12년 동안 몸을 움직이지 않고 가만히 있는 순간이면 장소를 불문하고 잠이 들어버리곤 했다. 대학에 다닐 때는 강의 시간에 졸기도 했고 공강 시간에는 오로지 잠을 자려는 목적으로 도서관을 찾곤 했다.

다양한 연령대에서 나타나는 질병

아동 하지불안증후군 사례에 관한 자료는 별로 없다. 2015년 연구에서 북미 지역 아동의 약 2~3퍼센트가 하지불안증후군으로 나타났다. 평소에 쉽게 잠이 들지 않는 아이라서 잠 한번 재우기가 너무 힘들다 싶으면 아동 하지불안증후군을 의심해볼 수 있다. 끊임없이 자세를 바꾸면서 이리저리 계속 뒤척이거나 아침이면 온몸에 이불이 둘둘 감겨 있다면 아이에게 운동 장애가 있다는 징후일 수 있다. 이는 또 수면 호흡 장애의 징후일 수도 있다. 아이가 수업 시간에 자는 것도 운동 장애를 암시하는 또 다른 징후다.

최근에 주의력 결핍 및 과잉 행동 장애와 하지불안증후군의 관계성을 다룬 연구가 많이 이루어졌다. 학교 성적이 매우 저조한 아동이 하지불안증후군과 철분 부족으로 인한 중증 불면증을 앓고 있었다. 철분 보충으로 수치가 정상으로 돌아오자 증상이 사라졌고 성적도 향상됐다. 부모는 자녀가 불필요한 약물 치료를 받기 전에 아이의 문제가 실제로는 하지불안증후군일 가능성은 없는지부터 먼저 살펴봐야 한다.

하지만 대부분 하지불안증후군과 주기성 사지 운동 장애는 특히 나이 든 사람에게 흔히 나타난다. 그 이유가 무엇인지는 분명치 않으나 수많은 노인이 그러한 증상에 취약하고 질환에 노출돼 있다는 점이 단서일 수 있다. 파킨슨병, 관절염, 빈혈, 당뇨병, 심장병 등이 있는 노인에게 이러한 운동 장애가 더 흔하게 나타난다. 젊은 사람의 경우와 마찬가지로 노인층 역시 밤에 잠이 쉽게 오지 않고 자다가도 중간에 여러 번 깨면 이러한 유형의 운동 장애를 의심할 수 있다.

불가항력 움직임,
하지불안증후군

　하지불안증후군의 원인은 매우 다양하며 이 또한 수면 클리닉에서 정밀한 검사와 치료를 받아야 하는 이유 중 하나이기도 하다. 의학계에서도 이제 비로소 이와 같은 운동 장애의 원인 규명이 시작되고 있다. 움직임 충동은 중추 신경계에서 일어난다. 경련이 규칙적으로 발생한다는 사실은 뇌 속 박동 조율기가 운동을 촉발함을 시사한다.

　최근 연구에서는 뇌 속 철분 수치 감소가 하지불안증후군 발병에 중요한 역할을 한다고 나타났다. 특정 약물이 이러한 비정상적 움직임을 억제한다고 나타났으며 이러한 사실은 하지불안증후군을 유발하는 원인이 무엇인지에 대한 단서가 된다. 도파민의 양을 증가시키거나 신경계 내 도파민 수용체와 결합하는 로피니롤과 프라미펙솔 같은 약물이 하지불안증후군 치료와 경련 억제에 효과가 있었다. 도파민은 신경계 세포 간 메시지 전달에 관여하는 화학 물질 가운데 하나다. 따라서 도파민 수치가 감소하면 하지불안증후군이 나타날 가능성이 커진다. 예를 들어 철분은 도파민 생성과 관계가 있다. 여성에게 흔한 증상인 '체내 철분 수치 감소'가 하지불안증후군과 관련이 있을 수 있다.

유전과 철분 결핍이 원인

하지불안증후군 환자 중에는 다른 질병보다 유전적 요인에서 원인을 찾아야 하는 경우가 꽤 많다. 최소한 6개 유전자의 이상이 하지불안증후군과 관련되며 학자들은 특히 어렸을 때 하지불안증후군이 발병하는 경우, 상염색체우성(常染色體優性) 질환임을 밝혀냈다. 상염색체우성은 양쪽 부모로부터 각각 물려받은 1쌍의 유전자 중 어느 한쪽이 질병 유전자를 포함할 때 질병 유전자가 정상 유전자보다 우세하게 작용하는 것을 말한다.

아이는 부모의 염색체 절반씩을 물려받는다. 따라서 하지불안증후군 부모로부터 이 형질을 물려받을 확률은 50퍼센트다. 또 하지불안증후군 유전자를 물려받더라도 다양한 침투율 때문에 증상이 나타나지 않는 경우에서부터 경증과 중증에 이르기까지 다양하다. 하지불안증후군은 한 세대 건너서 나타날 수도 있다. 이들의 가계는 비타민 B_{12}의 수치가 낮다. 이는 비타민 B군의 체내 흡수에 문제가 있음을 나타내는 바이다.

철분 결핍, 빈혈, 엽산 결핍, 비타민 B_{12} 결핍, 골관절염과 류머티스성

관절염, 당뇨병, 신장 이상, 우울증 등을 포함한 병증 또한 하지불안증후군을 유발할 수 있다. 이러한 병증이 한 가지 이상 있는 사람은 하지불안증후군 발병 위험이 그만큼 높아지므로 의사와 상의하는 것이 좋다.

빈혈이 있는 사람이 하지불안증후군을 겪기도 한다. 철분이나 비타민 B_{12} 결핍으로 인한 빈혈인 경우에는 위험성이 더욱 높아진다. 실제로 빈혈이 아니어도 철분 결핍만으로 하지불안증후군을 유발할 수 있다. 헌혈을 자주 하는 사람은 빈혈이나 하지불안증후군에 노출될 위험성이 높아진다. 헌혈할 때 철분이 소실되는데 이렇게 소실된 철분이 음식으로 보충되지 않을 수 있기 때문이다.

여성은 남성보다 빈혈과 철분 결핍이 발생할 위험성이 더 높다. 월경으로 주기적인 혈액 상실이 발생하기 때문이다. 혈액 상실로 소실된 철분이 음식물 섭취로 보충되지 않으면 철분 결핍으로 이어질 수 있다.

임신 중에 처음으로 하지불안증후군을 경험하는 여성이 많다. 임신한 여성 가운데 약 4분의 1이 임신 말기에 해당하는 삼삼분기까지 하지불안증후군을 경험한다.

음식물로 섭취하는 철분의 양이 태아가 취하는 철분량에 미치지 못하면 임부는 철분 결핍 상태에 이르게 된다. 비타민 B군에 속한 엽산이 부족해도 하지불안증후군이 생길 수 있다. 엽산은 적혈구 생성에 중요한 역할을 하는 영양소다. 임신 초기에 엽산 수치를 정상으로 유지시키면 척추피열(脊椎披裂)과 같은 선천성 기형의 위험이 감소한다.

비타민 B군이 적혈구 생성에 중요한 역할을 하므로 비타민 B_{12}의 수치가 낮은 사람들이 하지불안증후군을 더 흔하게 경험할 수 있다. 특히 위장관에서 적정량의 비타민 B₁₂를 흡수하지 못하는 환자(대체로 악성 빈혈이 있는 노인)도 위험에 노출된다. 궤양성 대장염과 크론병 같은 기타 소화 기계 질환 역시 비타민이나 철분의 흡수를 방해해 하지불안증후군에 이르게 할 수 있다.

 살을 빼려고 다이어트를 하는 사람이 엄청나게 많다. 그러나 이 때문에 음식물로부터 영양소를 충분히 섭취하지 못하게 된다. 철분과 비타민 B₁₂ 같은 특정 영양소가 결핍된 식사가 하지불안증후군을 유발하거나 더 악화시킬 수 있다. 수면 클리닉 환자 중에는 육류를 피하거나 채식 위주 식단을 고집하다가 철분 결핍으로 하지불안증후군으로 진행된 사람도 있었다.

 당뇨병이 있는 사람 중에도 하지불안증후군이 흔하게 나타난다. 당뇨병을 오래 앓으면 신경계가 손상돼 신경 장애가 나타나는데 이것이 하지불안증후군의 원인이라 생각된다. 또 신장 질환 때문에 투석 치료를 받는 환자의 약 절반이 하지불안증후군을 앓고 있다.

 골관절염이나 류머티스성 관절염 같은 질환이 있는 사람 중에도 하지불안증후군 환자가 많았다. 인공 관절 수술 대기자 가운데 이러한 증상이 흔하게 나타났다.

낮에 더욱 졸음이 쏟아지는 증상

하지불안증후군 증세가 심한 사람은 낮 시간에 매우 졸려한다. 밤에는 잠을 설치고 낮에는 시도 때도 없이 자고 싶어 하는 모습을 보고 우울증 증상으로 오해할 수 있다.

그런데 항우울제처럼 우울증 치료에 사용하는 약물 가운데는 하지불안증후군 증세를 악화시키는 것도 있기에 문제가 더욱 복잡해진다. 수면 클리닉 환자 중에 실제로는 하지불안증후군인데 만성 피로 증후군이나 섬유 근육통으로 진단받은 환자가 적지 않았다. 아마도 하지불안증후군은 오진과 진단 실패가 가장 빈번한 질환일 것이다.

수면 클리닉 내원자 중에 하지불안증후군이 의심되면 표준 절차 및 진단 기준에 따른다. 우선 환자의 병력부터 조사한다. 그다음에는 심층 임상 면접을 실시하고 필요한 경우 다양한 검사 절차를 진행한다.

일단은 아래와 같은 증상이 있는지 확인한다.

○ 다리를 움직이고 싶은 불가항력적 충동

○ 이러한 충동 해소를 위해 다리를 움직이거나 걸어다니는 행동

○ 움직이지 않고 가만히 있을 때 이러한 충동이 더욱 강해짐

○ 저녁이나 밤에 더 심해짐

흔치는 않으나 다리 이외에 팔이나 등에 증상이 생기기도 한다.

환자가 하지불안증후군라는 판단이 서면 우선 혈액 검사로 빈혈부터 확인한다. 적혈구에는 헤모글로빈이라는 색소가 산소를 운반하는 역할을 한다. 적혈구의 수, 헤모글로빈의 양이 너무 적으면 빈혈이 생긴다. 철분, 비타민 B12, 엽산 등이 적혈구 생성에 관여한다. 따라서 하지불안

중후군 발병에는 이 세 가지 요소가 중요한 역할을 하는 것으로 보인다. 철분은 적혈구 및 적혈구가 생성되는 골수에서 발견된다.

철분은 체내의 주요 철분 저장 단백질인 페리틴에도 함유돼 있다. 골수 시료 검사 외에 철분 결핍을 확인할 수 있는 가장 믿을 만한 방법은 일반 혈액 검사를 통해 페리틴 수치를 측정하는 것이다. 그러나 혈구 수치가 정상이라도 체내 철분 저장량이 감소할 수 있다. 페리틴 수치 정상의 범위가 넓은 편인데 수치가 정상인 범위 내에서도 페리틴 수치가 낮은 쪽일수록 철분 결핍일 가능성도 커진다. 만성 질환이나 염증성 질환 때문에 철분 결핍이 드러나지 않는 환자는 페리틴 수치가 높을 수 있다.

경우에 따라 야간 수면 검사가 필요할 때도 있다. 환자의 다리 움직임을 관찰하려면 정강이 부위 근육인 전경골근(前脛骨筋)의 활동 상황을 기록한다. 하지불안증후군 환자는 잠들기까지의 시간 동안 전경골근의 활동이 증가한다. 환자가 잠이 든 후에 20초에서 40초에 한 번씩 이 근육에 반복적 경련이 일어나는 현상을 자주 접했다. 이는 주기성 사지 운동 장애(PLMD)의 증상이다.

수면 중 한 시간에 5회 이상 반복적 경련이 나타나면 주기성 사지 운동 장애 진단이 내려지는데 환자 대부분이 이보다 경련 횟수가 훨씬 많다. 하지불안증후군 환자는 수면 중 보통 한 시간에 30~100회 정도 경련이 나타난다. 수면 검사가 진행되는 동안 환자를 관찰할 때 이와 같은 반복적 움직임이 포착된다.

반복적으로 일어나는 경련이 짧은 각성과 관련될 수 있다. 이와 같은 단기 각성은 뇌파에 영향을 줄 뿐만 아니라 일시적으로 심장 박동을 증가시킨다. 이 때문에 수면의 질이 떨어지고 이것이 주간 졸음증을 유발할 수 있다.

낮 동안 과도하게 졸린 이유는 하지불안증후군 때문일 수 있다. 물론 수면무호흡이나 기면증 같은 수면 장애가 공존한 결과일 수도 있다. 정확한 하지불안증후군 진단에 도움이 되는 검사는 아래와 같다.

○ 빈혈 확인을 위한 일반 혈액 검사(혈구 수치 검사)
○ 철분 수치 감소 확인을 위한 각종 검사
○ 비타민 B_{12}, 엽산 수치 검사
○ 수면 검사

비타민 B_{12} 섭취와 치료

하지불안증후군 진단이 나오면 비로소 치료 계획을 세울 수 있다. 치료의 유형은 증세가 얼마나 심각한지에 따라 또 각종 검사 결과에 따라 달라진다. 때로는 병증의 원인이 명확하지 않을 때도 있다.

수면 클리닉에서는 환자에게 자가 치료를 권하지 않는다. 정확한 진단 없이 하는 자가 치료는 매우 위험하기 때문이다. 예를 들어 월경량이 많아서, 임신 때문에 철분 결핍이 발생할 수도 있다. 어쩌면 대장암이나 염증성 장 질환 같은 심각한 질병이 철분 결핍을 유발할 수도 있다. 철분 결핍의 정도가 심하지 않은데도 철분을 과도하게 섭취하면 심각한 병증을 유발할 수도 있다.

따라서 환자가 철분 결핍 진단을 받으면 그 다음에는 결핍의 원인이 무엇인지부터 파악해야 한다. 철분 결핍이 하지불안증후군 원인이면 대개는 정제 형태의 철분 제제를 처방하고 환자는 이 약을 수개월 동안 복용한다. 철분은 섭취하더라도 섭취량의 단 1퍼센트밖에 흡수가 되지 않으므로 체내 저장철(貯藏鐵)을 보충하려면 비교적 오랫동안 철분 제제를 복용해야 한다.

조제약이나 종합 비타민에는 철분이 소량만 들었기 때문에 추가로 체내 흡수가 잘 되는 철분이 적정량 함유된 제제를 먹어야 한다. 철분 보충제를 먹고 변비에 걸렸다는 사람은 말린 자두가 좋다. 매우 드문 경우이기는 하나 철분 결핍 치료를 위해 철분 제제를 직접 주입하기도 한다.

하지불안증후군 치료와 관련한 희소식은 제대로만 치료하면 증상이 극적으로 개선될 수 있다는 점이다. 그러나 지금까지 경험한 바로는 철분 결핍 상태가 수년 동안 지속된 경우에는 철분을 보충해도 하지불안증후군이 크게 호전되지 않았다.

하지불안증후군 환자 중에는 소화기계에서 비타민 B_{12}를 충분히 흡수하지 못해 비타민 B_{12} 결핍 상태가 된 사람도 있다. 이런 사람들에게는 반복적인 비타민 B_{12} 주입이 필요하다. 서양 식단에서는 육류가 철분의 주요 공급원이므로 채식주의자는 다른 철분 공급원을 찾아 섭취한다. 채식주의자는 특히 철분 함량이 풍부한 식품, 곡물 겨 시리얼, 병아리콩, 콩, 시금치를 충분히 섭취해야 한다. 비타민 B_{12}는 주로 육류와 달걀, 유제품에 들어 있다. 일부 채소에도 비타민 B_{12}가 들어 있으나 충분히 공급해줄 믿음직한 공급원이라고 보기는 어렵다. 채식주의자는 일일 권장량을 충족하려면 비타민 B_{12} 보충제를 복용하거나 비타민 B_{12}가 강화된 식품을 섭취하는 것이 좋다.

만약 하지불안증후군이 관절염 같은 통증 질환과 관련한다고 판단되면, 이러한 기저 질환에 초점을 맞춘다. 관절염이나 관절 통증 치료를 위한 비스테로이드성 항염제를 처방받을 수 있다.

항우울제 중에 하지불안증후군 증상을 유발하는 약물이 꽤 있다. 연관성이 분명하다는 생각이 들면 의사와 상의해 다른 치료법을 강구해봐야 한다.

원인이 명확하지 않은 경우의 치료

하지불안증후군은 원인을 정확히 알아내기 어렵다. 이럴 때는 비정상적 신체 움직임을 줄이는 데 치료의 초점을 맞추기도 한다. 이와 관련해 미국에서는 다음의 약물이 미국식품의약국의 승인을 받았다.

1) 도파민 작용제

도파민 수치를 증가시키거나 신경계 내 도파민 수용체와 결합하는 약물이 하지불안증후군 증상에 효과가 있다고 나타났다. 이러한 약물은 파킨슨병 치료제와 같은 유형인데 다만 파킨슨병 환자보다는 적은 양을 복용한다.

파킨슨병은 뇌의 도파민 수치가 현저하게 저하돼 극심한 운동 장애를 나타내는 질병이다. 주간 졸음증이 생기거나 약효가 다하면 증상이 더 심해질 수 있으며 드물기는 해도 도박과 같이 무모하게 위험을 부담하는 행동은 심각한 부작용이 발생할 위험성이 있다.

2) 항뇌전증제

또 다른 요법은 과도한 신체 움직임에 대한 뇌의 반응성을 떨어뜨리는 약물을 사용하는 것이다. 이러한 약물은 뇌로 하여금 비정상적 신체 움직임에 반응하지 않게 하거나 이러한 움직임을 억제하게 한다. 치료제로 승인된 약물 가운데 하나가 가바펜틴 에나카빌이다. 특히 쉽게 잠이 들지 않는다고 호소하는 환자에게 처방할 수 있는 또 다른 항뇌전증제가 벤조디아제핀 계열의 클로나제팜이다. 때때로 이러한 약물은 환자가 잠에서 깬 뒤에도 약효가 지속돼 비몽사몽 상태가 될 수도 있다. 이런 증세가 나타날 때는 잠자기 한두 시간 전에 약을 복용하면 부작용을 좀 줄일 수 있다.

3) 보조 기구 및 생활 방식

미국식품의약국은 하지에 진동을 가해주는 의료 보조 장치도 하지불안증후군 치료 도구로 승인했다.

생활방식이나 습관을 바꾸는 것도 도움이 된다. 카페인 섭취를 줄이고 술과 담배를 금하는 것 등이 여기에 해당한다. 적당한 운동이나 심신이완 요법, 마사지, 냉찜질이나 온찜질 같은 습포법도 도움이 된다. 잘 때 발이나 다리를 차갑게 하는 것이 도움이 된다는 사람, 반대로 다리를 따뜻하게 해줘야 좋다는 사람도 있다.

수면 장애에 관한 이해가 부족하거나 진단에 꼭 필요한 질문을 하지 않는 의사가 참 많다. 심지어 가족이나 친인척 중에 증상을 보이는 사람이 있어도 상황은 마찬가지다. 특히 불면증의 기저 질환 가운데 가장 흔한 하지불안증후군이 그렇다. 하지불안증후군은 체내 철분 수치가 저하될 수 있는 임신 중이나 혈액 소실이 일어나는 월경 주기 때 더 자주 발생하므로 여성에게 특히 문제가 된다. 노인층에서도 많이 나타난다. 그러나 진단만 제대로 이루어진다면 얼마든지 치료가 가능하다.

최상의 잠

8장

곤히 자다가 숨을 멈출 때

자다가 갑자기 호흡을 멈추는 이유는 무엇일까?

● ● ●

수면무호흡은 왜 진단하기 어려울까?

● ● ●

수면무호흡은 어떻게 치료할까?

단순 코골이인 줄 알았던
딸의 상태

어느 날 아침에 열네 살짜리 소녀가 아버지의 손에 이끌려 나를 찾아왔다. 볼이 발그레하고 약간 살집이 있는 금발 머리 소녀가 내 앞에 앉아 슬프고도 지쳐 보이는 푸른 눈동자를 아래로 내리깐 채 바닥을 응시했다. 말은 별로 하지 않았고, 눈 밑에는 거뭇한 다크서클이 늘어져 있었다. 10대 소녀에게는 흔치 않은 일이었다. 고된 농장 일을 해서인지 딸을 데리고 온 아버지는 손에 굳은살이 잔뜩 박인 채였다. 딸아이는 별로 말이 없었고 이야기는 아버지가 대신 했다.

수면 클리닉을 찾은 이유를 묻자 아버지가 이렇게 대답했다.

"제 딸은 모든 면에서 성장이 좀 더딘 것 같아요."

이 말을 듣고 소녀가 매우 당황해하고 부끄러워하겠구나 싶었다. 아버지는 계속해서 딸이 성적도 아주 부진하고 우울증 약도 먹는데 영 나아지질 않는다고 했다.

나는 딸아이에게 몇 가지를 물었다. 되도록 아버지 말고 딸아이가 직접 대답하라고 말했다. 이 과정에서 이 가여운 소녀가 지닌 문제의 실체가 서서히 드러났다. 몇 년 동안 학교 성적이 엉망이었고 1년 전에는 결국 저조한 성적 때문에 학교를 중퇴하고 말았다. 이 소녀는 어디에도 집중하지 못했고 수업 시간에도 졸기 일쑤였으며 심지어는 시험을 보다가 잠이 들기도 했다.

나는 소녀의 아버지에게 딸이 잘 때 '코를 고느냐'고 물었다. 그러자 '지난 몇 년 동안 코를 아주 심하게 골았다'고 말했다. 그래서 이번에는 '혹시 딸이 자다가 숨이 멎는기도 하냐'고 물었다. 이 질문에도 역시 '그렇다'는 대답이 돌아왔다.

진찰을 시작하자마자 검사 도구라고 하기도 민망한 수준인 손전등만으로도 문제의 원인이 무엇인지 알 수 있을 것 같았다. 내 '믿음직한' 손전등으로 이 소녀의 목 안을 들여다보니 골프공 만하게 부풀어 있는 편도선 두 개가 보였다. 목 안 양쪽 끝에 있어야 할 편도선이 워낙 크게 부은 상태라 편도선 덩어리 두 개가 목구멍 중간쯤에서 거의 붙은 모양새로 사실상 기도를 막고 있었다. 이것이 이 어린 소녀가 수면무호흡에 시달린 원인이었다. 나는 귀와 코, 목구멍 절개 수술을 권했다.

수술로 편도선과 아데노이드를 제거하자 소녀의 호흡이 정상으로 돌아왔다. 소녀는 비몽사몽에서 벗어나 낮 동안 완전한 각성 상태를 유지했고 덕분에 다시 학교에도 갔다. 나는 모든 의학적인 문제가 이 사례처럼 행복한 결말을 맞기를 바란다. 무엇보다 어린 환자가 너무 오랫동안 하지 않아도 될 고생을 하는 일이 없기를 바라는 마음이 더 크다.

생명과 직결되는 수면 호흡 장애

수면 호흡 장애는 매우 흔한 증상이라 거의 모든 사람 주변에 한 사람쯤은 있을 정도다. 가장 흔한 수면 호흡 장애가 바로 코골이와 수면무호흡증이다. 이 두 가지 중 그나마 덜 심각한 증상이 코골이다. 그러나 수면 중에 호흡이 멈추는 수면무호흡증은 14세 소녀의 사례에서 보는 바와 같이 한 사람의 생활을 엉망으로 만들 수 있다. 삶뿐만 아니라 생명까지 위험에 빠뜨릴 수 있다. 코골이가 수면무호흡의 한 증상일 수는 있으나 코를 곤다고 다 수면무호흡은 아니다.

수면 중 숨을 쉴 때 아주 시끄러운 소리를 낸다면 상기도가 막혀 있을 가능성이 있다. 막힌 상기도로 공기를 빨아들이려다 보니 상기도 조직에 진동이 생기면서 큰 소리가 나는 것이다.

코 고는 사람 중 대다수는 특별히 건강상의 문제가 없다. 주간 졸음증도 없고 수면 중 호흡이 멎는 일도 없으며 혈압도 정상이라면 일단 이 코골이는 병적인 증상은 아니다.

코는 골아도 다른 수면 장애 증상이나 기타 병적인 증세가 없다면 굳이 야간 수면 검사를 받을 필요는 없다. 그래도 진찰은 한 번 받아보고,

적어도 혈액 검사 정도는 받아보라고 권하고 싶다. 일반적 검진과 더불어 의사는 환자가 잘 때 코가 막히는지 확인해야 한다. 또 전에 코뼈가 부러졌는지, 입으로 숨을 쉬어서 생긴 인후통 때문에 잠에서 깼는지 등을 물어본다.

의사는 환자의 기도를 살펴보고 아무 이상이 없는지 확인한다. 코뼈가 휘어졌는지, 코 속이 막혔는지, 편도선이 비대한지, 혹이나 돌기가 있는지 살핀다. 그리고 턱이 너무 작은 것은 아닌지, 너무 뒤로 들어간 것은 아닌지 확인한다. 아랫니보다 윗니가 더 많이 튀어나왔는지 아닌지도 살펴봐야 한다. 혀는 아래턱 쪽에 붙어 있다. 턱이 너무 작거나 너무 뒤로 밀려나면 혀도 역시 뒤로 밀려난다. 이런 상태면 혀 뒤의 기도가 막힐 수 있다. 아동의 코골이는 바로 이것이 원인일 수 있다.

전에는 코를 골지 않았던 여성도 임신하면 코를 골기도 한다고 앞에서 말했다. 임신 중의 호르몬 수치 증가와 체중 증가 등 다양한 요소가 이러한 증상일 수 있다. 체중이 불고 상기도가 좁아져서 코가 꽉 막혔다고 느끼는 임신부도 있다. 임신하며 특정 호르몬 수치가 상승하고 이 호르몬이 호흡에 관여하는 조직을 이완시켜 상기도의 탄력이 저하된 것을 원인으로 본다. 기도가 부분적으로 막혀 코를 골게 될 수도 있다.

임신 중에 생기는 코골이는 대부분 큰 문제가 되지 않는다. 그렇다 하더라도 만의 하나 수면무호흡이나 자간전증(임신 중독증)의 징후일지도 모르니 일단 의사에게 증상을 상세히 전하고 이상의 병증과는 관련이 없음을 확인하고 넘어가야 한다.

코골이를 치료하는 방법

코골이는 병이 아니다. 그래서 수술 요법은 최후의 수단으로만 남겨 두고 웬만하면 권하지 않는다. 그것도 비중격 만곡증처럼 수술로 교정 해야 할 경우에 한해 수술 처치를 권할 뿐이다. 코골이 때문에 수술을 받았으나 효과가 없었다는 환자를 많이 봤다.

코골이 수술은 연구개 절제술을 중심으로 이루어진다. 그러나 연구개 가 아니라 혀 뒤가 막혔거나 턱이 작아서 생긴 현상이라면 문제가 해결 되지 않는다. 병적 질환과는 무관한 코골이라면 체중을 줄이고, 술과 수 면제의 양을 줄이거나 끊고, 다양한 치과용 보조 기구나 장치를 착용하 는 방법 등이 도움될 수 있다.

1) 체중 감량

코 고는 사람은 대다수가 과체중이다. 이런 사람에게 가장 효과적인 그러나 가장 어려운 치료법은 바로 체중 감량이다. 때로는 체중을 아주 약간만 줄여도 코골이가 상당히 개선되기도 한다. 또는 체중을 많이 줄 여야 비로소 효과가 나타나는 경우도 있다.

2003년에 미국의학협회지에 60세 이상 여성을 대상으로 한 연구 결과 가 발표됐다. 이에 따르면 하루 평균 2시간 텔레비전을 시청하는 여성은 비만 위험이 23퍼센트 증가했고 당뇨병에 걸릴 위험이 14퍼센트 증가했 다. 같은 연구에서 매일 1시간 동안 빠르게 걷는 운동을 하면 비만 위험 이 24퍼센트나 감소하고 당뇨병 위험은 34퍼센트나 감소한 것으로 나타 났다.

2) 술과 수면제 삼가기

코골이 치료법으로 가장 널리 권장하는 사항이 금주다. 특히 자기 전에는 술을 마시지 않는다. 술은 상기도를 계속 여는 근육의 탄력성을 줄여 코골이를 더욱 악화시킨다. 가능하다면 이러한 효과를 내는 약물은 피한다. 수면제, 감기와 알레르기 치료에 사용되는 항히스타민제 같은 기타 수면 유도제가 여기에 해당한다. 사용 설명서에 부작용으로 졸음증을 주의하라고 쓰인 약물은 코골이 증상을 악화시킬 수 있다.

3) 치과용 보조 기구 및 장치

턱이 유난히 작거나 피개 교합이 있는 사람은 구강 내에 설치하는 장치가 도움이 될 수 있다. 이러한 장치는 권투 선수나 축구 선수가 치아 보호용으로 착용하는 마우스피스처럼 생겼으나 환자의 치아와 턱 모양에 맞춰 제작된다. 잠잘 때만 착용하며 아래턱을 위쪽과 앞쪽으로 밀어내는 역할을 한다. 혀를 앞쪽으로 밀어내 혀 뒤의 기도를 크게 연다. 그러나 비만이면 이 장치는 별로 효과가 없다.

코를 고는 사람 중에 이러한 장치를 사용하는 사람이 많다. 일부 사람에게 특히 효과가 좋은 장치도 있다. 가장 광범위하게 사용하는 장치가 콧구멍을 넓혀주는 접착식 코 밴드인 브리드라이트, 콧구멍에 부착하는 밸브인 더라벤트이다. 그러나 유형을 불문하고 어떤 코골이에든 효과가 있는 만능 장치는 없다. 옆으로 자면 코골이가 좀 나아지기도 한다. 따라서 굳이 어떤 장치를 착용하지 않더라도 옆에서 자는 사람이 옆구리를 슬쩍 찔러주는 것만으로 효과가 있을 때도 있다.

수면무호흡증이란
무엇인가?

수면무호흡증은 코골이, 호흡 정지, 숨을 헐떡이며 잠에서 깨기, 중증 주간 졸음증 등의 증상이 복합적으로 나타날 수 있는 매우 심각한 수면 호흡 장애다. 20여 년 전까지도 수면무호흡증은 주로 비만인 중년 남성 이나 걸리는 질환이었다. 여성, 특히 젊은 나이층에서는 거의 나타나지 않는 증상이라고 생각했다.

그러나 실제로는 이와 같은 폐쇄성 수면무호흡증은 남녀 모두에게 천식만큼이나 흔하다. 물론 수면무호흡증을 보이는 남성의 비율이 여성의 약 두 배에 달하기는 한다. 여성은 폐경 후 여성 가운데 약 10퍼센트가 이 증상을 겪는다. 하지만 수면무호흡증은 나이를 불문하고 신생아에서 부터 90대 노인에 이르기까지 전 연령층에서 나타난다. 또 비만이 아니어도 이 증상이 나타날 수 있다.

수면무호흡증은 40대 정도 중년 남성에게 생긴다는 고정관념 때문에 여성이나 아이들에게도 나타난다는 생각을 잘 하지 못한다. 그래서인지 수면무호흡 진단을 받고 치료를 받는 여성은 극히 드물고, 실제로는 수면무호흡증인데 다른 질환으로 엉뚱한 치료를 받는 경우가 꽤 있다.

29세 여성의 설명을 들어 보자.

"저는 불안 발작과 졸음증, 우울증으로 고생하고 있어요. 의사에게 말했더니 항우울제를 복용해 보자더군요. 그 전에는 다른 약을 썼는데 전혀 효과가 없었어요. 직장에서 과도한 긴장감과 압박감이 느끼고 아무것도 아닌 일에 괜히 짜증이 나는 날이 많아졌어요. 꽤 오래 자는데 잠에서 깨고 나면 푹 잔 것 같지 않고 찌뿌듯하기만 합니다. 영 개운하지가 않아요. 체중은 늘고 기분도 나아지질 않아요."

2003년 미국의학협회지에 발표된 연구 결과, 50세가 되면 여성이 남성보다 수면무호흡증을 나타낼 가능성이 두 배나 높았다.

여성은 상기도저항증후군(UARS)이라는 일종의 '변종 수면무호흡증'을 나타낼 가능성도 크다. 현재로서는 상기도저항증후군이 있는 여성의 비율이 어느 정도인지는 알려져 있지 않다.

수면무호흡증의 '발견'

의사 일을 하다 보면 그 병력이 잊히지 않고 계속 기억에 남는 환자가 몇몇 있다. 나 역시 1971년 7월부터 1972년까지 시카고 마이클리즈 병원에서 인턴 생활을 하고 있을 때 만난 어느 환자가 기억난다.

당시 나는 내과 병동에서 순환 근무 중이었는데 한 여성 환자 때문에 골머리를 앓았다. 이 여성은 중증 졸음증을 호소했고 이 병원 의료진은 그 원인을 알아내려 애쓰고 있었다.

내가 이 환자를 보러 갈 때는 잘 자고 있었다. 그런데 잠에서 깼을 때도 여전히 졸려 보였다. 거의 모든 면에서 의학적으로는 정상였다. 다만 한 가지가 걸렸는데 이 여성의 체중이 정상보다 45킬로그램 정도 더 나갔다. 그래서 나는 졸음증과 과체중 사이의 연관성을 생각하고 의과대학 시절에 배웠던 '픽윅증후군'일지도 모른다는 생각을 했다.

찰스 디킨스는 자신의 첫 번째 소설 《픽윅 클럽 보고서(The Posthumous papers of the Pickwick Club)》에서 '뚱뚱이'로 불리는 등장인물 '조'에 대해 항상 졸고 있고 자면서 코를 드렁드렁 곤다고 묘사했다. 처음 조의 외모에 대해 묘사할 때는 '불그레한 얼굴에 항상 졸고 있는 뚱뚱한 사람'이라고 했다.

나는 픽윅증후군은 공기를 충분히 들이마시지 못해서 호흡이 원활하지 않게 되는 장애라고 배웠다. 픽윅증후군인 사람이 낮에 조는 이유는 혈중 이산화탄소 수치가 너무 높기 때문으로 알고 있었다. 그러나 이 환자의 혈중 이산화탄소 수치를 검사한 결과 정상으로 나왔다. 환자의 비정상적 각성 상태의 원인 규명을 위한 기타 혈액 검사 결과 역시 모두 정상이었다. 그러므로 이 환자는 픽윅증후군은 아니었다. 게다가 이 여성의 증상은 내가 읽거나 들어봤던 그 어떤 증후군의 증상과도 맞지 않았

뚱뚱이 조

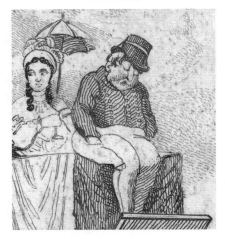

출처: 찰스 디킨스 《픽윅 클럽 보고서》 (1836)

다. 병원의 다른 의료진과 마찬가지로 나 역시 몹시 당황스러웠다. 그때 무력감을 느끼면서 내가 조금만 더 똑똑했으면 그 환자를 도와줬을 것이라고 생각하며 아쉬워했던 기억이 난다.

그로부터 2년 뒤쯤 몬트리올에 있는 로열빅토리아 병원에서 레지던트로 일할 때 시카고 병원의 그 여성 환자와 거의 비슷한 증상을 보이는 환자를 만나게 됐다. 이번 환자는 남성이었는데 수면 중 발작이 일어나는 증상이 하나 더 있었다.

어느 날 밤, 회진 중에 이 환자가 수면 중에 호흡이 멎는 것을 봤다. 그래서 이 증상이 환자가 겪는 졸음증, 수면 중 발작 증세와 연관이 있지 않을까 생각했다. 이러한 발견을 계기로 캐나다 최초의 수면 호흡 연구에 돌입했고 이를 주제로 한 논문도 발표하게 됐다. 내가 썼던 수면 분

최상의 잠

야 논문 중에는 이것이 첫 번째 논문이었다.

연구조사를 하며 환자가 자는 동안 반복적으로 기도가 막혀 호흡이 정지된다는 사실을 알게 됐다. 호흡이 정지되면 심장 박동 수가 떨어지고 길게는 10초 동안 심장이 멈출 때도 있었다. 심장 박동이 멈추면 뇌에 혈액이 공급되지 않아서 발작이 일어날 수 있다. 이것으로 환자의 졸음증과 수면 중 발작 증세의 원인을 설명할 수 있게 됐다. 그래서 우리는 기관 절개술로 기관에 구멍을 내 기도 폐색에 대비했다. 그러자 졸음증이 완전히 사라졌고 수면 중 발작 증세도 재발하지 않았다.

그 당시로부터 불과 2, 3년 전이었던 1960년대 중반에 그리 유명하지 않은 유럽의 한 의학 학술지에서 그때까지 매우 희귀한 장애로 인식했던 수면무호흡증 사례를 발견했다. 시카고 병원의 그 여성 환자가 바로 이 장애 진단을 받았어야 했다는 생각이다.

인터넷으로 국립의학도서관 데이터베이스에서 '수면무호흡증후군'이란 단어가 포함된 논문을 검색해보면 관련 논문이 6,000개도 넘게 나온다. 그러나 이 가운데 1975년 이전의 논문은 단 하나도 없다.

그러나 수면무호흡증은 1970년대까지 임상적으로 알아내지 못했을 뿐이지 그전에는 없던 전혀 새로운 질병이 아니다. 1970년대 이후에 나타난 질병도 당연히 아니다. 디킨스의 소설에 뚱뚱이 '조'를 통해 그려졌듯이 또 아주 오래전 역사적 인물의 묘사에서도 확인할 수 있듯이 이 장애는 수천 년 전부터 우리를 괴롭혀왔다고 봐야 한다. 수면무호흡증의 역사는 아마도 비만인의 역사와 맥을 같이할 것이다.

기원전 360년에 헤라클레아의 왕은 폭군 디오니시우스였다. 디오니시우스는 저 유명한 알렉산더 대왕과 동시대 인물이었다. 그런데 이 왕은 너무 뚱뚱해서 공식 석상에 모습을 드러낼 때 사람들은 왕의 머리 부분 외에는 볼 수 없게 했다. 역사 자료를 살펴보면 이 왕은 깊은 잠에 곯아떨어지곤 했다고 한다. 그래서 왕이 잘 때면 길고 가는 바늘로 잠자는 왕을 찔러 깨우는 사람을 따로 고용할 정도였다. 자다가 호흡이 멈출까봐 그랬을 것이다. 그러나 이 방법이 통하지 않았던 것 같다. 같은 자료에 보면 이 왕은 결국 자기 살에 파묻혀 '질식사'했다고 한다.

1908년에 미국 대통령에 당선된 윌리엄 하워드 태프트는 재직 중에 수면무호흡증을 앓았다. 주치의 중 그 누구도 문제의 원인을 몰랐다. 태프트는 비만이었고 코를 골았으며 4년 임기 내내 졸음증을 달고 다녔다. 대통령 임기를 마치고, 1912년에 예일 대학 법학과 교수가 됐을 때도 여전히 비만 상태라 태프트 전용 초대형 의자가 필요할 정도였다.

비만과 안면 구조로 인한 호흡 정지

수면무호흡을 유발하는 문제로는 크게 두 가지가 있다. 첫 번째는 폐쇄성 수면무호흡을 유발하는 상기도(上氣道) 폐쇄다. 일반적으로 기도 개방에 관여하는 것이 상기도 근육인데 다양한 문제로 인해 상기도 근육의 기도 개방 기능이 상실될 수 있다.

공기가 폐로 들어가기까지의 과정을 보면, 일단 코 안으로 들어간 공기는 연구개 뒤로 돌아서 목구멍(인두)으로 내려가 결국 폐에 이른다. 어느 한 장소에서 공기의 흐름이 막히면 수면무호흡이 나타날 수 있다. 따라서 비만에 따른 기도 협착에서부터 코 막힘, 편도선 비대 등이 폐쇄성 수면무호흡을 유발된다. 이러한 장애가 있는 사람도 깨어 있을 때는 기도가 열려 있으나 잠이 들면 막힌다. 이들은 수면과 호흡이라는 두 가지 행위를 동시에 하지 못한다.

아동의 수면무호흡은 대체로 편도선 및 아데노이드 비대, 비만, 비정상적인 턱(유전일 때가 종종 있음)이나 안면 구조 때문에 발생한다. 요즘은 비만이 마치 유행병처럼 번진 탓에 성인 당뇨병으로 알고 있던 2형 당뇨병을 앓는 아동이 엄청나게 많아졌다. 마찬가지로 비만 때문에 수면무호흡증을 나타내는 아동도 많아졌다.

성인의 수면무호흡은 비만이 원인일 때가 가장 많고 아동의 경우처럼 비정상적인 턱 모양이나 안면 구조 때문에 발생하기도 한다. 흔하지는 않으나 중추 신경계에 문제일 수도 있다. 신경계에서 호흡 근육에 전달되는 전기적 신호가 감소하면서 발생하는 호흡 장애를 중추성 수면무호흡이라고 한다. 이 장애는 신경계 이상이 원인일 수 있으며 심장병이나 뇌졸중 환자한테서 발병하거나 마약성 진통제의 부작용 때문에 발생하기도 한다.

호흡이 정지되면 혈중 산소 수치가 낮아지고 이산화탄소 수치가 높아진다. 혈중 산소 수치가 낮아지면 심혈관계에 무리가 갈 수 있고 심장 박동과 자율신경계의 변화로 혈압이 상승한다. 이산화탄소 수치가 높아져도 혈액 순환, 특히 뇌 혈류 흐름에 문제가 생길 수 있다. 이산화탄소 수치가 높은 상태에서 잠에서 깨면 두통이 나타날 수 있다. 호흡이 멎은 상태에서 다시 숨을 쉬게 하려면 뇌가 각성해서 다시 기도를 열어야 한다. 그래서 수면무호흡증이 있는 사람은 하룻밤에 수백 번 넘게 잠에서 깬다. 이 때문에 수면의 질이 떨어지고 결국은 이것이 극심한 주간 졸음증으로 이어진다.

수면무호흡의 일종인 상기도 저항 증후군은 여성에게 더 흔하게 나타난다. 잠에서 자꾸 깨는 것은 상기도가 완전히 막혀서가 아니고 코골이나 콧바람 때문이다.

수면무호흡 환자를 대상으로 한 연구 결과 최악의 상황은 환자가 꿈을 꾸는 동안에 발생하는 것으로 나타났다. 그 이유 중 하나는 렘수면 상태에서 신체가 마비되면 기도 개방에 관여하는 근육 또한 마비되기 때문일 것이다.

또 렘수면 중에는 신체의 방어 기제가 억제된다. 정상 상태에서는 산소 농도가 낮아지고 이산화탄소 농도가 높아지지 않게 하는 기제가 작동한다. 이러한 기제가 작동해 더 깊게 호흡하게 하고 필요할 때는 잠에서 깨우기도 한다. 그런데 렘수면 상태에서는 이러한 경고 기제가 억제된다. 그러다가 산소 수치가 위험 수준으로까지 낮아지고 이산화탄소 수치가 심하게 높아져야 비로소 방어 기제가 작동하기 시작한다. 수면무호흡이 있는 여성 중에는 렘수면 상태에서만 호흡 장애가 나타나는 사람도 있다.

의학을 관통하는
중요한 질병

의과 대학생 시절에 나는 '매독에 관한 공부를 다 했으면 의학 공부를 다 한 것이나 진배없다'고 배웠다. 물론 많이 과장된 말이기는 하나 그만큼 매독의 영향력이 엄청나다는 의미다. 매독은 신경계와 심혈관계를 포함해 인체의 수많은 기관에 영향을 미칠 수 있다. 따라서 매독에 관해 철저히 공부하면 이 모든 기관에 대해서도 배울 수 있고 내과학과 미생물학 분야에서 많은 것을 이해할 수 있게 된다.

수면무호흡증도 이와 마찬가지라고 생각한다. 수면무호흡에 관한 모든 것을 안다면 의학에 관해 많은 지식을 알 수 있을 것이다. 수면무호흡은 수많은 기관에 영향을 미치며, 증상도 매우 다양하다. 의학계가 오랜 시간 동안 수면무호흡의 존재를 인식하지 못했던 이유 가운데 하나도 아마 증상이 너무 다양하기 때문이었을 것이다. 게다가 남성과 여성 환자의 증상이 달리 나타나기도 한다. 그러나 수면무호흡증을 인식하지 못한 또 다른 이유는 졸음증을 병으로 간주하지 않았던 탓도 있다. 의사는 환자에게 졸린 증상을 별로 묻지 않는다. 졸음증이 있는 사람을 보면 그저 잠이 부족하거나 아니면 게을러서라고 치부하고 만다.

수면무호흡증의 가장 중요한 증상으로는 졸음증, 코골이, 수면 중 호흡 정지 등이며 이와 더불어 불면증도 주요 증상으로 나타난다.

수면무호흡증의 주요 증상들

1) 졸음증

수면무호흡증이 있는 사람은 텔레비전을 시청할 때, 대기실에서 진료 차례를 기다릴 때, 다른 사람이 운전하는 차를 타고 이동할 때 등 자극 수준이 낮은 상황에서 자주 잠이 든다. 게다가 술을 조금만 마셔도 졸음 증세가 엄청나게 심해진다. 자동차를 운전하거나 항공기를 조정할 때처럼 정말 위험한 순간에 잠이 들기도 한다.

잠자기에 적합하지 않는 때와 장소에서 잠이 드는 경우가 많기는 하나 가장 말도 안 되는 상황에서 잠을 잔 환자 두 명이 기억난다. 한 명은 결혼식 도중에 잠이 들었고(신랑인 환자가 선 채로 코를 골기 시작했음) 또 한 명은 성교 도중에 잠들었다.

2) 코골이

폐쇄성 수면무호흡증인 사람 중에 자신이 잠을 잘 잔다고 생각하는 사람이 아주 많다. 코 고는 소리를 본인은 못 듣기 때문에 자신이 코를 골아서 다른 사람을 방해한다는 생각을 못한다. 우리 수면 클리닉에서는 수면 검사를 받는 동안에 촬영한 디지털 비디오를 환자에게 보여준다. 비디오를 통해 자신이 자는 모습을 본 사람은 대개 "맙소사! 저게 나라고요? 대체 내가 우리 가족에게 무슨 짓을 한 거지?"라고 말한다.

술을 마시면 코골이가 더 심해지고 소리도 더 커진다. 보통 때는 코를 고는 것 외에 다른 증상은 없는 사람도 아주 소량이라도 술을 마신 뒤에는 수면 중에 호흡 정지가 나타날 수 있다. 알코올이 코골이를 무호흡증 환자로 바꿔버릴 수 있다.

3) 호흡 정지

'무호흡'이라는 말은 '호흡이 멎는 것'을 의미한다. 코를 골며 같이 자는 배우자가 갑자기 조용해지면 옆에서 자던 사람은 엄청난 불안과 걱정 속에서 배우자가 다시 숨을 쉬기를(그리고 다시 코를 골기를) 기다린다. 이처럼 수면 중에 호흡이 일시적으로 멎었다 재개하는 증상은 수면무호흡의 주요 특징 가운데 세 번째에 해당한다.

4) 기타 증상

호흡 일시 정지는 다양한 신체 기관에 영향을 미치며 이 때문에 수많은 2차적 증상이 나타날 수 있다. 심지어 이러한 2차적 증상이 지금까지 설명한 세 가지 주요 증상보다 훨씬 위험할 수 있다. 수면무호흡이 있는 사람은 숨이 막혀서, 두통과 함께 잠에서 깨고(자다가 혹은 아침에) 자다가 일어나 화장실에 너무 자주 간다고 호소한다. 또 성욕 감퇴, 심혈관 질환과 속쓰림 증상도 호소한다.

임상적으로 정신 질환과 유사한 증상을 보이는 환자도 있다. 이런 사람들은 우울증이나 기타 정신과적 질환과 비슷한 증상을 호소한다. 특히 여성은 처음에는 우울증으로 진단 받았다가 나중에야 수면무호흡으로 확인되는 일이 꽤 많다.

비만인 사람에게 필연처럼 따라오는 것

오늘날은 나이를 불문한 전 연령대에서 비만이 유행병처럼 번지고 있다 해도 과언이 아니다. 고도 비만인 가운데 절반은 수면무호흡일 가능성이 있다. 또 이들은 심혈관 질환과 당뇨병에 걸릴 위험성이 매우 크다. 대다수 수면 클리닉의 수면무호흡증 환자 약 75퍼센트가 비만이고 대다수가 체중 증가 후 증상이 시작됐다.

젊고 건강한 운동선수라도 과체중이 되면 수면무호흡증에 걸릴 수 있다. 예를 들어 2016년 조사에서 대학 미식축구 선수의 8퍼센트가 수면무호흡증이었고 2003년의 연구 조사에서는 미국프로미식축구연맹 소속 프로 축구팀의 라인 배커 가운데 3분의 1이 수면무호흡증이었다. 2010년의 또 다른 연구에서는 은퇴한 프로 축구 선수의 약 절반이 수면무호흡증인 것으로 나타났다.

스스로는 절대 깨닫지 못한다

귀가 아플 정도로 크게 코를 드르렁거리며 골다가 갑자기 숨이 멎는다면 배우자에게 수면 장애가 있다는 사실을 쉽게 확인할 수 있을 것이다. 심각한 수면 장애가 있다는 사실을 아무도 모르다가 어느 날 온 가족이 경악할 만한 사건(?)을 목격하고 나서야 비로소 문제의 심각성을 깨닫는다. 운전 중에 잠이 들고, 중요한 약속을 지키지 못하고, 잘 때가 아닌데 잠을 자는 등등의 비정상적 행동이 여기에 해당한다. 배우자가 원래 코를 고는 사람인데 자다가 갑자기 숨이 멎는다든지 성격이 갑자기 변했다는 느낌이 든다면(짜증을 잘 내고 집중을 잘 못하는 등) 또는 자서는 안 되는 때와 장소에서 잠이 들어버린다면 수면무호흡일 가능성이 크다.

수면무호흡증이 의심되는 사람 중에, 증세가 아주 심한 사람들조차 자신이 잠을 아주 잘 잔다고 생각하는 사람이 꽤 있다. 그러다가 자신의 자는 모습이나 코 고는 소리를 직접 보고 듣고 나서야 문제의 심각성을 깨닫는다.

이미 언급했듯이 수면무호흡은 나이를 불문하고 나타나는 질환이며 아이들도 예외가 아니다. 따라서 부모는 아동 수면무호흡의 주요 증세를 미리 알아두고 항상 주의해서 지켜봐야 한다.

아이가 잘 때 거의 매일 밤 코를 심하게 골고 갑자기 숨이 멎는 일까지 있으면 수면무호흡증을 의심해봐야 한다. 또 기도 확보를 위해 목이나 턱을 계속 움직이는 등 좀처럼 편히 자지 못하는 상황까지 겹친다면 이는 또 다른 유형의 질환을 암시하는 징후일 수 있다. 요컨대 편도선이 비대하고 과체중에다 턱이 유난히 작은 아동이라면 기도 폐색일 가능성이 있다. 비정상적 턱 크기나 구조가 무호흡증의 원인이라면 치과 교정학적 검사 및 치료가 도움이 될 수 있다.

계속 조는 아동은 주의력 결핍 및 과잉 행동 장애처럼 보일 수도 있다. 2012년에 미소아과학회는 모든 아동이 정기 검진을 받을 때 수면무호흡 검사를 받을 것을 권고할 정도로 아동 수면무호흡이 흔한 질환이 됐다.

위험 인자를 몇 개나 가졌는가?

다음 베를린 설문지는 수면무호흡증에 걸릴 위험성이 얼마나 되는지 평가하는 검사 도구다. 나는 이 설문지를 약간 수정해 과체중인 사람뿐만 아니라 작은 턱처럼 수면 호흡 장애를 유발할지 모르는 기타 위험 인자를 지닌 사람까지 포함시켰다. 질병에 걸릴 위험성을 측정하는 평가 도구가 거의 그렇듯, 이 설문지도 위험성을 과대·과소평가할 수 있다. 그래도 병원에 갈 때 이 설문지를 가지고 가면 자신이 왜 수면무호흡증을 걱정하는지 그 이유를 설명하기가 훨씬 수월할 것이다.

이 설문지는 수면무호흡증인지 아닌지 확률을 나타낸다. 다른 검사 도구와 마찬가지로 이 또한 완벽한 도구는 아니다. 점수가 높게(양성) 나와도 수면무호흡이 아닐 수 있고 반대로 점수가 낮게(음성) 나와도 실제로는 수면무호흡일 수 있다. 이 설문지는 특별한 유형에 속하는 극소수 수면무호흡 환자를 잡아내지 못할 수도 있다. 그래도 이 설문지를 활용하면 수면 전문가에게 가야 하는지를 판단하는 데는 도움이 된다.

최상의 잠

수면무호흡 위험 인자 평가지

범주 1. 코골이

☐ 코를 고는가?

☐ 코 고는 소리가 말하는 소리보다 큰가?

☐ 코 고는 증상이 일주일에 최소한 3~4번 나타나는가?

☐ 코 고는 소리 때문에 다른 사람이 괴로워한 적이 있는가?

☐ 일주일에 최소한 3~4회 수면 중 호흡이 정지되는 것을 다른 사람이 본 적이 있는가?

　– 그렇다고 답한 항목이 모두 몇 개인지 확인하라. 그렇다고 답한 항목이 2개 이상인가?

범주 2. 졸음증

☐ 자고 일어나도 피곤하다고 느끼는 경우가 일주일에 3~4회 이상인가?

☐ 낮에도 계속 피곤하고 졸린 경우가 일주일에 3~4회 이상인가?

☐ 운전 중에 졸음이 와서 참을 수 없었던 적이 있는가?

　– 그렇다고 답한 항목이 모두 몇 개인지 확인하라. 그렇다고 답한 항목이 2개 이상인가?

범주 3. 위험 요인

☐ 고혈압이 있는가?

☐ BMI가 30 이상이거나 목둘레가 17인치 이상인가?

☐ 턱이 너무 작거나 피개 교합이 있는가?

　– 그렇다고 답한 항목이 모두 몇 개인지 확인하라. 그렇다고 답한 항목이 2개 이상인가?

마지막 점검

양성으로 나타난 범주에 표시를 하라(그렇다고 답한 항목이 2개 이상이면 양성이다).

☐ 범주 1 코골이

☐ 범주 2 졸음증

☐ 범주 3 위험 요인

양성 항목은 모두 몇 개인가? 양성 항목이 2개 이상이면 수면무호흡이 나타날 가능성이 크다.

제대로 치료를 받지 못하는 이유

대다수 수면 장애 환자와 마찬가지로 수면무호흡 진단을 받은 환자도 여러 병원을 전전하며 수많은 의사를 거친 끝에 비로소 제대로 된 진단을 받는 경우가 대부분이다. 한 연구에서 수면무호흡증 환자는 다른 질병 환자보다 훨씬 오랜 기간인 무려 10년 동안 훨씬 많은 의사를 찾아다니며 허송세월한 끝에 비로소 수면무호흡 진단을 받는 것으로 나타났다. 대다수 의사는 환자에게 잠을 잘 자는지, 코는 고는지, 낮에 졸리지 않는지 등을 물어보지 않는다. 지금도 여전히 수면무호흡증은 과체중인 40대 중반 남성이 잘 걸리는 질환이라는 고정관념에 사로잡힌 의사가 많다. 그래서 여성이나 아동이 이 질환일지도 모른다는 가능성을 아예 염두에 두지 않는다.

위스콘신 대학 연구팀의 조사 결과를 바탕으로 1993년부터 지금까지 계속 발표되는 연구 자료에 따르면 미국 여성 가운데 최소한 2퍼센트, 남성의 4퍼센트가 수면무호흡증을 보인다고 한다. 의사가 남성과 여성 각각 50명 씩 매주 100명의 환자를 본다고 할 때 그중 3명(남성 2명, 여성 1명)은 수면무호흡증 환자라는 의미다. 그러니 의사 한 명이 일 년 동안 알아채지 못하고 놓치는 수면무호흡 환자가 대체 몇 명이란 말인가!

우리 수면 클리닉에 있는 수면무호흡 환자의 평균 나이는 50세. 그런데 이 사람들은 5년에서 10년 동안 이 증상으로 고생하며 아까운 시간을 허비한 뒤에 비로소 수면무호흡 진단을 받았다. 우리 환자 중에는 이 질환 때문에 직장에다 가정까지 잃은 사람도 있었다.

대다수가 실제로는 우울증이 아닌데 엉뚱하게 우울증 진단을 받고,

필요도 없고 심각한 부작용까지 유발할 수 있는 약물을 복용한다. 수면 무호흡증이 있는 사람은 고혈압으로 진행하거나 심장병, 심장 마비, 뇌졸중 등이 발병할 위험성이 높다.

우리 클리닉 환자 중에는 운전 중에 잠이 들어버리는 사람이 많다. 이들 중에는 화물차 운전사도 있고 열차 기관사도 있고 심지어 항공기 조종사도 있다.

2013년 12월에 수면무호흡증 진단을 받지 않은 메트로 노스 철도 회사 소속의 한 기관사가 뉴욕 브롱크스에서 열차를 운행하다가 잠이 들어버리는 바람에 열차가 탈선하는 사고를 내고 말았다. 이 사고로 승객 4명이 사망하고 61명이 부상했다. 이러한 사고를 여러 차례 접하게 되자 모든 기관사에 대해 수면무호흡증 검사를 시행해야 한다는 목소리가 높아졌다. 일부 화물 운송 회사에서는 자사 운전사에 대해 수면무호흡증 검사를 시행하고 있다.

의사는 운전 중에 조는 증상을 가벼이 넘길 것이 아니라 중요한 수면장애의 징후일 수 있다는 점에 주목해야 한다.

수면무호흡은
치료할 수 있다

의사는 환자의 수면무호흡이 의심되면 낮 동안에 졸리는지를 물어야 한다. 수면무호흡일 가능성이 매우 크다고 판단되면 환자를 수면 클리닉으로 보내 야간 수면 검사를 받게 한다. 야간 수면 검사는 환자의 집에서도 할 수 있으나 수면 클리닉 검사실에서처럼 포괄적인 검사를 하기는 어렵다.

뇌파부터 확인한다

수면무호흡이 있는지 알아내려면 수면 검사시 뇌파를 측정하고 안구 운동도 관찰한다. 뇌파로는 피검자가 잠이 들었는지를 확인하고 안구 운동으로는 렘수면 상태에 들어갔는지를 확인할 수 있다. 또 심장 박동 (심전도 검사를 통해)과 혈중 산소 수치, 흉식 호흡인지 복식 호흡인지를 확인하는 검사 등을 시행한다. 코와 입 앞에 장치한 공기 흐름 탐지기로 피검자가 호흡을 하는지도 확인한다. 하룻밤 내내 이러한 측정치를 계속 확인한다.

아래 그림은 수면 검사로 얻은 몇 가지 측정치를 나타낸 것이다. 이 측정치는 피검자가 수면무호흡증임을 보여준다.

그림의 왼쪽은 각성 상태를, 오른쪽은 수면 상태를 나타낸다. 그림에서 알 수 있듯이 각성 상태일 때는 호흡 노력 수준과 공기 흐름이 규칙적이며 혈중 산소 수치도 일정하다. 그런데 잠이 들면 호흡 노력은 계속되나 공기 흐름이 '0'이 될 때가 있다. 그리고 호흡이 멈춰질 때마다 혈중

수면 검사로 얻은 측정치

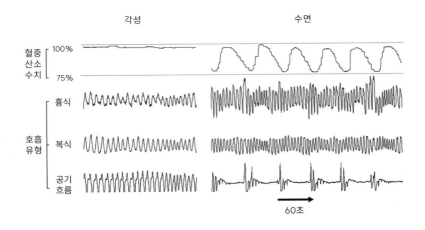

산도 수치가 위험 수준으로까지 떨어지고 수치도 오르락내리락 일정하지 않게 된다. 이러한 일이 1분 주기로 반복된다.

이 사례에는 무호흡이었다가 다시 호흡을 재개하기 직전에 각성 상태가 됨을 보여주는 뇌파가 포함되지 않았다. 우리 수면 클리닉의 환자를 보면 대체로 '무호흡과 호흡 재개'라는 '사건'이 1시간에 30~45차례나 반복된다. 무호흡이 나타나는 횟수가 1시간당 15회 미만이면 경미한 수면 무호흡증이고 15~30회면 중등도 수면무호흡, 30회 이상이면 중증 수면 무호흡으로 본다. 이러한 측정치를 기록하는 외에 밤에 수면 과정을 촬영해 다음날 아침에 각종 측정치와 함께 환자에게 보여준다. 수면 검사 결과를 보면 거의 대다수가 깜짝 놀라면서 이 증상의 위험성에 대해 좀 더 자세히 알게 되고 반드시 치료를 해야 한다는 사실을 깨닫게 된다.

체중 감량이 우선이다

수면무호흡증 치료법에는 앞서 설명했던 코골이 치료법(체중 감량, 술과 기타 약물 금지, 치과용 기기 사용 등)뿐만 아니라 수면 중에 막히는 기도를 열어주는 특수한 치료법 등이 포함된다.

나는 환자에게 수면무호흡증 진단을 내릴 때, 그동안 수면무호흡증 환자를 보면서 숱하게 겪었던 사실 몇 가지를 이야기해준다. 수면무호흡증이었지만 운동을 열심히 하던 45세 환자는 건강 상태가 좋아졌다고 말해준다. 다른 55세 환자는 과체중이라 이미 심장 발작 같은 중증 심혈관 증세, 당뇨병이 더욱 진행됐을 수도 있다고 말해준다. 무릎이나 둔부에 관절염이 왔을지도 모른다. 과체중일 때는 둔부와 무릎 관절에 무리가 많이 가기 때문에 둔부와 무릎 관절염에 특히 취약하다. 무릎이나 둔부 쪽에 문제가 있으며 환자는 예전처럼 움직이기가 쉽지 않다. 운동도 점점 덜하게 되고 그 결과 체중은 더욱 불어나는 악순환이 계속된다.

다음과 같은 핑계를 대는 환자를 숱하게 봤다.

"관절 때문에 러닝머신에서 걷는 것도 자전거를 타는 것도 못해요. 그래서 체중을 줄일 수가 없어요. 제가 할 수 있는 운동이 없단 말입니다."

그러면 나는 환자에게 수영을 하면 되지 않느냐고 말한다. 과체중인 사람이 할 수 있는 운동도 있고, 맞춤형 운동 프로그램도 있다. 물속에서 걷는 운동도 아주 좋다. 물속이라 무릎 관절에 가해지는 하중이 줄기 때문에 운동에 대한 부담이 한결 덜해진다. 규칙적인 운동과 함께 음식 섭취량도 조절해야 한다. 체중 감량에 실패하면 비만을 원인으로 한 기타 질환에 걸릴 수 있다. 이런 환자는 전문가의 도움을 받아야 한다. 고도 비만인 경우에는 비만 치료 수술을 고려하는 것도 한 방법이다.

막힌 기도를 연다

검사 결과 폐쇄성 수면무호흡증 진단이 내려지면 앞서 설명했던 코골이 치료법을 여기에 적용할 수 있다. 그런데 이러한 치료법이 효과가 없고 비만이나 무호흡 증세가 매우 심각할 때는 좀 더 적극적인 치료법을 권하게 되는데 특히 지속적 기도 양압 요법을 주로 사용한다.

1) 기도 양압

보통은 환자가 코 위에 마스크를 착용하는데 경우에 따라서는 코와 입에 착용하기도 한다. 이 마스크는 호스로 토스터 크기의 자그마한 장치에 연결된다. 이 장치는 지속적으로 압력을 발생시켜 기도를 계속 열어주는 역할을 한다. 이 요법을 사용하면 코골이가 사라지고 규칙적인 호흡이 재개된다. 그러나 개중에는 코 안에 압력이 가해지는 것에 적응하지 못하는 사람도 있고 코막힘이나 콧물 등의 증상이 나타나는 사람도 있기 때문에 모든 환자에게 효과가 있지는 않다.

중증 수면무호흡 환자의 약 70퍼센트가 효과를 보는 것 같다. 배우자의 코 고는 소리나 양압기에서 나는 소음이나 별 차이가 없다고 불평하는 사람들을 위해 2017년에 최신형 에어컨 수준의 소음이 거의 없는 아주 조용한 신형 양압기나 나왔다.

2) 기타 양압기

자가 조절 기능이 있는 자동 양압기나 두 가지 유형의 압력을 발생시키는 이중 양압기도 나왔다. 기도를 열어주는 것 외에 호흡을 도와주는 기기도 있다. 수면 전문가들은 환자에게 양압기의 유형과 설치 환경 또는 마스크 유형 등을 권해준다. 요즘은 모바일 기기 등으로 환자가 치료법을 잘 이행하고 있는지를 지속적으로 관찰하는 이른바 원격 관리가 가능하다. 환자는 양압기와 연결된 스마트폰을 이용해 직접 치료 과정과 상태를 모니터할 수 있다.

최상의 잠

3) 치과용 보조 장치

치과 의사나 치과 교정의의 지시로 환자에게 딱 맞춰 제작한 치과용 장치는 코골이뿐만 아니라 무호흡증이 있는 사람에게도 매우 효과적이다. 이러한 장치는 밤에 잘 때만 착용하며 아래턱을 상방 및 전방으로 끌어올리는 역할을 한다. 혀가 아래턱 쪽에 붙어 있기 때문에 아래턱을 앞쪽으로 밀어내면 혀도 앞쪽으로 나오게 된다. 그러면 혀 뒤쪽에 있는 기도가 그만큼 넓어져 공기가 드나들 공간이 확보되는 것이다.

4) 프로벤트

2010년쯤에 소개된 기법이다. 접착식 테이프로 코와 콧구멍에 부착하는 일회용 단방향 밸브 형태의 기도 확보 장치다.

5) 수술

편도선 비대라든가 비정상적 턱 구조와 같이 수면무호흡의 원인이 명확한 경우에는 수술이 효과적일 수 있다. 증상이 너무 심해서 기도 양압으로는 효과가 전혀 없을 때 환자는 기관 절개와 같은 수술 요법을 요구하기도 한다. 내 환자 중에도 이런 경우가 있었다. 수술을 하면 코나 입이 아니라 목 앞부분에 뚫린 구멍을 통해 호흡한다. 신체 침습 수준이 높기는 해도 1980년대 중반까지는 이 방법 밖에 없었고 꽤 효과적이기도 했다. 그러나 수술 요법은 수면무호흡의 정도가 극심해 달리 방법이 없는 환자에게 사용하는 최후의 수단이라고 봐야 한다.

기관 절개 외에 코골이와 무호흡증 환자에게 시술하는 또 다른 수술이 있다. 목젖을 포함해 목구멍 뒤쪽에 늘어진 연구개 뒷부분의 조직을 제거하는 것이다. 이러한 수술은 외과용 메스, 레이저, 전파 등을 이용한다. 최근에는 로봇을 이용해 수술하기도 한다. 이미 설명한 바와 같이 이러한 수술이 별로 효과가 없을 때가 많다. 따라서 나를 포함한 대다수 수면 전문가는 처음부터 수술을 권하지는 않는다.

2014년에 혀로 가는 신경을 자극하는 것과 관련된 새로운 수술법이 미국식품의약국의 승인을 받았다. 전신 마취 상태에서 외과적 수술을 통해 귀와 코, 목구멍에 이 장치를 삽입한다. 이 방법 또한 다른 치료법이 전부 효과가 없을 때에 한해 마지막으로 권해보는 수단이며 비만의 정도가 너무 심한 환자에게도 권장하지 않는다.

모든 사람을 위한 치료

수면무호흡증 환자는 수면 중에 숨이 멎었다가 다시 쉬기를 반복하기 때문에 낮잠을 아무리 자도 개운하다는 느낌 없이 늘 찌뿌듯한 기분으로 잠에서 깬다.

수면무호흡증 환자의 졸음증에 대한 치료는 막힌 기도를 열어주는 것에 초점이 맞춰진다. 무호흡 증상 때문에 치료받는 환자는 낮잠 잘 때를 포함해 잘 때마다 양압기 장치를 사용해야 한다.

대부분 지역에서 버스나 화물차 운전자는 질문지나 체질량 지수, 목 둘레 등으로 수면무호흡 여부를 확인한다. 고위험군이라 판단되면 본격적으로 수면 검사를 실시한다. 수면무호흡으로 확인된 사람은 치료를 받아야 하고 치료 중이라는 사실을 입증할 수 있어야 한다.

마지막까지 가서야 병원을 찾았던 한 환자가 생각난다. 뒷좌석에 손자 세 명을 태운 채 운전하다가 조는 바람에 사고를 내고 말았다. 다행히도 다들 목숨은 건졌다. 증상이 서서히 진행돼서 자신에게 수면 장애가 있다는 사실을 전혀 모르고 자신의 수면 패턴이 정상이라고 생각하는 사람이 꽤 많다.

한 의사 단체의 초청으로 수면 장애에 관한 강의를 한 경험이 있다. 강의실은 좀 작았고 나를 강사로 초청한 사람은 마른 체형의 젊은 의사였다. 그런데 강의가 시작되자 이 젊은 의사는 바로 잠이 들었다.

나는 나머지 수강자에게 수면 장애로 보이는 환자에게 무엇을 어떻게 물어야 하는지를 알려준다는 차원에서 이 젊은 의사를 깨워 질문을 던졌다. 내가 이 의사에게 '운전하는 도중에 잠이 들어 봤냐'고 물었더니 이런 대답이 돌아왔다.

"다들 그렇지 않나요?"

이 의사는 작은 턱에서 비롯된 폐쇄성 수면무호흡의 전형적인 사례였고 치과용 보조 기구를 착용한 뒤로 이 증상이 사라졌다.

임신부의 경우, 수면무호흡증은 그 증상이 임신 전에 나타났거나 임신 중에 체중이 급격히 증가하면서 생기기도 한다. 임신부가 수면무호

흡증이 있으면 고혈압이나 이보다 훨씬 심각한 질환인 자간전증이 나타
날 위험성이 한층 높아진다.

수면 중에 임신부의 혈중 산소 수치가 너무 낮으면 태아의 혈중 산소
수치 역시 낮다. 직장 여성이라면 치료를 위해 근무 일수를 줄이거나 일
일 근수 시간을 줄이는 등의 조정이 필요하다. 병가를 내는 것도 고려해
야 한다.

출산 후 산모는 아기를 돌봐야 하기 때문에 각성 상태를 유지해야 한
다. 따라서 수면무호흡 진단을 받은 여성은 진단과 동시에 양압기나 45
도 각도로 앉아서 잔다. 출산 후에도 수면무호흡이 있는 산모는 체중을
감소하고 무호흡증이 사라질 때까지 양압기를 계속 사용해야 한다.

폐경기에는 수면무호흡증이 나타날 가능성이 세 배나 증가한다. 여기
에는 몇 가지 이유가 있다. 우선 폐경기에는 무호흡을 방지하는 성호르
몬의 수치가 감소한다. 게다가 이 시기에 체중이 불어나는 여성이 많다.
2003년 중반에 실시한 연구 결과 호르몬 대체 요법이 일부 폐경 후 여성
의 수면무호흡증을 호전시키는 것으로 나타났다. 현재 이 분야의 연구
가 활발히 진행되고 있다.

9장

꿈이 현실을 지배할 때

각성 상태에서 꿈을 꾸는 일은 어떻게 가능할까?

● ● ●

수면 장애가 근육 긴장에 영향을 미치는가?

● ● ●

악몽은 치료될 수 있는가?

● ● ●

때로는 매우 폭력적인 행동도 치유가 가능한가?

의대 1학년 학생의 착각

의대 1학년 강의를 마치자마자, 학생 7~8명이 나에게 몰려와서 자신의 수면 장애 증상을 열심히 설명했다. 그리 놀랄 일은 아니다. 의대생은 어떤 질병이든 그것을 배우고 나면 다들 자신이 그 병에 걸린 듯한 생각을 하기 마련이다. 일반인도 텔레비전이나 잡지에서 어떤 질병에 관해 다루면 '아, 나도 그 병인 것 같아'라는 생각이 들지 않는가!

그러나 워낙 공부량이 많은 의대생이라 잠이 부족한 탓에 낮에 많이 조는 것 외에는 진짜로 수면 장애가 있는 경우는 드물었다. 낮에는 강의를 듣고 밤에는 오랜 시간 공부하는 학생들은 대다수가 커피를 한 사발씩 들이켜고 내 강의실에 들어온다. 개중에는 꾸벅꾸벅 졸기도 한다. 그런데 한 학생은 내가 강의 중에 설명했던 그 이상(異常) 증상을 보이고 있었다. 안타깝게도 이 학생은 다른 사람도 같은 증상을 겪는다는 잘못된 생각 때문에 수년 동안이나 자신의 증상을 대수롭지 않게 여겼다.

학생은 꿈을 꾸다가 잠에서 깨면 온몸이 마비된 듯 꼼짝할 수 없었다고 했다. 일주일에 두 번 정도 이런 증상을 겪었다. 숨은 쉬는데 팔과 다리, 머리를 움직일 수 없고 말도 할 수 없었다. 5, 6년 전부터 이러한 증세가 나타났는데 악마처럼 생긴 형상이 자신을 노려보는 꿈을 꿀 때는 정말 너무 끔찍했다고 말했다. 마비 증상과 함께 잠에 들려고 할 때, 심지어 어떨 때는 잠들기 전에도 꿈속 영상이 정신없이 나타났다. 현실인 듯 꿈이 너무 생생해서 자신이 잠을 잤는지 아니면 깨어났는지 분간을 못했다. 그러나 이러한 증상을 너무 오랫동안 경험했고 결정적으로 자신의 동생도 똑같은 증상을 겪었기 때문에 그런가 보다 생각했다. 그러나 알다시피 다 그렇지는 않다.

기면증은 누가 걸리는가?

기면증은 뇌 내의 비정상적 화학 작용 때문에 발현되는 만성적 신경 질환이다. 증상은 다음과 같이 기묘하고 복잡하게 나타난다.

중증 졸음증, 잠이 들 때('입면환각'이라고 함) 또는 잠에서 깰 때('각성 시 환각'이라고 함) 생생한 꿈 속 영상이 나타남, 마비 상태로 잠에서 깸(수면 마비), 갑작스러운 일시적 근력 저하(탈력 발작) 등 가장 흔한 증상은 시도 때도 없이 잠이 드는 것이다. 기면증 환자는 밤에 잠이 잘 안 오고 잠이 들어도 중간에 자주 깬다. 10대 중반에 시작되는 경우가 종종 있으며 남녀 차이는 없다.

전 세계 의학자들은 기면증이 인종이나 지역적 특성이 있는 증상인지, 인류 공통의 일반적 증상인지를 알아내려 했다. 그 결과 일단 지역적인 차이를 밝혔다. 기면증은 일본에서 가장 많이 발생하며 북미 지역에서는 2,000명당 한 명꼴로 발생한다. 그런데 이들 대다수가 기면증 진단을 받지 않았다.

1997년에 대규모 환자(여성 63퍼센트, 남성 37퍼센트)를 대상으로 한 연구에서 대다수 환자가 처음 증상이 나타난 뒤 기면증 진단을 받기까지 약 15년이 걸린 것으로 보였다. 기면증 환자는 우울증처럼 다른 질병으로 치료받는 일이 적지 않다.

기면증이 있는 아동은 너무 피곤해서 주의력이 떨어진 것뿐인데 단순히 이것 때문에 주의력 결핍 장애나 주의력 결핍 및 과잉 행동 장애로 오진할 때가 많다. 기면증은 10대 중반에 나타나는 경우가 많기 때문에 치료 시기를 놓치고 오랫동안 병증을 방치하는 일이 적지 않다. 10대면 한창 공부할 나이고 성인으로서 남은 인생을 살아가는 데 필요한 기술과 기능을 배워야 하는 중요한 시기다. 그럼에도 병을 제대로 치료하지 못해 오랜 시간 고통스러워한다. 자신이 기면증임을 모르는 10대 청소년 환자는 학교 공부를 따라갈 능력이 안 된다고 느끼고 결국은 학교를 그만두는 일도 많다.

기면증은 직장생활과 육아를 병행해야 하는 사람에게는 특히나 치명적인 질환이다. 낮 동안 말짱한 상태를 유지할 수 없을 때는 직무를 수행하기 어렵다. 대인관계에서도 문제가 나타날 수 있다. 직장 일과 육아를 병행하다 보니 더욱더 지치고 피곤해진다. 간단히 말해 기면증은 정상적인 생활을 망가뜨린다.

기면증은 급속안구운동수면, 즉 렘수면을 조절하는 뇌 기능의 이상에서 비롯되는 것으로 보인다. 이미 살펴본 바와 같이 렘수면(꿈수면) 상태에서는 신체가 마비된다. 이 현상은 다른 포유동물을 포함해 조류 이상의 거의 모든 고등 동물에서 나타난다. 렘수면 동안에는 호흡 근육(횡격막), 심장과 기타 불수의근, 소화기계의 상부 및 하부의 일부 근육 등 생명 유지에 필요한 근육을 제외한 모든 신체 근육이 마비된다.

의학계는 렘수면에 관여하는 화학 물질과 뇌 회로를 밝혀내는 부분에서 큰 진전을 이뤘다. 그러나 왜 꿈을 꾸는지 또 렘수면 중에는 왜 신체가 마비되는지는 아직도 밝혀지지 않았다. 한 가지 가설은 꿈을 꾸는 동안 신체가 마비되어야 꿈 내용에 반응하는 신체를 막을 수 있다는 것이다. 대체로 성인은 잠들고 나서 약 90분이 지날 때까지는 렘수면 상태에 들어가지 않는다. 90분이 지나 첫 렘수면이 나타난 뒤에는 약 90분 간격으로 렘수면을 경험한다. 대다수 사람은 하룻밤에 3~5회 꿈을 꾸는데 이렇게 꿈을 꿀 때는 신체가 마비된다. 이는 정상적 수면 패턴이다.

그런데 기면증 환자는 적절치 않은 시간과 장소에서 그야말로 시도 때도 없이 잠들어 버린다. 잠이 막 들었을 때 또는 아직 깬 상태일 때, 꿈결 같은 영상이 정신없이 나타나는 현상을 겪는다. 기면증 환자는 꿈에서 깼는데도 렘수면 마비가 풀리지 않을 때가 있다.

18세 기면증 환자는 자신의 꿈 상태를 이렇게 설명한다.

"창 밖에 턱이 뾰족하고 날카로운 한 남자가 보여요. 나와 눈이 마주치면 남자가 그 자리를 떠나려고 몸을 돌리는데, 보니까 뒤통수가 철판이에요. 아주 어렸을 때 꾼 꿈인데 지금까지도 그 남자가 꿈에 나타나요. 이 꿈을 꿀 때면 이 남자가 현실의 인물처럼 느껴져요. 분명히 꿈을 꾸는데도 나는 깨어 있다는 생각이 들기 때문에 이 남자가 꿈속의 인물이라는 생각이 도저히 들지 않아요."

최근에 기면증을 유발하는 데 중요한 역할을 하는 화학 물질이 발견되면서 기면증의 원인을 규명하는 부분에서 큰 진전을 보였다. 이 화학 물질은 오렉신과 히포크레틴이라는 두 가지 이름으로 알려져 있다. 기면증 환자는 이 화학 물질이 충분히 생성되지 않거나 신경계에 이 화학 물질 수용체가 적절하게 반응하지 않음을 추정할 수 있다. 이 화학 물질 생성에 관여하는 유전자를 제거하는 실험이 진행됐다. 그 결과 해당 유전자가 제거된 실험동물은 수면 발작, 탈력 발작 등의 기면증 증상을 나타냈다. 이 화학 물질을 발견하고 그 기능에 대해 알게 된 덕분에 기면증이라는 난해한 수면 장애에 대한 이해, 치료에 한걸음 더 다가갈 것으로 보인다.

기면증은 선천적 장애는 아니다. 가벼운 감염증이나 외상성 뇌손상, 뇌진탕 등이 나타난 뒤에 발병하기도 하나 대체로 갑자기 발병한다. 최근에 기면증 발현 연령과 밀접한 특이한 유전자 변형이 보고됐다.

기면증은 화학 물질이 촉발하는 것일 수도 있다. 2009년 말부터 2019년 초까지 전 세계는 겨울철에 신종 인플루엔자(돼지 인플루엔자) 바이러스(H1N1)의 확산을 막고자 애를 썼다. 핀란드, 스웨덴, 영국은 '항원 보강제'

로 ASO3라는 화학 물질을 함유한 백신을 널리 사용했다. 기면증에 유전적 감수성을 보이는 아동과 젊은 성인 중 일부가 이 화학 물질이 함유된 백신을 접종하고 기면증이 발병했다.

기면증 환자를 괴롭히는 또 한 가지 증상은 갑작스럽게 근육 조절 능력이 상실되는 것이다. 이 증상은 환자가 잠에서 깨 흥분 상태일 때 나타난다. 예를 들어 기면증 환자는 농담하는 소리를 듣고 나서 갑자기 렘수면 상태에 빠지는 듯한 느낌이 든다. 이때 '탈력 발작'이라고 하는 일시적 마비 현상이 나타나면서 갑자기 픽 쓰러진다. 한 환자는 농담을 들을 때마다 마치 끈이 끊어진 꼭두각시처럼 갑자기 힘이 빠져 풀썩 주저앉게 된다고 말했다.

탈력 발작 증상은 자신의 의지와는 상관없이 몸을 꼼짝할 수 없는 상태이나 분명히 깨어 있고 의식도 있다. 이러한 증상이 있는 여성은 흥분하면 발작이 일어날까 두려워 흥분을 억누르느라 성교 중에도 오르가즘에 도달하지 못한다. 또 얼굴이나 목 근육에만 탈력 발작이 일어나기도 한다. 이와 같은 발작 증세를 간질 발작으로 오인할 때가 있다.

의학계는 기면증의 증상과 최근에 밝혀진 뇌의 작용 기제에 대한 정보를 기초로 기면증을 두 가지 유형으로 분류했다. 하나는 탈력 발작을 동반한 기면증(1형 기면증)이고 또 하나는 탈력 발작을 동반하지 않는 기면증(2형 기면증)이다. 1형 기면증은 화학 물질 오렉신(하이포크레틴)의 수치 저하와 관련된다고 보고 기면증 검사의 하나로 신경계 조직액 내 오렉신의 수치를 측정하고 있다.

기면증을 확인하는 몇 가지 단서

부모를 비롯해 아동을 돌보는 사람 역시 자녀의 증상을 주의 깊게 살펴야 한다.

아동의 기면증은 확인하기가 어렵지만 부모가 살펴볼 단서가 몇 가지 있다. 만 5세 이상인 아동이 다시 낮잠을 자면 기면증일 수 있다. 아이가 텔레비전을 볼 때라든가 차 안에 있을 때처럼 보통은 잠을 자지 않아야 하는 장소와 시간에 자꾸 잠이 들면 일단 수면 건강에 문제가 있다고 봐야 한다. 선생님이 부모에게 아이가 수업 시간에 너무 많이 자고 비몽사몽인 때가 많다고 말하면 이 또한 심상치 않게 받아들여야 한다. 아이가 항상 무서운 꿈을 꾼다고 말하기도 한다. 이는 입면환각 증상일 수도 있다. 아이가 이러한 증상을 호소하면 부모는 아이가 꿈 때문에 얼마나 무서워하는지 또 특정한 악몽을 반복해서 꾸는지 등을 살펴본다.

한 어머니는 자신의 딸이 경험한 증상을 이렇게 설명했다.

"딸아이가 아주 어렸을 때부터 꿈을 꾼 다음에 겁에 질려서 우리 침실로 들어오곤 했어요. 아이가 꿨다는 꿈 중에는 이런 것이 있어요. 얼굴이 뾰족하게 생긴 사람이 창밖에서 아이가 자는 침실 안을 들여다본다는 겁니다. 아이가 기겁을 하고 달려들어 오기에 정말인가 싶어서 창문이며 창밖을 자세히 살펴보기도 했어요. 당연히 아무도 없었지요. 그러나 아이는 그 정도로는 영 안심이 안 되었고 그냥 꿈일 뿐이라고 아무리 말해줘도 소용 없었어요. 딸아이는 아주 오랫동안 생생한 악몽을 수도 없이 꾸면서 불안에 떨었어요. 우리에게 말 못한 꿈들도 있고요."

아이의 졸음 증세는 주의력 결핍 및 과잉 행동 장애로 보이기도 하고 실제로 그렇게 진단하기도 한다. 종종 중추 신경 자극제인 메틸페니데이트 처방을 받는다. 실제로는 기면증인데 주의력 결핍 및 과잉 행동 장애로 오진 받은 아동도 졸음증은 호전될 것이다. 그러나 졸음증이 치유됐다고 기면증이 치유되지는 않는다. 그러므로 부모는 졸음증 외에 기면증이 의심되면 바로 수면 클리닉을 찾아야 한다.

이미 살펴봤듯이 기면증은 10대 청소년 때 처음으로 나타나는 경우가 많다. 아이가 늦잠을 자고 정상적인 취침 시간에 잠자리에 들었는데도 아침에 잘 일어나지 못해서 억지로 깨워야 한다. 수업 시간에 계속 졸고 성적도 나빠진다.

기면증인 사람은 늘 졸고 있다. 기면증은 수면이 부족한 상태와는 다르다. 수면 부족일 때는 며칠 푹 자고 나면 금방 괜찮아진다. 생체 시계 문제와도 다르다. 생체 시계가 늦게 가는 경우에는 밤에 늦게 자고 아침에 늦게 일어나기는 하나 오후가 되면 말똥말똥해진다.

10대 청소년의 기면증 증상은 우울증으로 오인할 때가 많아서 기면증 진단이 잘 내려지지 않는다. 제대로 된 치료를 받지 못할 확률이 높다. 기면증에 따른 여러 문제 때문에 학교에 가지 않으려는 학생도 있다. 아이가 갑자기 학교에 안 가겠다는 것도 징후일 수 있으므로 잘 살펴봐야 한다. 수업 시간에 자꾸 졸고 친구들에게 놀림감이 되기 싫어서 학교에 안 가겠다고 할 때 무조건 아이가 게을러서라고 핀잔할 일이 아니다. 급격한 호르몬 변화와 함께 한창 성장통을 겪는 중요한 시기에 기면증까

최상의 잠

지 겹치면 아이로서는 감당하기 버거울 것이다. 특히 10대 청소년의 기면증은 가능한 한 빨리, 올바로 진단해 적절한 치료를 받는 일이 매우 중요하다.

기면증 진단과 검사

내가 만난 기면증 환자 대다수의 병력을 보면 매우 전형적인 특성이 나타난다.

성적이 떨어지는 것이 첫 번째 증상일 때가 많다. 나는 예일 대학 교수진의 한 사람으로서 성적 부진, 낙제가 기면증의 첫 증상이었다는 학생을 많이 봤다. 이런 학생들은 수업 시간에 계속 졸고, 집중력도 떨어지고, 과제를 제대로 끝내지도 못한다. 부모는 아이에게 쓸데없는 일을 너무 많이 하니까 그렇다며 꾸짖거나 우울증 때문인가 걱정하기도 한다. 항우울제를 처방받기도 하는데 이것이 문제를 더 악화시킬 수 있다.

그러나 다음과 같이 서너 가지 질문으로도 단 몇 분 만에 기면증은 판명날 수도 있다.

1) 임상 면접과 검사

잘 때 꿈을 꾸느냐고 의사가 마지막으로 물어본 것이 언제인가? 이 질문을 포함해 다른 몇 가지 질문이 기면증 진단을 내리는 데 도움이 된다. 진단에 도움이 되는 질문에는 다음과 같은 것이 있다.

ㅇ 곤란한 시간과 장소에서 잠을 자는가?

ㅇ 우스갯소리를 듣거나 화가 날 때 갑자기 무릎과 온몸에 힘이 쭉 빠지는 느낌이 드는가?

ㅇ 분명히 잠에서 깼는데 몸을 움직일 수 없는가?

ㅇ 낮잠을 자면서 꿈을 꾸는가?

기면증은 평생 가는 질병으로서 지속적인 치료가 필요하고, 다른 수면 장애도 겪을 수 있으므로 수면 검사를 받고 확인해야 한다.

2) 수면 검사

수면실에서는 야간 검사와 주간 검사 등 두 가지 수면 검사가 진행된다. '수면 다원 검사'라고도 하는 야간 수면 검사는 환자가 언제 처음으로 렘수면 상태가 되는지, 언제 각성 상태가 되어 잠을 설치는지 등을 알아낼 수 있다. 아이러니하게도 기면증인 사람은 낮에는 쉽게 잠이 드는데 밤에는 쉽게 잠을 못 이루고 잠이 들어도 자꾸 깬다. 수면 검사 담당자는 수면무호흡증처럼 졸음증을 유발할 수 있는 다른 수면 장애가 없는지도 살펴본다.

수면 잠복기 반복 검사라고도 하는 주간 수면 검사는 환자에게 2시간마다 20분씩 잠을 잘 기회를 4~5회 제공한다. 잠이 드는 데 걸리는 시간이 평균 8분 미만이면 중증 졸음증 진단을 내릴 수 있다. 2회 이상 낮잠을 자는 동안 렘수면 상태가 된다면 기면증으로 진단할 수 있다. 환자 중에는 극심한 졸음증을 보이나 기면증의 특징적 증상인 렘수면 관련 증상(탈력 발작, 환각, 수면 마비)은 없는 경우도 있다. 이런 사람들은 수면 잠복기 반복 검사를 해서 밤에 8시간 넘게 자는데도 나타나는 극심한 졸음증이 병적인 증상인지 아닌지를 확인한다. 그러나 낮잠을 자는 동안 렘수면이 나타나지 않는다면 기면증으로 보기 어렵다.

기면증은 그 원인을 알 수 없는 경우가 대부분이다. 그래서 기면증을 '원인 불명'이라는 의미의 '특발성 질환'이라고 한다. 기면증 환자 중에는 뇌진탕이나 외상성 뇌손상이 있는 사람도 있는데 어쩌면 이것이 원인일 수도 있다. 그러나 무엇 때문에 기면증이 나타났는지 원인을 알 수 없는 경우가 대부분이다.

자연 치유가 불가능한
기면증

　현재로서는 의학적으로 기면증을 완치할 방법은 없다. 다만 기면증이 자연 치유되는 질병은 아니라는 사실을 바탕으로 증상 완화에 초점을 맞춘다. 일단 치료를 하면 계속 약을 복용해야 할지도 모른다. 그래도 삶의 질은 급격히 향상될 수 있다. 대증 치료로 정상적인 생활을 하고 직장에서 업무나 기타 과업을 성공적으로 수행할 수 있을 것이다.

졸음증을 없애는 방법

　기면증 환자가 겪는 가장 흔하고 또 심신을 가장 쇠하게 하는 증상이 바로 졸음증이다. 이 졸음증은 정신을 말짱하게 하고, 자고 싶은 충동을 억제하는 약물로 어느 정도 치료된다. 신약 개발이 활발히 이루어졌고 관련 연구도 계속 진행 중이다.

1) 각성제 복용

각성 상태 촉진을 위한 치료제로서 아모다피닐(누비질)과 모다피닐이 가장 널리 사용된다. 이 두 약물 모두 각성 상태 유지에 관여하는 뇌의 특정 부위에 작용한다. 신경 자극제와는 달리 이 약물은 신체의 다른 기능에는 영향을 미치지 않는다. 또 이 약물은 혈중 에스트로겐의 수치를 (심지어 피임약에 든 에스트로겐 수치까지) 낮출 수 있다. 따라서 임신을 계획한다면 복용을 중단하고 피임 중일 때는 호르몬 제제가 아닌 다른 유형의 피임법을 사용해야 한다.

기면증 환자는 약물 복용에 따른 반응이 각기 다르고, 약물 복용 후 주간 졸음증 정도가 차이나므로 환자별로 복용량을 정한다.

2) 메틸페니데이트(리탈린) 약물 사용

메틸페니데이트는 주의력 결핍 및 과잉 행동 장애를 나타내는 아동의 치료제로 사용되는 약물이다. ADHD 환자를 진정시키는 약물이 기면증 환자를 각성시키는 목적으로도 사용된다는 점이 아이러니하다. 어쨌거나 이 약물은 중추 신경계에 작용해 각성 상태를 유지하게 하는 것 외에 신체 기관의 활동을 조절하는 교감 신경계에도 영향을 미친다.

각성에 관여하는 신경계를 자극하면 심장 박동이 증가하고 혈압이 상승하며 개중에는 초조감이 느껴진다는 사람도 있다. 이러한 증상은 시간이 지나면 좀 줄어드나, 기면증 환자가 이 약물을 장기 복용했을 때는 심혈관계에 문제를 일으킬 수 있다는 점에 유의해야 한다.

3) 암페타민류

속칭 '스피드'로 불리는 암페타민은 수많은 사람이 불법 마약으로 알고 있다. 그러나 암페타민은 지난 수십 년 동안 다양한 질환에 대한 치료제로 처방돼 왔으며 1930년대 이후로 기면증 치료에도 사용됐다. 그리고 수많은 환자가 지금도 암페타민 처방을 받고 있다.

암페타민은 뇌와 교감 신경계에 작용하는 강력한 자극제다. 이 역시 심장 박동 증가와 혈압 상승을 일으킬 수 있으며 식은땀과 초조감을 유발하기도 한다. 암페타민은 남용의 가능성 때문에 미국과 캐나다를 제외한 수많은 국가가 이 약물을 시장에서 회수 조치했다. 일부 국가에서는 의사가 암페타민을 처방할 때 처방전 3부를 작성해야 한다. 하나는 진료용이고 또 하나는 약국용, 나머지 하나는 그러한 약물의 사용을 감시하는 의료 부문 인허가 당국용이다. 하지만 나는 기면증 치료제로 암페타민을 우선 처방하는 일이 거의 없다.

낮잠 자기와 일정 조정하기

기면증 환자에게 낮잠 처방이 웬 말이냐 싶을 것이다. 그러나 낮잠이 환자에게 매우 효과적인 치료법일 수도 있다. 15분에서 30분 정도 짧은 낮잠으로 몇 시간은 너끈히 말짱한 상태가 된다. 점심시간을 이용해 잠깐 낮잠을 자도 몇 시간 동안 각성 상태를 유지하는 데 충분하다. 기면증인 아동도 점심시간에 낮잠을 자두면 수업 시간에 정신 차리고 집중하는 데 한결 도움이 된다. 하지만 길게 자면 오히려 몽롱해질 수 있으니 긴 낮잠은 권하지 않는다.

기면증 환자가 정상에 가까운 생활을 하는 데 매우 중요한 또 한 가지는 주간 활동이나 일정을 조정하는 일이다. 기면증 환자가 학생이라면 학교에서 아이의 약물 복용 부분을 관리해주거나 시험을 볼 때는 시간을 조금 더 주는 등의 배려가 필요하다. 필요하다면 직장이나 학교에 제출할 의사 소견서를 받을 수 있다.

기면증 환자로 살아가려면

할리우드 영화계는 기면증 환자에 별로 '우호적'이지 않다. 요컨대 기면증은 우스꽝스러운 장면의 소재일 뿐이다. 영화 〈듀스 비갈로(Deuce Bigalow)〉에 기면증에 걸린 여성이 나오는데 스프 접시에 얼굴을 대고 엎어지는 모습으로 그려진다. 〈벤디츠(Bandits)〉에는 은행원 지점장이 기면증 환자로 나오는데 이 사람은 인질로 잡혀서 강제로 은행 금고를 열어야 하는 상황이 되자 흥분해서 그만 기절하고 만다.

대중 예술이나 문화 속에서 기면증은 종종 웃음거리 소재로, 이해가 부족한 상태에서 잘못된 고정관념이 뿌리 박혀 있다. 어느 쪽이든 기면증 환자는 대체로 자신의 증상을 부끄러워한다. 직장 상사나 동료, 다른 사람들이 자신을 진지하게 대하지 않을까봐 걱정이 많다. 그러나 가족과 친구에게 자신의 질병에 대해 잘 설명하는 것이 매우 중요하다.

기면증 자녀를 둔 부모는 학교에 아이가 겪는 질환과 그 증상을 알려서, 아이가 수업 시간에 존다면 게을러서도 아니고 선생님을 무시해서도 아니며 신경계 질환 때문이라는 점을 잘 설명한다. 내 경험상 기면증 환자가 주변 사람들에게 상세히 설명하면 사람들은 적극적으로 도와주며 그 사람을 배려해주었다. 예를 들어 내 아동 환자 중에 한 명은 학교에서 이 아이를 위해 점심 후에 낮잠을 잘 수 있는 공간을 마련해줬다. 그 결과 이 아동의 성적도 향상됐다.

기면증 여성의 임신

기면증이 있는 여성은 임신 중에는 무엇을 어떻게 해야 할지 난감해한다. 내 경험상 기면증은 생식력에는 영향을 미치지 않는다. 다만 임신 중에는 이 증상을 어떻게 치료할지 문제다.

여성이 임신하면 안전상 웬만한 처방약과 기타 일반 의약품을 거의 다 끊는다. 직장에서 낮잠을 잘 수 있다거나 기타 일정 조정이 가능한 상황이 아니라면 병가나 기타 유형의 휴가를 내서라도 일은 잠시 쉬는 것이 좋다. 철분이나 엽산이 결핍되어 하지불안증후군이 나타나지 않도록 주의한다. 이것이 기면증의 증상을 더 악화시킬 수 있다.

출산 후에는 자녀를 돌봐야 하므로 각성 상태를 유지하는 일이 매우 중요하다. 임신 중에 약물 복용을 중지했던 환자도 출산 후에는 다시 복용할 것이다. 그러나 이러한 약물이 모유를 먹는 아기에게 장기적으로 어떤 영향을 미치는지는 알려져 있지 않다. 따라서 모유 수유가 영 찜찜하다면 분유 수유가 최선일 수 있다. 다른 가족의 도움도 필요하다. 예를 들어 밤에 아기에게 분유를 먹이는 일은 남편이 맡아서 할 수 있다.

기면증 극복을 위한 노력

앞에서 말한 기면증이었던 1학년 의대생은 당연히 이 질환이 자신의 인생에 어떤 영향을 미칠지, 의대 공부는 끝마칠 수 있을지를 궁금해했다. 졸음증은 아주 오랫동안 겪던 증상인데 이제는 완치까지는 아니더라도 치료가 가능하다. 나는 이 학생에게 수면 전문 클리닉에 가서 제대로 된 진단을 받고 적절한 치료를 하라고 말했다. 그리고 이 학생보다 훨씬 전에 기면증 진단을 받았던 다른 의대생 이야기도 해줬다.

의대 졸업을 앞둔 학생은 임상 실습 때 회진을 돌다가 잠이 들었고 당연히 임상 수행 평가 점수도 낮았다. 교수들은 이 학생이 아주 나태하다고 생각했다. 그래서 이 학생이 의학적으로 아무런 문제가 없다는 점을 나에게 확인받아 학생을 퇴학시키려 했다. 그러나 진찰 결과, 이 학생은 절대 나태하지 않았으며 오히려 기면증의 전형적인 사례자였다. 진단 후 치료를 했고, 그 결과 의대를 무사히 졸업하고 대학원까지 마쳤으며 지금은 잘 나가는 성공한 의사가 되었다.

의대 1학년생은 내 이야기를 듣고 자신에게도 희망이 있다는 생각에 크게 안도했다. 도리어 내 수업 시간에 졸았던 것이 이 학생의 남은 인생을 구해줬는지도 모른다.

자신의 꿈을
무서워한 여성

　수면 장애를 확인하는 가장 좋은 방법은 수면 문제가 의심되는 당사자, 그 배우자와 이야기를 나누는 것이다.

　46세 여성이 남편과 함께 수면 클리닉을 찾아왔다. 이 여성은 밤에 자기가 두려워 클리닉을 찾아왔다. 자신의 문제를 설명하는데 말하는 내내 웃음을 띤 모습이었다. 자신이 생각하기에 말도 안 되는 이상한 이야기로 내 시간을 뺏어서 민망한 듯 보였다. 그러나 남편은 매우 심각했다. 남편의 말로는 아내가 아주 오래 전부터 '꿈을, 그것도 악몽을 너무 많이' 꿨고 이 때문에 몹시 괴로워했다며 걱정이 이만저만이 아니었다. 아내가 아주 어렸을 때부터 악몽을 꾸고 겁에 질리면 부모님이 달려와 아내를 진정시키곤 했다는 것이다.

이러한 증상은 보통 새벽 1시쯤에 시작된다. 특히 마스크를 쓴 괴한이 칼을 들고 자신에게 달려들어 피하려고 버둥대는 꿈을 자주 꾼다고 한다. 아내가 요란스럽게 악몽을 꿀 때 잠에서 깬 남편은 아내의 신체 반응을 두 눈으로 지켜보았다. 꿈을 꾸면서 아내는 소리를 질렀고 공격자를 피하려는 듯 고개를 마구 저어댔으며 주먹을 잔뜩 움켜쥐고는 냅다 휘둘렀다.

악몽을 꿀 때 아내는 주먹으로 남편을 '아주 세게' 내리치곤 했다. 그 상황을 말해주듯 남편의 몸 여기저기에 멍이 들어 있었다. 너무 심각하다 싶을 때는 아내를 흔들어 깨우는데 잠에서 깬 아내는 다시 잠이 들기를 무서워했다. 그래서 애써 즐거운 생각을 하고, 남편이 안아주거나 달래주면 꿈을 꾸지 않고 자기도 했다. 그러나 대개는 언제 그랬냐는 듯 같은 꿈에 시달리곤 했다. 악몽을 무서워하다 보니 부부가 같이 여행을 하거나 다른 사람과 같이 시간을 보내는 일이 불가능해졌다. 남편과 아내는 벌써 28년 동안을 이러한 고통 속에 살고 있었다. 아내는 이제 더는 견딜 수가 없었고 남편을 위해서라도 정말 해결책을 찾고 싶어 했다.

몇 가지를 질문하고 대답하는 과정에서 자신은 뇌손상이나 심각한 감염증을 경험하지도 않았으며 의식 상실에 이른 경험이 없다고 말했다. 그리고 정신 질환을 앓지도, 그러한 증상도 경험하지 않았다고 했다. 대신 환자는 잠을 자도 전혀 개운하지도 기력이 살아나지도 않았다. 그러나 정말 다행스럽게도 내게는 이 여성의 문제는 치료가 가능한 쉬운 문제였다. 사실상 단 하룻밤이면 해결할 수 있었다.

근 40년 동안 거의 매일 밤 마스크를 한 괴한이 칼로 찌르려고 덤벼드는 꿈을 꾸는 이 여성은 렘수면 행동 장애 환자였다. 이 여성은 뇌손상을 입지도 않았고 뇌손상을 의심할 만한 증거도 없었으며 환자가 아는 한 의식불명이나 혼수상태에 빠졌던 일도 없었다. 알코올 중독자도 아니었으며 기타 이러한 증상을 일으키는 약물도 복용하지 않았기 때문에 문제의 원인을 도저히 찾아낼 수가 없었다.

나는 이 환자의 담당의에게 뇌전증과 공황 장애 치료에도 사용하는 클로나제팜 처방을 권유했다. 이 약은 꿈 자극을 포함한 모든 자극에 뇌가 덜 반응하게 함으로써 환자의 숙면을 유도하는 목적으로 종종 처방된다. 이 약을 먹기 시작한지 몇 개월 만에 이 여성은 극적으로 호전됐다. 이제 더는 괴한이 칼을 들고 덤비는 꿈을 꿀까봐 두려워하지 않게 됐다. 남편의 말로는 아내가 여전히 자면서 심하게 몸을 움직일 때도 있으나 자신에게 주먹을 휘두르는 일은 없어졌다고 한다.

잠의 수많은 얼굴

잠은 인간의 아주 평화로운 활동이라고 생각할 수 있으나 때로는 끔찍한 영상과 비정상적인 행동으로 뒤범벅이 되기도 한다. 수면 중에 고함, 비명, 걷기, 말하기, 배뇨 등의 행동을 조절하는 기능이 상실된다. 이러한 기능이 비정상적으로 작동할 때 '사건 수면'이라고 하는 비정상적인 행동이 나타난다. 이러한 비정상적 요소들이 복합적으로 작용해 끔찍한 환영이나 악몽에 시달릴 수 있다.

앞서 인간의 뇌는 각성, 비렘수면, 렘수면 등 세 가지 의식 상태를 나타낸다고 했다. 그러나 개인에 따라서는 이 경계가 무너질 수도 있다. 우리가 깨어 있을 때는 뇌와 근육 모두 활성 상태가 된다. 우리의 감각기관은 계속해서 주변 환경에 대한 정보를 뇌로 보낸다. 신체는 자동으로 근육 긴장을 유지하고 호흡과 심장 박동, 혈압을 조절하며 먹기, 마시기, 배뇨 등과 같은 신체적 욕구를 감지한다.

비렘수면 상태에서도 주변 환경으로부터 감각 정보를 계속 받아들인다. 그러나 뇌와 신체가 감각 정보 중에 불필요한 정보는 걸러낸다. 새벽 4시에 비행기 소리 때문에 잠에서 깨는 일이 며칠 반복되다가, 그 뒤로는 비행기 소리가 들리거나 말거나 깨지 않고 잘 잔다.

그러나 아기 방에서 나는 소리에는 계속해서 반응한다. 비렘수면 상태에서 뇌는 모든 자율 기능을 계속 조절한다. 덕분에 괄약근은 내부 액체가 흘러나오지 않게 꽉 조인 상태를 유지하고 근육도 계속 긴장된다. 비렘수면 상태에서도 일부 정신 활동과 꿈 활동이 나타날 수 있다.

렘수면은 우리가 꿈을 꾸는 상태이며 꿈 꿀 때는 거의 모든 신체가 마비된다. 팔과 다리 근육을 움직일 수 없다. 다만, 괄약근, 횡격막처럼 주요한 기능은 계속 작동한다. 반면에 체온과 혈압, 심장 박동 등을 제어하는 일부 자율 기능은 불규칙해질 수 있다.

그러나 이러한 뇌 의식 상태의 경계가 무너지면 야경증, 몽유병, 악몽에 대한 신체적 반응과 같은 이상 증세가 나타날 수 있다. 이와 같은 수면 중 이상 행동은 비렘수면 상태('비렘 사건 수면'이라고 함)에서도 렘수면 상태('렘 사건 수면'이라고 함)에서도 나타날 수 있다.

반복되는 무서운 꿈

사람은 잘 때 보통 3회에서 5회 정도 꿈을 꾼다. 꿈을 꽤 많이 꾸는 셈이다. 이렇게 꿈을 많이 꾸는 것에 비하면 악몽을 호소하는 사람이 생각보다 많지는 않다. 악몽을 아무리 꿔도 실제로는 아무 일도 일어나지 않고 또 잠에서 깨면 꿈 자체를 그냥 잊어버리거나 나쁜 꿈은 무시하라고 배웠기 때문이다.

외상 후 스트레스 장애(PTSD) 환자는 자신이 겪었던 끔찍한 사건에 대한 꿈을 자주 꾼다. 이들은 악몽 때문에 식은땀 범벅으로 겁에 잔뜩 질린 채 잠에서 깬다. 심장 박동도 엄청나게 빨라진다. 너무 고통스러운 경험이기 때문에 아예 잠자는 일 자체를 두려워하기도 한다. 외상 후 스트레스 장애는 신체적, 정신적으로 큰 충격을 받을 만한 사건을 겪거나 이를 목격한 사람에게도 나타날 수 있다. 내가 아는 사람 중에는 무려 40~50년 동안 악몽에 시달린 사람도 있다.

외상 후 스트레스 장애가 있는 사람은 의학적인 도움을 받아야 한다. 학자들은 외상 후 스트레스 장애는 혈압 조절에 관여하는 뇌 내 수용체의 활성화와 관련이 있다고 본다. 이러한 유형의 악몽은 원래 고혈압 치료제로 쓰였던 프라조신으로 치료할 수도 있다. 실제로 2016년 연구에서는 고혈압이 있는 외상 후 스트레스 장애 환자가 이 치료제에 더 잘 반응하는 것으로 나타났다.

아동도 무서운 꿈 때문에 잠자기를 무서워할 수 있다. 아이가 악몽을 꾸면 부모는 꿈속의 내용이 현실이 아니라는 사실을 확실히 보여줘야 한다. 예를 들어 아이가 침대 밑이나 옷장 속에 누가 숨어 있다고 생각

최상의 잠

하면 아이와 함께 직접 침대 밑이나 옷장 속을 살펴보고 그곳에 아무도 없다는 사실을 확인시킨다. 드문 일이기는 하나 그래도 나아지지 않고 계속 그 상태라면 의사나 심리학자의 도움을 받는다.

수면 부족이 낳은 환각

극심한 수면 결핍 상태라든가 기면증이 있는 사람 중에는 잠이 들기 전인데도 꿈을 꿀 때가 있다. 심지어는 잠에서 깬 후에 꿈을 꾸기도 한다. 이는 정상적인 행동이 아니다. 앞에서도 살펴봤듯이 정상적인 상태에서는 잠이 들고 나서 약 90분이 지날 때까지 꿈을 꾸지 않는다.

잠이 완전히 들지 않은 상태, 잠에서 깬 뒤에 꾸는 꿈을 '입면 시 환각', '각성 시 환각'이라고 한다. 이러한 환각은 그냥 일상적인 생각이나 언뜻 지나가는 생각 그 이상의 수준은 아닐 때도 있다. 때로는 그 꿈이 너무 끔찍하고 또 너무 생생하다. 환각을 경험할 때는 대체로 '현실이 아님'을 알고 있다. 아니면 꿈이라는 사실을 깨닫지 못할 수도 있다.

입면환각을 경험하는 사람 중에 가장 이상한 사례가 집중 치료실에 있었던 한 젊은 여성의 경우였다. 이 여성은 신경계 질환과 관련된 중증 수면무호흡증 때문에 극심한 주간 졸음증을 겪었다. 이 환자는 한 10여 미터쯤 떨어진 보이지 않는 대상과 종종 이야기를 했다. 내가 누구와 이야기하느냐고 물으면, 이 여성은 '저쪽에 있는 커다란 체서 고양이'한테 말하는 중이라고 했다. 그러고는 내 쪽으로 몸을 돌리고 웃으면서 이렇게 말했다.

"저쪽에 쳐서 고양 따위 없다는 거 나도 알아요. 그냥 꿈같은 거죠."

환각이 현실이 아니라는 사실을 안다는 뜻은 같은 환각 증세를 나타내는 조현병 환자와는 확연히 다른 모습이다. 깨어 있을 때 마치 꿈같은 환각이 나타나기도 하며 일상적 활동을 하는 도중에 환각을 경험하기도 한다. 심지어 운전하는 중에 환각이 나타나는 환자도 있었다! 이러한 증상이 있으면 즉시 운전을 멈추고 의사를 찾아가야 한다.

우리는 이러한 환각 자체에 치료의 초점을 맞추지는 않는다. 그보다는 환각을 유발하는 병증에 초점을 맞춘다. 아이들이라면 모를까 성인에게는 환각 자체가 그다지 고통스러운 증상은 아니다. 이러한 유형의 환각은 사실 자신의 생활 방식에 따른 수면 부족에서 오는 경우가 가장 많다. 따라서 잠을 좀 더 잘 수 있는 쪽으로 생활 방식을 바꾸는 것이 필요하다.

그런데 환각의 원인이 수면 부족이 아니고 주간 졸음증도 나타나지 않으며 위험한 순간에 환각이 일어나지도 않는다면 환각은 그렇게 위험한 증상은 아니다. 반대로 입면환각 증상이 일주일에 한 번 이상 나타나고 그래서 너무 불안하다고 호소하는 기면증 환자라면 렘수면 억제제(대개는 항우울제)를 처방받을 수 있다.

몸이 꿈에 반응하는 렘수면 행동 장애

렘수면과 비렘수면 상태의 경계가 모호해지면 정상적 렘수면 상태에서처럼 신체가 마비되지 않는다. 따라서 악몽을 꿀 때 그 내용에 신체적으로 반응하게 돼 몸부림을 치거나 팔다리를 내지르는 행동이 나타난다. 이를 '렘수면 행동 장애'라고 한다. 여성보다는 남성에게 더 흔하게 나타난다. 자다가 옆에서 자는 배우자를 다치게 하는 일이 종종 벌어져 그 배우자의 손에 이끌려 병원을 찾는 사람들이 꽤 있다. 대체로 이러한 폭력적 행동은 무시무시하게 생긴 낯선 사람이나 동물의 공격을 받는 꿈을 꿀 때 주로 나타난다. 내 환자 중에는 제2차 세계대전 당시 노르망디 해변에서 적의 공격을 받는 꿈을 꾼다는 사람이 있었다.

렘수면 행동 장애가 있는 사람은 꿈을 꿀 때 그 내용에 신체적으로 반응할 수 있다. 왠지는 알 수 없으나 큰 뿔 사슴이나 곰에게 쫓기는 꿈을 꾸는 환자가 있었다. 꿈에서 그는 쫓아오는 동물을 피해 저만치 보이는 건물을 향해 마구 달린다. 겨우 건물에 당도했는데 문이 잠겨 있다. 주먹으로 닫힌 문을 쾅쾅 두드리기 시작한다. 그런데 아내의 비명 소리에 깜짝 놀라 잠에서 깬다. 문이 아니라 아내를 두드렸던 것이다.

꿈을 꾸다가 주먹으로 유리를 내리치고, 램프를 깨고, 가구를 부쉈다는 사람도 있었다. 침대에서 바닥으로 굴러 떨어지는 바람에 목이 부러져 목숨을 잃은 매우 불행한 사례도 있었다. 렘수면 행동 장애 환자의 90퍼센트가 남성이다. 그러나 여성도 이 장애의 2차적 피해자가 될 수 있으므로 이에 관해 알고 있어야 한다. 실제로 렘수면 행동 장애가 있는 남성의 3분의 2가 배우자를 공격해 상해를 입힌 경험이 있다고 한다. 두부 손상이나 뇌감염증을 앓았던 사람, 알코올 중독자가 렘수면 행동 장애에 더 취약하다. 흔치는 않으나 특정 항우울제의 부작용으로 이 장애가 나타난 사례가 있다. 렘수면 행동 장애가 있는 사람 중에는 수년, 수십 년 뒤에 파킨슨병이나 기타 중증 신경계 질환으로 진행되기도 한다.

렘수면 행동 장애에 관한 최초의 기술이 나온 때는 1987년이었다. 렘수면 행동 장애가 있는 사람은 자신의 증상을 말하기 쑥스러워하거나 혹시 정신병 환자 취급을 받지 않을까 두려워서 증상을 잘 말하려 하지 않는다. 렘수면 행동 장애는 외상 후 스트레스 장애와 비슷한 부분이 있기는 하나 이 둘은 완전히 다른 질환이다.

외상 후 스트레스 장애 환자도 끔찍한 꿈을 반복해서 꾸기는 한다. 그러나 렘수면 상태에서 꾸는 꿈이라 신체가 마비됐기에 자신이 꾸는 꿈에 신체적으로 반응하지는 않는다. 그러나 외상 후 스트레스 장애 환자이면서 렘수면 행동 장애 증세를 같이 나타내는 사람도 있다. 이런 사람들은 자신의 꿈에 신체적으로 반응하기도 한다.

이러한 장애가 있는 사람 중에는 꿈에서 깼는데 몸을 움직일 수 없다고 느끼기도 한다. 이러한 '수면 마비' 증상이 나타나면 다들 매우 놀란다. 특히 처음 겪을 때는 그 공포감이 훨씬 더하다. 한창 꿈을 꿀 때 수면 마비가 나타나기도 하는데 아주 무서운 꿈을 꿀 때면 그러한 마비 증세에 대한 공포감이 더 커진다. 악마처럼 생긴 생명체가 성폭행하려 달려드는 꿈을 꾼다는 여성, 역시 악마처럼 생긴 늙은 여인에게 강간당할 뻔한 꿈을 꾼다는 남성도 있었다. 이처럼 성적인 행동과 관련된 악몽 사례가 전 세계 여러 국가에서 두루 보고됐다.

수면 마비 증세는 몇 초에서 몇 분 동안 지속된다. 그러다 다른 사람이 건드려주면 수면 마비가 풀린다. 그런데 문제는 마비 상태인 당사자는 아무것도 할 수가 없고 저절로 풀리기 기다리는 수밖에 도리가 없다는 점이다. 수면 마비 또한 각성과 렘수면 상태의 경계가 모호해진 데서 비롯된 증상이다. 수면자의 뇌는 각성 상태인데도 렘수면 상태를 의미하는 마비 증상 또한 계속 유지된다.

수면 마비는 기면증의 주요 증상이지만 중증 수면 박탈 상태인 사람도 이 증상을 경험할 수 있다. 가족력에 따른 수면 마비 사례도 있었다. 수면 마비 자체는 위험한 증세가 아니다. 그러나 환자가 이 때문에 고통스러워할 때는 몽유병 치료법과 같은 방법으로 치료한다. 중증 사례인 경우 일단 환자를 안심시키는 클로나제팜 같은 항뇌전증제나 렘수면 억제 작용을 하는 항우울제를 처방하기도 한다. 더 나아가 심각한 수준의 수면 마비를 겪는 사람은 의사와 상의하는 것이 좋다.

뇌가 비정상일 때
나타나는 증상

1. 몽유병

몽유병 증상은 뇌의 일부는 자면서 보행과 기타 신체적 활동을 통제하는 뇌 부위는 깬 상태에서 나타난다. 사고와 각성 부분을 담당하는 뇌 부위는 자는 상태이므로 몽유병자는 잠에서 깨고 나면 자신이 보행했던 사실을 기억하지 못한다. 인간에게 뇌가 수면 상태인 동시에 각성 상태라면 비정상이나 다른 동물에게는 정상인 경우도 있다. 예를 들어 돌고래 같은 일부 해양 포유류는 뇌 일부가 수면 상태라도 다른 부위가 각성 상태라면 자는 동안에도 계속해서 헤엄칠 수가 있다. 수면과 각성이 동시에 가능한 이러한 능력 덕분에 해양 포유류는 물속 생활이 가능한 것이다.

성인 몽유병 환자도 몇몇 접하기는 했으나 이 증상은 10대 이후에는 잘 나타나지 않는다.

몽유병 증세가 나타나면 자다가 침대에서 일어나 걸어 다닌다. 몽유병자의 행동은 로봇이 기계적으로 움직이는 모양과 아주 비슷하다. 몽유병자가 주방으로 걸어 들어갈 때는 특별한 목적 없이 하는 무의식적인 행동으로 본다. 아동 환자 중에는 자다가 세탁실로 걸어가서 세탁 바구니에 소변을 본 경우도 있다.

몽유병은 깊은 수면 중에 주로 나타난다. 아동은 어른보다 깊은 수면의 비중이 더 크기 때문에 몽유병도 어른보다 더 자주 나타난다. 성인이든 아동이든 수면이 부족하면 훨씬 빨리 깊은 수면에 빠지므로 몽유 증세도 더 자주 나타난다. 몽유병은 유전적 요소도 있으며 스트레스를 많이 받거나 알코올을 섭취했을 때 더 많이 나타난다.

몽유병자가 집 밖으로 나가거나 스토브나 오븐 같은 기기를 켜는 등의 행동을 하지 않는 한 몽유 증세 자체는 위험한 상태가 아니다. 대개는 걸어다니다가 다시 침대로 돌아와 잠이 든다. 몽유병이 위험한 행동과 연관되지 않으면 특별히 치료가 필요 없다.

몽유병 증세가 있는 가족이 자면서 걸어다니면 깨우지 않고 조용히 침실로 인도하는 것이 좋다. 갑자기 깨우면 혼란스러워하거나 다시 잠이 들기 어려울 수 있다. 그리고 자신의 몽유병 증세에 대해 과도하게 걱정하며 불안해하게 된다. 몽유병 환자가 위험한 상황에서 발견된다면 다칠 위험성을 조금이라도 줄여주는 조치를 해야 한다. 예를 들어 계단을 내려가려 할 때 경보음이 울리게 하는 것도 한 방법이다. 몽유병 환자는 자면서 의식 없이 돌아다니는 데도 별로 다치지 않는 것 같다. 참으로 다행스러운 일이기는 한데 나로서는 참 불가사의한 부분이다.

수면 부족이 몽유병의 원인이면 잠을 충분히 자면 증상이 호전된다. 술을 마시고 잘 때 몽유 증세가 나타난다면 술을 줄이거나 끊는 것으로 문제를 해결할 수 있다. 스트레스가 문제라면 스트레스의 근원을 찾아내 이를 없애는 데 초점을 맞춰야 한다.

대개는 이러한 해법이 꽤 효과가 있기 때문에 환자가 위험한 행동을 하지 않는 한 약물 치료는 별로 권하지 않는다. 그러나 위험 행동을 할 때는 이야기가 달라진다. 예전에 잠옷 하나만 걸친 채 집에서 몇 블록 떨어진 묘지를 걷는다는 환자를 보았다. 그는 영하의 날씨에 눈까지 쌓인 땅 위를 맨발로 걸었다. 몽유병 증세가 나타나면 위험할 수 있을 때 나는 주로 클로나제팜을 처방한다.

2. 잠꼬대와 야경증

잠꼬대는 어른이나 아이나 가리지 않고 나타난다. 잠꼬대가 잠잘 때 하는 '말'이라고는 해도 무슨 말인지 알아들을 수 없는 횡설수설이 대부분이다. 잠꼬대로 불쑥 비밀을 털어놨다는 이야기는 들어보지 못했다. 대부분 무슨 소린지 알아들을 수 없는 내용이기 때문이다. 잠꼬대를 하는 것은 매우 당황스러운 상황이기는 하나 치료를 요하는 질환은 아니다.

'수면 중 경악 장애'라고도 하는 야경증은 어른이나 아동 모두에게 나타날 수 있다. 야경증 환자는 자다가 갑자기 깨는데 눈을 크게 뜨고 식은땀을 흘린 채 비명을 지르면서 일어날 때가 많다. 그렇게 잠에서 깬 환자는 대개 잔뜩 겁에 질린 모습이고 또 어떨 때는 금방이라고 폭력을 휘두를 것처럼 보이기도 한다.

대개는 꿈과는 상관이 없는 행동이다. 야경증은 일종의 몽유병으로서 치료법도 이와 동일하다. 야경 증세를 보일 때 일부러 깨울 필요는 없다. 그냥 조용히 다시 자게 내버려두는 것이 최선이다. 다음 날이면 자신의 이런 행동을 거의 기억하지 못한다. 야경증은 일종의 이상 행동이기는 하나 치료를 요할 정도로 위험하지는 않다.

3. 야뇨증

야뇨증은 비뇨기계의 괄약근 조절 기제의 이상으로 나타난다. 주로 아동기와 노년층에서 나타난다. 아동의 야뇨증은 방광의 조절 기능이 아직 미숙한 데서 비롯된다. 노인층의 야뇨증은 노화 과정에 따른 신체 구조의 변화 또는 특정 질병의 증상과 관련된다.

아동의 야뇨증은 아동과 부모 모두에게 큰 골칫덩이일 수 있다. 아동은 잘 때 이부자리에 소변을 볼까봐 걱정돼서 자는 것 자체를 두려워한다. 자녀에게 이러한 문제가 있을 때 부모는 소아과를 찾아 야뇨증의 원인이 수면무호흡이나 요로 감염을 확인해야 한다. 지금은 이러한 문제를 집중적으로 다루는 야뇨증 전문 클리닉이 많이 있다.

특별히 의학적인 문제가 없다면 소변이 나오려고 할 때 경보음이 울리게 하는 장치를 사용하는 것도 한 방법이다. 경고음 때문에 잠이 깨는 일이 잦아지면서 결국 아이는 자연스럽게 방광을 조절할 수 있게 된다. 데스모프레신 아세트산염(DDAVP)은 뇌하수체에서 분비되는 화학 물질과 유사한 약물로서 소변의 양을 줄이는 효과가 있다. 복용 후 즉각 효과가 나타나기 때문에 콧속에 뿌리는 비강 분무제나 알약 형태로 된 약을 잠자기 직전에 사용한다.

꽤 오랫동안 야뇨증 아동에 대한 치료법으로서 잠자리에 들기 한두 시간 전에 항우울제 이미프라민을 소량 복용하게 했다. 그러나 이 약물이 효과를 볼 확률은 50퍼센트 미만이다. 대개는 아이가 자라서 방광 조절 능력이 좋아지면 이 문제는 자연스럽게 해결된다.

노화 과정에서 나타나는 문제 가운데 하나가 바로 요실금이다. 요로 감염, 당뇨병 그리고 남성은 전립선 질환, 여성은 질염 등이 요실금과 관련이 있을 수 있다. 전 세계적으로 65세 이상 노년 여성 20명 중 한 명 꼴로 요실금을 겪고 있다. 요실금을 유발하는 기저 질환을 해결할 수 없을 때 유일한 해결책은 요실금 패드를 착용하는 것뿐이다. 다른 질병이 없다면 배뇨 조절 근육을 조여 주는 운동('케겔 운동'이라고 함)이 요실금 방지에 도움이 된다.

4. 식은땀

잘 때 땀이 너무 많이 나는 것도 너무 괴롭고 당혹스러울 수 있다. 환자들은 시트며 베개가 흠뻑 젖은 상태로 잠에서 깨면 불쾌하기가 이를 데 없다고 한다. 식은땀은 폐경과 관련될 수도 있으나 또 한편으로는 수면무호흡이나 하지불안증후군, 갑상선 기능 항진증, 감염증, 암 등의 증상일 수도 있다. 의사가 식은땀의 원인을 찾아낼 수 없을 때도 있다.

5. 이갈기

이갈기는 수면 중에 턱 근육의 활동량이 증가하는 현상이다. 남녀노소를 불문하고 나타나는데 담배와 술을 즐기는 사람에게서 더 흔하게 나타난다. 스트레스를 많이 받는 사람 중에 이를 가는 사람이 더 많은데 학자들도 그 이유에 대해서는 아는 바가 별로 없다.

이갈기는 특정 약물에 대한 반응일 수도 있다. 이를 가는 행동은 환자 본인의 치아를 마모시킬 뿐만 아니라 같이 자는 사람의 숙면까지 방해한다. 치아 마모가 심하거나 턱에 통증이 나타난다면 치과 의사와 상의해, 잘 때 보호 장치를 착용하는 것이 좋다.

6. 머리 부딪치기와 몸 흔들기

수면 클리닉 환자에게서 볼 수 있는 장면 가운데 가장 이상한 것은 자신의 머리를 반복해서 매트나 침대 또는 벽에다 부딪치는 행동이다. 또 밤새도록 요동을 치며 자기도 한다. 전 세계적으로 7세 아동의 10퍼센트 정도가 이러한 증상을 나타낸다. 나이가 들수록 증상은 점점 줄어들고 다 크면 괜찮아지기는 한다.

부모가 보면 놀랄만한 증상이기는 하나 이 자체는 심각한 문제는 아니다. 잠에서 깨면 괜찮아진다. 그리고 이유는 알 수 없으나 이 증상을 나타내는 남성이 여성보다 네 배나 많다.

신경계 질환이 있어도 이러한 증상이 나타난다. 그러므로 일단 증상이 있으면 의사와 상담하는 것이 좋다. 신경계 질환이 원인이 아니라면 자해의 위험이 크지 않는 한 특별한 치료를 시도하지 않는다.

10장

병은 병을 낳는다

호르몬 이상, 당뇨병, 심혈관 질환, 관절염 등을 포함한

수많은 병이 수면 장애를 유발하는 이유는 무엇일까?

● ● ●

수면 장애와 정신 질환은 어떤 관계가 있을까?

● ● ●

약물은 수면에 도움이 될까, 해가 될까?

검은 장막이 쳐진 것 같은 밤

내 앞에 앉은 70대 여성은 한눈에 보기에도 매우 힘들어 보였다. 대기실에서 내 진료실까지 채 10미터도 안 되는 거리를 걸어오면서도 숨이 가쁜 듯 헐떡이는 모습이 안쓰러울 정도였다. 나는 이 여성의 상태가 진정되기를 기다렸다가 심신이 어느 정도 안정된 듯 싶어 진찰을 시작했다. 물론 수면 문제에 초점을 맞춰 이야기를 진행하려 했다. 이곳은 엄연히 수면 클리닉이니까!

그런데 이 여성은 수면 부분에 관해서는 한 마디도 없고 검은 장막 이야기만 해댔다. 자신에게 검은 장막이 드리워졌고 이 때문에 시각 예술가로서의 창작 활동을 계속할 수가 없다고 하소연했다. 작품 전시회를 준비하려 했으나 정작 작업을 할 수가 없었다고 했다. 자신에게 수면 장애가 있다는 점은 인정하면서도 가장 큰 문제는 그 검은 장막 때문에 창의력이 상실된 부분이라는 주장만 거듭했다.

담당의는 이 여성의 가장 큰 문제가 불면증이라고 판단하고, 수면 클리닉으로 보냈던 것이다. 검사 결과 발목 부종과 폐잡음이 발견됐다. 이 여성의 불면증은 전혀 생각지 못했던 다른 신체 기관의 문제에서 비롯되었다는 의미였다. 나는 환자가 그토록 주장하는 검은 장막을 걷어 올릴 수 있으리라는 확신이 들었다.

만성 질환이 수면 장애를 유발할 수 있다

이번에 설명할 불면증은 촉발 인자 외에 수많은 질환이 유발하는 경우이다. 잠을 설친다는 것은 신체 어딘가에 이상이 있다는 징후일 수 있으며 그 '이상'이 심각한 문제일 수도 있다. 어떤 기관이든 문제가 생기면 거의 수면 장애로 이어질 수 있다. 그러므로 의사는 환자에게 잠은 잘 자는지 또 수면 패턴은 어떤지 반드시 물어야 하고 환자는 의사에게 자신의 수면 문제를 상세히 설명해야 한다.

만성 질환은 거의 전부가 수면 문제와 연결된다고 봐도 과언이 아니다. 당뇨병, 신장 질환, 관절염, 파킨슨병, 심장병, 암 등은 수면에 영향을 미친다. 우울증, 양극성 장애, 강박 장애 같은 정신 질환도 주요 증상으로서 불면증이 나타난다. 신경계, 폐, 심혈관계, 비뇨기계, 소화기계 등의 질환, 호르몬에 영향을 미치는 다양한 문제와 각종 불균형 상태 등 모두 수면 장애를 일으킬 수 있다. 또 암과도 연관된다.

수면 장애를 일으키는 신경계 질환

신경계는 장기, 근육, 피부 등을 포함한 모든 신체 부위에 퍼진 신경, 뇌와 척수로 구성된다. 뇌에는 수면에 관여하는 신경계가 있기 때문에 신경계 질환이 수면 장애를 유발할 수 있다.

1) 알츠하이머병

알츠하이머는 뇌 내 화학 물질인 베타 아밀로이드가 축적돼 형성된 노인반(斑)과 타우 단백질이 엉켜 형성된 신경 섬유 덩어리 때문에 신경계가 서서히 망가지는 신경변성 질환이다. 신체 감염 반응인 염증도 알츠하이머 발병에 중요한 역할을 한다. 알츠하이머는 수년 동안에 걸쳐 점진적 뇌 기능(수면 능력 포함) 상실을 일으키며 급속히 또는 서서히 진행된다.

알츠하이머 통계는 가히 충격적이다. 2016년 당시 미국에서는 500만 명이 알츠하이머를 앓았고 2050년이 되면 환자 수가 약 1,400만 명에 달할 것으로 보인다. 그리고 65세 이상 노인 9명당 1명, 85세 이상은 약 절반이 알츠하이머 환자였다. 평균적으로 여성이 남성보다 더 오래 살기 때문에 알츠하이머 여성 환자가 훨씬 많다. 어떤 연령대든 특정 연령대 내에서 남성보다 여성이 알츠하이머일 가능성이 더 크다는 의미다.

최근 연구에서 수면무호흡이 알츠하이머 환자의 인지력 저하에 영향을 미칠 수 있다는 결과가 나왔다. 따라서 수면무호흡증을 치료하면 알츠하이머 환자의 인지력 저하 속도를 늦출 수도 있다. 상당히 고무적인 발견이 아닐 수 없다.

중증 알츠하이머 환자는 밤 시간은 거의 깬 채로 보내며 밤낮이 바뀐 상태로 지내는 사람이 많다. 낮에는 졸다 깨다를 반복하다가 밤이면 계속 깨어 있다. 게다가 일부 환자는 이른바 '일몰증후군'이라는 증상을 경험하기도 한다. 이는 보통 늦은 오후나 저녁 무렵에 흥분하거나 동요 상태가 되고 환각이나 불안 증세를 보이는 현상이다. 이러한 증상은 생체 시계의 고장과 수면의 질이 현저히 떨어진 데서 비롯된다. 그런데 일몰증후군은 알츠하이머 환자뿐만 아니라 노인에게 흔한 일반적인 증상이다. 요양원 같은 노인 보호 시설에 있는 노인 5명 가운데 1명이 일몰증후군을 경험한다.

알츠하이머의 진행 속도를 늦추는 것으로 보이는 약물을 처방할 수 있다. 그러나 이러한 약물이 알츠하이머 환자의 수면 패턴에 어떠한 영향을 미치는지에 관해서는 충분한 연구가 이루어지지 않았다. 항우울제를 처방하기도 하는데 이 또한 불면증을 유발하기도 한다.

낮에 햇빛을 쏘이면 밤에 숙면을 취하는 데 도움이 된다. 햇빛이 환자의 생체 시계 재설정을 도와주는 역할을 하기 때문이다. 몇몇 연구에서는 멜라토닌 6~9그램을 복용하면 알츠하이머 환자의 일몰증후군 치료와 수면의 질 향상에 효과가 있다고 한다.

2) 두통

두통은 수면과 기타 질환과 관련될 수 있다. 수면 호흡 장애가 있는 사람은 두통을 느끼며 잠에서 깬다. 예를 들어 수면무호흡이 있는 사람에게 두통은 아주 흔한 증상이다. 호흡이 불충분하면 혈중 이산화탄소 수치가 증가하고 이 때문에 뇌로 가는 혈류가 증가해 뇌에 과도한 압박이 가해진다. 일부 환자는 수면 중에 항상 극심한 두통을 겪는다. 이러한 두통은 어쩌다 생기기도 하고 거의 매일 밤 생기기도 한다.

카페인이나 양극성 장애 치료제 리튬, 편두통 치료제 플루나리진, 항염제 인도메타신, 항뇌전증제 토파멕스 등으로 치료할 수 있다고는 하나 이러한 두통에 관해서는 알려진 바가 거의 없다. 일부 환자는 그 어떤 약물에도 반응을 보이지 않는다.

두통은 남성보다 여성에게 훨씬 흔하게 나타난다. 유일한 예외가 남성에게 주로 나타나는 군발성 두통인데 그리 흔한 유형의 두통은 아니다. 두통이 심한 사람은 잠이 잘 안 오고 잠이 들어도 아침까지 푹 자지 못한다. 수면에 영향을 주는 중증 두통에는 두 가지 유형이 있는데 하나는 편두통이고 또 하나는 군발성 두통이다.

편두통은 남성보다 여성에게 약 세 배나 더 많이 발생하고 일상생활에 큰 지장을 줄 수 있는 질환이다. 머리의 한쪽 부분에서만 욱신거리며 메스꺼움과 구토를 동반하기도 한다. 빛과 소리, 냄새 등에 더욱 민감해지기도 한다. 편두통은 나이가 들면 강도가 약해지기는 하나 반복적으로 나타나는 경우가 대부분이다.

편두통이 시작되기 전에 희미하게 일렁이는 빛, 갈지자 모양의 선, 물결 모양의 이미지 등이 10분에서 30분 동안 보인다는 사람이 많다. 환각을 경험하거나 일시적으로 시각이 상실된다는 사람도 있다. 편두통은 수면을 방해하고 이로 인한 수면 결핍은 편두통의 발생 빈도를 높이는 역할을 하는 등 쌍방향 악순환 관계가 형성된다.

군발성 두통은 가장 심각한 유형의 두통이다. 일정 기간, 즉 2~4개월 기간 내에 집중적으로 또는 연이어 발생한다. 하루에 2~10차례 나타나며 이 기간이 끝날 때까지 거의 같은 시간에 나타난다. 수개월 또는 수년이 지난 뒤에 다시 두통이 반복된다.

한쪽 머리와 얼굴 쪽에 통증이 생기고 통증이 생긴 눈의 동공이 수축되고 눈물이 흐르며 눈꺼풀이 아래로 처지는 증상이 나타난다. 두통이 시작되고 나서 5~10분 뒤에 통증이 최고조에 달한다. 대체로 약 30분에서 45분 또는 최대 2시간까지 계속되는 경우도 있다. 두통이 생기면 통증이 너무 심해서 몸을 마구 흔들거나 불안하게 이리저리 서성거린다. 통증을 떨쳐내겠다고 머리를 벽에다 찧는 사람도 있다. 보통 수면 중에, 특히 렘수면 중에 나타나며 통증 때문에 잠에서 깨는 일이 많다.

군발성 두통이 있는 사람은 의학적인 도움을 받아야 한다. 군발성 두통은 '남성의 두통'이라 불릴 만큼 발병 비율이 여성보다 두 배 높다. 그래서 여성에게 나타나는 군발성 두통을 잡아내지 못하는 경우가 종종 있다. 여성이 이러한 증상을 경험할 때는 자신의 상태를 가능한 한 정확하게 설명해야 한다. 군발성 두통에는 편두통 치료에 사용하는 약물 외에 산소 흡입이 도움이 되기도 한다.

3) 파킨슨병

파킨슨병은 도파민을 생성하는 뇌 부위의 신경 세포가 파괴되는 신경계 질환이다. 전 세계적으로는 파킨슨 환자가 1,000만 명이나 된다. 떨림, 무표정한 얼굴, 비정상적 걸음걸이 등을 포함해 자신의 의지와는 상관없는 운동 반응을 일으킨다. 노인층에서 많이 발생하며 여성보다 남성이 50퍼센트 이상 더 많이 걸린다.

파킨슨병 환자의 약 60퍼센트가 잠을 잘 자지 못한다. 잠이 드는데 오래 걸리며 아침까지 푹 자지 못하고 중간에 자주 깬다. 수면 중에 반복적으로 발생하는 다리 경련과 하지불안증후군 또한 파킨슨병 환자에게 흔하게 나타난다. 한밤중에 깨서는 다시 잠들지 못하는 사람도 많다. 치료제의 약효가 다해 체내의 약 기운이 완전히 떨어졌을 때 이러한 증상이 나타나기도 한다. 또 밤낮이 바뀌어버리기도 한다.

환자의 약 3분의 1이 수면 중에 자신의 꿈에 신체적으로 반응하는 이른바 렘수면 장애를 나타낸다. 렘수면 장애가 있는 환자는 자신은 물론이고 동침자에게 상해를 입힐 수 있다. 각성 상태에서 무서운 환각을 경험하는 환자도 적지 않다. 파킨슨병 환자는 렘수면 장애나 수면무호흡, 운동 장애 또는 치료를 위해 복용하는 약물 때문에 극심한 주간 졸음증을 경험할 수 있다. 일부 의사는 이러한 중증 주간 졸음증 극복을 위해 각성제인 모다피닐을 처방하기도 한다. 모다피닐을 아침에 복용하면 밤에 잠을 잘 못자는 부작용은 피할 수 있다.

불면을 부르는 폐 질환

과도한 기침, 쌕쌕거림, 숨 가쁨 등의 증상을 일으키는 폐 질환은 불면증으로 이어질 수 있으며 가장 흔하게는 천식과 만성 폐쇄성 폐 질환을 꼽는다.

1) 천식

천식은 기관지 수축으로 과도한 기침과 호흡 곤란을 일으키는 질환으로서 30세까지는 남성이 여성보다 더 잘 걸린다. 그러나 30세 이후가 되면 상황이 역전돼 여성 환자가 남성의 두 배가 된다.

천식은 어린 나이에 발생할수록 호전 가능성이 커지므로 남녀별, 발병 연령대의 차이가 중요한 의미가 있다. 여성은 평균적으로 남성보다 더 늦은 나이에 천식이 발병하므로 호전 가능성 또한 그만큼 낮아진다. 여성 천식 환자는 병원에 입원할 위험성이 남성 환자보다 70퍼센트나 높다.

천식 증상은 약물로 완화시킬 수 있다. 그러나 일부 환자의 경우 수면 중에 쌕쌕거리며 잠에서 깨는 일이 잦다면 약물이 효과가 없다는 뜻이다. 기침 때문에 잠에서 깨는 사람도 있는데 이들은 자신에게 왜 그러한 증상이 나타나는지 잘 모른다. 또 불면증 때문에 수면 클리닉을 찾았는데 수면 검사 결과 기침이 원인이었다는 사실이 드러나는 경우도 있다.

2) 만성 폐쇄성 폐 질환

만성 폐쇄성 폐 질환(COPD)은 장기간 흡연을 한 사람에게서 나타난다. 이는 회복 불가능한 치명적 질병이다. 담배는 남성보다 여성의 폐 기능에 더 심각한 영향을 미치며 여성이 남성보다 만성 폐쇄성 폐 질환으로 입원할 가능성이 더 크다.

천식과 마찬가지로 과도한 기침, 쌕쌕거림, 숨 가쁨 역시 만성 폐쇄성 폐 질환의 주요 증상이다. 더구나 만성 폐쇄성 폐 질환 환자 중에는 자

최상의 잠

다가도 니코틴 보충 욕구 때문에 깨는 일도 드물지 않다. 아침이면 폐 안에 가래가 잔뜩 낀 채 잠에서 깨기 때문에 제대로 호흡을 하려면 일단 기침부터 한다. 기침과 숨 가쁨 때문에 잠에서 깨는 일이 잦아지면 당연히 숙면을 취하기 어려워진다.

불면의 원인과 결과, 심혈관계 질환

심장이나 혈관과 관련된 질환은 주로 남성이 걸린다고 아는 사람이 많은데 사실은 아니다. 미국에서만 매년 심혈관 질환으로 사망하는 사람을 보면 여성이 남성보다 6만 명이 더 많다. 최근 연구에서 심혈관계 질환이 수면 장애를 유발할 수 있고 반대로 수면 장애 역시 심혈관계 질환을 일으킬 수 있다는 결과가 나왔다.

1) 협심증

협심증은 심장 근육의 문제로 갑자기 일시적으로 혈류를 충분히 공급받지 못할 때 발생하며 이때 근육이 손상되는 것은 아니다. 주요 증상은 이른바 운동성, 활동성 흉통(가슴 통증)이다. 활동(운동 등)을 중지하거나 관상 동맥을 확장하는 약물을 투여하면 수분 내에 증상이 사라진다. 관상 동맥 질환자는 수면 중에 협심증 증상이 일어날 수 있다. 수면무호흡이 있을 때, 렘수면 중에 심장으로 들어가는 동맥에 경련이 일어나면서 이러한 증상이 나타난다. 이러한 증상이 있을 때는 반드시 담당 의사와 상의해야 한다.

2) 심근경색

심근경색(심장 발작)은 심장 근육에 갑자기 혈류 공급이 차단될 때 발생하며 이때 심장 근육이 손상된다. 가장 대표적인 원인으로는 심혈관(관상동맥) 질환을 꼽을 수 있다.

심근경색 증상은 남녀 차이가 있을 수 있다. 심근경색의 가장 일반적이 증상이 흉통이라고 알려졌으나 2003년 말에 미국에서 진행한 연구에 따르면 심근경색이 일어난 여성의 43퍼센트가 흉통이 없었다고 한다. 대신에 심근경색 여성의 70퍼센트가 피로감을 느꼈고 50퍼센트 가량이 증세가 나타나기 전 몇 주일 동안 잠을 설친 것으로 나타났다. 심근경색의 가장 대표적인 증상이 피로감이다.

3) 심부전

울혈성 심부전이라고도 하는 심부전증은 심장 근육의 약화로 신체 기관에 필요한 만큼 혈액과 산소를 충분히 공급하지 못할 때 발생한다. 가장 대표적인 원인은 심근경색으로 심장에 영구적인 손상을 주었기 때문이다. 심부전 역시 주로 남성이 걸리는 병으로 알고 있는데 통계 자료를 보면 남성보다 여성이 심부전에 노출될 위험이 더 크다. 2016년 당시 미국에서 심부전을 잃고 있는 여성은 약 300만 명이었는데 남성은 270만 명이었다. 그리고 심부전으로 인한 사망자 수도 여성이 더 많다.

심부전이 있는 사람은 수면 중에 호흡이 점차 깊어지다가 다시 서서히 얕아지는 호흡 패턴을 나타내기도 한다. 그러다가 일시적으로 호흡이 완전히 멎을 때도 있다. 호흡을 재개하려면 뇌가 짧은 순간 각성 상태가 된다. 1분에 한 번씩 무호흡이 나타나 잦은 각성이 일어나는 상황이면 수면무호흡증의 신호라고 봐야 하며 불면증을 의심한다. 심부전이 있는 사람은 쉽게 잠을 자지 못하며 자다가 깼을 때는 호흡 곤란 때문에 잠자리에서 일어나 앉아야 하는 상황이 자주 발생한다. 심부전 치료제로 이뇨제를 처방하는 경우에는 밤에도 화장실을 자주 들락거리는 일이 많기 때문에 이 또한 숙면을 방해하는 요소다.

참으로 안타깝게도 심부전 환자는 극심한 졸음증(다양한 원인에 의한 수면 결핍에서 오는 증상)과 밤에는 쉽게 잠들지 못하는 증상을 동시에 겪어야 한다. 이러한 환자의 호흡 패턴의 정상화와 관련한 산소 호흡기의 기능과 역할에 대한 연구가 계속되고 있다.

4) 심계 항진(두근거림)

수면 중에 비정상적인 심장 박동 때문에 잠에서 깨는 사람이 있다. 심장 박동이 너무 빠르거나 반대로 너무 느리다고 느낀다. 또 심하게 쿵쾅거렸다가 아예 느껴지지 않을 정도로 박동이 약해지는 등 심장 박동이 매우 불규칙할 때도 있다. 자다가 요의가 느껴져 밤에 꼭 화장실에 가야 하는 사람도 있다. 악몽 때문에 잠에서 깨는 사람이 있는데 이럴 때 느껴지는 가슴 두근거림은 의학적인 문제가 아닐 가능성이 크다. 그러나 이외 다른 상황에서 이러한 증상이 나타난다면 심장 부정맥의 징후일 수 있으므로 반드시 병원에 가야 한다.

빠른 심장 박동과 함께 식은땀을 흘리면서 곧 죽을 것 같은 기분으로 잠에서 깨기도 한다. 그러한 절박감은 공황 장애의 대표적인 증상으로

써 주로 밤에 발생한다. 또 외상 후 스트레스 장애에서도 이러한 증상이 나타날 수 있다.

5) 고혈압

심장은 동맥을 통해 신체 곳곳으로 혈액을 보낸다. 심장이 뿜어내는 혈액의 양과 속도, 동맥 내 혈류 저항 정도에 따라 동맥 내부의 압력이 달라진다. 동맥 경화증 같은 혈관 질환이 혈류 저항을 증가시킬 수 있다. 크기가 제한된 동맥 안을 혈액이 통과하려다 보니 혈관 내 압력이 증가한다. 장기적 혈압 상승 상태를 고혈압이라고 하며 심장병, 뇌졸중, 신장병의 주요 원인이다.

그런데 이러한 질환 전부가 수면 장애와 관련된다. 혈압을 측정할 때는 수축 기압과 확장 기압 등 두 가지를 측정한다. 수축 기압(120까지 정상)은 심장이 혈액을 뿜어낼 때의 압력이다. 확장 기압(80까지 정상)은 심장이 최고로 이완된 상태일 때의 압력이다. 따라서 정상 혈압은 120/80이라고 보면 된다. 수축 기압이 140 이상이거나 확장 기압이 90 이상이면 고혈압이라고 한다. 고혈압은 매우 흔한 증상이며 나이가 들수록 고혈압 환자가 증가한다. 고혈압은 대개 약물로 치료하며 운동이나 식이 요법 같은 생활방식의 변화 등을 통해서도 관리할 수 있다.

그런데 수면무호흡이 고혈압을 유발할 수도 있다고 한다. 약물로 고혈압을 치료하기가 더 어려워질 수 있다는 의미다. 베타 차단제 같은 일부 고혈압 치료제가 불면증과 악몽 증세를 일으킬 수 있다.

잠을 깨우는 비뇨기계 질환

비뇨기계는 두 부분으로 구성된다. 첫 번째는 신장으로서 신체 내 체액 평형을 유지하고, 전해질(나트륨, 칼륨 등) 수치를 안정화시키며, 소변을 배출해 체내의 독소를 제거하는 역할을 한다.

두 번째는 요관으로서 소변을 저장해 신장에서 방광으로 운반하는 역할을 한다. 방광이 꽉 차면 배뇨하게 되는데 이때 방광 속 소변이 또 다른 소변 이동 통로인 요로를 통해 몸 밖으로 배출된다. 남성의 경우 요로 앞 방광 근처에 전립선이 있다.

수분 섭취량이 줄어들면 신장은 체내 수분량을 정상 수준으로 유지하려 하고 이때 소변이 농축되는 현상이 나타난다. 그런데 신장 관련 질환(당뇨병, 신부전)이 있는 사람은 소변이 농축되지 않는다. 따라서 이런 사람들은 소변 생성량이 너무 많아서 밤에도 수없이 화장실에 들락거려야 하므로 잠을 설치게 된다.

신장 기능 상실로 투석을 받아야 하는 상황이 되면 중증 운동 장애, 하지불안증후군을 경험하게 되는데 이 또한 수면을 방해한다. 폐경기 여성과 나이 든 남성, 특히 전립선 비대증이 있는 남성은 밤에 화장실에 자주 가는데 한번 깨면 다시 잠이 들기 매우 어렵다. 수면무호흡증이 있는 사람이 이를 치료하지 않고 방치하면 밤에 자주 소변을 보게 된다.

자지도 먹지도 못하게 하는 소화기계 질환

수면에 영향을 미치는 소화기계 질환이 몇 가지 있다.

1) 위식도 역류

음식물을 입에서 위장으로 운반하는 식도 하부에는 괄약근(조임근)이 있어서 위산이 식도 쪽으로 넘어 올라오지 못하게 한다. 그런데 이 괄약근이 제 기능을 못하면 위산이 식도로 넘어오는 '역류'가 벌어진다. 이 때문에 속 쓰림(흉부 작열감)이 발생한다. 증상이 심해지면 위식도 역류병이 되는데 이렇게 되면 위산 때문에 식도가 손상될 수도 있다. 위식도 역류에는 남녀 차이가 없으며 과체중이거나 임신한 여성이 역류 위험에 더 많이 노출된다.

위식도 역류가 밤에 나타나면 잠을 잘 수 없고 잠이 들어도 자꾸 깨게 된다. 위식도 역류는 다양한 방식으로 수면에 영향을 미친다. 위산이 식도를 넘어 입으로까지 올라오면 입안에서 쓴맛이 느껴지거나 극심한 기침과 함께 목구멍이 막혀 컥컥대며 잠에서 깨기도 한다. 위산이 성대를 건드리면 성대가 경련하면서 숨을 못 쉴 듯 느껴져 마치 금방 죽을 것 같은 상태가 된다. 또 위식도 역류는 속 쓰림 현상을 일으키는데 심한 속 쓰림 때문에 잠에서 깨기도 한다. 연구 결과, 아무런 통증 없이 위산이 식도로 넘어올 때도 자던 사람의 수면을 방해한다고 한다.

20년 전에는 위식도 역류에 대한 효과적인 치료제가 별로 없었다. 요즘은 위산 분비를 억제하는 약물로 충분한 치료 효과를 볼 수 있다.

2) 소화성 궤양

위가 위산을 과다 분비하거나 위산 농도를 정상 수준으로 유지할 수 없을 때 위와 십이지장에 궤양이 생길 수 있다. 이 질환은 헬리코박터

파일로리라는 박테리아에 감염돼 발생하기도 한다. 비(非)스테로이드성 항염제 같은 특정 약물이 궤양을 유발할 수 있다. 처방대로 복용했을 때도 마찬가지다.

소화성 궤양이 있는 사람은 잠자리에 든 뒤에도 통증이나 허기 때문에 한두 시간 만에 깨는 일이 종종 있다. 음식물을 먹거나 제산제를 복용하면 일시적으로 통증이 사라진다. 소화성 궤양은 장관(腸管) 출혈과 같은 심각한 합병증을 유발할 수 있다. 통증이 심해서 밤에 자꾸 깨는 사람은 의학적 도움을 청해야 한다. 소화성 궤양에는 항생제와 양성자 펌프 억제제 같은 우수한 약물을 치료제로 쓸 수 있으며 이러한 약품은 환자가 정상적 수면 패턴을 찾는 데도 도움이 된다.

기침과 함께 수면을 방해하는 부비동 질환

나는 지금까지 누우면 기침을 하는 사람을 많이 봤다. 감기에 걸렸거나 부비동염이 있어서 기침이 나기 시작했는지도 모른다. 그런데 이들은 낮에는 기침을 하지 않는다. 그러나 일단 눕기만 하면 거의 발작하듯 기침을 한다. 누우면 비강 내 분비물이 흘러들어가 성대 부분에 닿을 수 있고 이 때문에 기침을 하게 된다. 이러한 문제가 수개월간 계속되는 경우도 있는데 정확한 원인이 밝혀지기 전까지 천식과 같은 폐 질환으로 오인해 치료를 받는 사람도 적지 않다. 누우면 기침이 나니까 누워도 잠들지 못하고 깨거나 밤중에 그냥 일어나는 일이 잦다 보니 수면의 양과 질에 악영향이 미칠 수밖에 없다.

수면 장애의 직격탄, 호르몬 분비 질환

이와 관련된 질환은 거의 전부가 수면 문제를 일으킬 수 있다. 이 가운데 몇몇은 꽤 흔한 질환이고 또 몇몇은 남성보다 여성에게 훨씬 많이 나타난다. 가장 흔하게 접할 수 있는 질환이 바로 당뇨병이다.

1) 당뇨병

체내에서 인슐린이 충분히 분비되지 않거나 인슐린 작용에 대한 세포의 저항성으로 인해 당뇨가 생긴 사람은 혈당의 수치가 높아진다. 연구 결과 당뇨병 환자의 약 50퍼센트가 수면 장애를 겪는다고 한다. 여기에는 여러 이유가 있다.

우선, 혈당 수치가 너무 높으면 신장이 당을 소변으로 배출하게 되는데 그러면 소변량이 정상보다 많아져 화장실에 자주 가게 된다. 자다가도 화장실에 들락거려야 하므로 제대로 숙면을 취하기 어렵다.

또 당뇨병 환자는 밤에 혈당 수치가 지나치게 떨어질 수 있는데 이럴 때 환자는 식은땀과 허기, 빠른 심장 박동과 함께 잠에서 깨게 된다. 이러한 증상은 대체로 인슐린을 과다 투여하거나 자기 전에 음식물을 너무 적게 섭취할 때 나타난다.

중증 당뇨병을 앓는 사람은 신경병증이라고 하는 일종의 신경 손상이 나타날 수 있다. 이것이 하지불안증후군 같은 불쾌한 감각이나 과도한 운동 또는 통증을 유발해 환자의 숙면을 방해한다. 게다가 신경병증은 소화관 세포에 영향을 미칠 수 있다. 어떤 환자 중에는 밤에 설사가 나서 고생하기도 하는데 이 또한 숙면을 방해하는 요소다.

2) 갑상선 질환

갑상선은 목 가운데에 있는 내분비 기관으로 기관(기도) 앞쪽 목젖 바로 아래에 위치한다. 갑상선은 신체의 신진대사 조절에 매우 중요한 내분비선이다. 갑상선 질환은 여성의 발병률이 남성의 다섯 배나 된다.

뒤쪽에 있는 기도를 막을 정도까지 갑상선이 비정상적으로 커지는 경우가 있다. 이는 대개 갑상선 세포의 비대에서 비롯되며 때로는 요오드 결핍이 그 원인일 수 있다. 이를 '갑상선종'이라고 한다. 갑상선이 너무 커져서 기도를 막을 지경에 이르면 수면무호흡으로 발전할 수 있다. 이럴 때는 비대해진 갑상선을 제거하는 수술을 받는다.

갑상선이 호르몬을 충분히 분비하지 않을 때가 있다. 이를 '갑상선 기능 저하증'이라고 하는데 이러한 상태가 수개월, 수년 동안 지속될 수도 있다. 환자는 체중이 증가하고 때로는 비만이 되기도 한다. 체중 증가는 갑상선 호르몬의 결핍으로 신진대사율이 떨어진 데서 비롯된다. 갑상선 기능이 저하된 상태에서는 평소와 같은 양의 음식을 먹어도 체내에서 칼로리 연소가 덜 되기 때문에 체중이 증가한다. 이 질환 역시 여성이 남성보다 최소한 두 배는 더 많이 걸린다.

갑상선 호르몬 결핍의 주요 증상으로는 심신을 무력화시키는 피로감과 졸음증이 있다. 중증일 때는 의식을 잃을 수도 있으며 호흡 곤란이 와서 응급 처지를 요하는 상황이 오기도 한다. 갑상선 호르몬이 결핍된 환자가 졸음증을 겪는 이유 가운데 하나가 수면무호흡 때문일 것이다.

환자의 비대해진 혀가 수면 중에 기도를 막기 때문에 발생한다. 이러한 환자에게는 갑상선 대체 요법이 이상적인 치료법일 수 있다. 이는 체내에서 생성하지 못하는 호르몬을 약물로 대체한다. 대체로 이러한 호르몬 대체 요법이 매우 효과적이다.

갑상선 기능 저하증 환자는 신진대사율이 낮아서 통상적 용량을 복용하면 반대로 갑상선 기능 항진의 증상이 나타날 수 있기 때문에 저용량을 복용한다. 수개월에 걸쳐 복용량을 증가시킨다. 무엇보다 환자는 정기적으로 병원을 방문해 약물의 복용량을 꾸준히 관리해야 한다.

수면 클리닉에 있으면서 호르몬 제제의 복용량을 늘리지 않아 갑상선 호르몬 수치가 낮거나 호르몬이 결핍된 환자를 많이 봤다. 호르몬 대체 요법을 사용하더라도 복용량이 적절하지 않으면 갑상선 기능 저하증은 호전되지 않는다.

'갑상선 기능 항진증'은 갑상선 기능 저하증과 함께 갑상선 기능 이상의 또 한 가지 유형이다. 마찬가지로 여성의 발병률이 높다. 항진증은 호르몬 과다 분비로 인해 섭취한 칼로리보다 더 많은 칼로리를 연소하는 이른바 '대사 항진' 상태가 된다.

항진증 환자는 단기간에 체중이 과도하게 감소하고 땀을 많이 흘리며 손이 떨리는 등의 증상이 나타난다. 또 안구가 돌출하는 이른바 그레이브스병을 유발하기도 한다.

갑상선 호르몬이 과다 분비되는 사람 역시 푹 자지 못한다. 자면서 식은땀을 많이 흘리고 악몽 때문에 깨기도 한다. 낮 동안에 계속 졸리고 갑상선 호르몬의 과다 분비로 근력이 저하될 수 있기 때문에 신체적으로 기진맥진한 상태가 된다. 더 나아가 항진증 때문에 심장 박동이 급격히 빨라지면서 현기증과 실신 같은 증상이 나타날 수도 있다. 빠른 심장 박동 때문에 잠에서 깨기도 한다. 갑상선 기능 항진증은 매우 심각한 질환으로써 병원에서 꾸준한 관리, 관찰과 적절한 치료를 받아야만 한다.

3) 뇌하수체 질환

뇌하수체는 뇌 속 완두콩만한 내분비 기관이다. 뇌하수체는 특정한 호르몬을 분비하고 다른 내분비선에서 생성한 호르몬을 조절한다. 수면에 영향을 미치는 뇌하수체 이상으로는 말단 비대증과 종양이 있다.

첫째, 말단 비대증은 뇌하수체가 성장 호르몬을 과도하게 분비해서 생긴다. 성장 호르몬의 과다 분비가 어떤 영향을 미치는지는 환자가 성장을 끝냈는지 아니면 아직 성장 중인지에 따라 달라진다. 아직 성장 중인 아동이 말단 비대증에 걸리면 키가 과도하게 커질 수 있다. 키뿐만 아니라 턱과 이마도 정상인보다 더 크다. 이를 '거인증'이라고 한다.

성장이 끝난 뒤에도 뇌하수체 이상으로 성장 호르몬이 과다하게 분비되면서 손과 발 같은 신체 일부가 더 성장한다. 이 질환을 치료하지 않으면 신체에 치명적 영향이 미칠 수 있다. 일단 심장이 비대해져 심장 마비가 올 수 있다. 수면 장애가 나타날 수도 있다. 말단 비대증 환자는 혀도 비대해지는데 수면 중에 이 비대해진 혀가 기도를 막을 수 있어 이

것이 중증 무호흡증으로 발전할 위험성이 있다.

나는 성장 호르몬을 분비하는 뇌하수체 부위를 제거하는 수술을 해서 말단 비대증을 치료한 경험이 있다. 수년 동안 극심한 졸음증에 시달린 환자를 치료하며 말단 비대증이 수면무호흡을 유발했다는 사실을 알게 됐다. 이 질환은 당뇨병을 유발할 수도, 기타 호르몬 문제를 일으킬 수도 있다. 호르몬 과다 분비의 원인이 종양일 때는 특히 더 그렇다.

뇌하수체의 종양이 과도하게 커지면 이것이 뇌하수체의 다른 부위를 누르고 시상하부라 불리는 중요한 뇌 부위를 압박한다. 이렇게 되면 수면과 각성을 담당하는 기관이 제 기능을 다하지 못한다. 심각한 졸음증을 경험하거나 무작위적 수면 패턴으로 발전하고 이 때문에 부적절한 때와 장소에서 잠이 들어버리는 현상이 벌어질 수 있다.

뇌하수체 종양이 다른 정상 조직을 압박해 성호르몬 같은 다른 호르몬의 분비를 감소시킬 수 있다. 뇌하수체 관련 질환을 치료할 때 눈여겨 봐야 할 또 한 가지 신호는 음부와 겨드랑이에 있는 체모의 양이 감소했는지 여부다. 뇌하수체에서 종양이 자라면 수면에 직접적인 영향을 미치거나 수면에 영향을 미치는 기타 질환을 유발할 수 있다.

수면 장애를 유발하는 통증 질환

다음의 질환에는 몇 가지 공통된 특징이 있다. 통증, 수면 장애, 비회복성 수면 등이 해당한다. 아침에 일어나도 마치 잠을 충분히 못 잤고,

전혀 잠을 자지 않은 듯 계속 찌뿌듯한 느낌이 든다.

1) 관절염

다양한 유형의 관절염은 관절에 발생하는 만성적 염증이 그 원인이
다. 둔부와 무릎처럼 큰 관절에 발생하기도 하고, 손과 발처럼 작은 관
절에 발생하기도 한다.

2) 섬유 근육통

특히 여성이 잘 걸리는 질환으로 근육과 기타 부위의 통증에 대한 지
각과 민감도가 과도하게 높은 병증이다. 섬유 근육통이 있는 사람은 밤
잠을 설치고 나면 통증이 더 심해진다. 통증 때문에 못자고 낮에 계속
졸리고 피곤한 상태가 되는 악순환이 펼쳐진다. 치료제로는 진통제, 항
우울제, 근육 이완제 등이 있다.

3) 만성 피로 증후군

만성 피로 증후군 환자가 호소하는 큰 문제는 졸음증이 아니라 피로
다. 아무리 자고 휴식을 취해도 피로가 가시지 않는다. 근육통성 뇌척수
염이라고도 한다. 운동을 비롯한 신체 활동을 조금이라도 하면 대개 24
시간 이상 기진맥진한 상태로 매우 피곤해한다.

원인을 불문하고 통증은 불면증으로 이어질 수 있다. 관절에 질환이
있는 환자는 약물을 통해서든 인공 관절 수술을 통해서든 통증에서 벗

어나지 못하는 한 언제까지고 잠을 설쳐야 하는 상황이다. 관절 질환이나 허리 디스크로 고생하는 사람은 하지불안증후군이 생길 수 있다. 허리를 다쳤거나 부상으로 지속적인 통증을 경험해야 하는 사람이 가장 먼저 호소하는 불편이 바로 수면 장애다.

일단은 통증을 유발하는 원인 문제부터 해결해야 한다. 이것이 여의치 않을 때는 통증 자체에 초점을 맞춰 약물이나 마사지로 통증을 완화시킬 수 있다.

기억력과 집중력에 문제가 있고 통증, 불면증, 비회복성 수면 등 섬유근육통 환자가 겪는 증상도 나타난다. 의학계는 아직 이 질환의 원인을 파악하지 못했으며 이렇다 할 치료법도 없는 상태다. 신체 활동을 못 견딘다는 점을 생각하면 다소 아이러니한 사실이나 2016년 조사에 따르면 운동이 환자가 호소하는 극심한 피로와 졸음증을 극복하는 데 도움이 된다고 한다.

복합적 수면 장애의 끝, 암

암인 줄 몰랐다가 수면 장애 때문에 암 진단을 받게 되는 경우도 있다. 앞에서 소개했던 하지불안증후군 환자를 떠올려보라. 이 환자는 혈중 페리틴 수치가 낮은 상태였다. 체내 철분 수치가 낮다는 의미다. 소장관에서 잠행성 출혈을 보였던 환자는 결국 암 판정을 받게 됐다. 수면 장애 진단을 받고 암 진단이 이뤄졌던 셈이다. 암 환자, 특히 림프종을 앓는 환자 중에는 수면 중 식은땀 증상이 나타나는 사람이 꽤 있다.

암 진단을 받은 사람은 다양한 이유로 수면 장애를 경험한다. 암 자체가 엄청난 스트레스라서 불면증이 생기기도 한다. 또 수면 장애와 관련될 만한 장기에 암이 생긴 경우에도 수면 문제가 나타날 수 있다. 예를 들어 폐암 환자는 호흡 곤란 때문에 잠에서 깰 수 있고 골수암 환자는 엄청난 고통 때문에 밤잠을 제대로 이룰 수 없다. 특히 화학 요법을 사용하는 암 치료 과정에서 메스꺼움과 구토 증상이 나타나서 잠을 못 이루기도 한다.

유방암 환자는 불면증과 피로 증상이 가장 흔하게 나타난다. 유방암과 난소암 치료에 사용하는 일부 약물이 폐경을 유발할 수 있다. 폐경 또한 수면 장애를 일으키는 중요한 요소다. 예를 들어 유방암 치료에 널리 사용되는 항에스트로겐 제제 타목시펜은 안면홍조와 식은땀을 포함한 폐경 증상을 일으킬 수 있으며 이것이 불면증으로 이어지기도 한다. 화학 요법이나 방사선 요법을 사용하는 환자는 극심한 주간 졸음증이나 견딜 수 없이 피곤한 증상에 시달릴 수 있다. 신경병증(신경 손상)이나 화학 요법에 사용되는 약물로 인한 기타 하지불안증후군의 증상이 나타나는 환자도 있다.

암에 대한 치료가 여의치 않을 때 통증 완화에 초점을 맞추기도 한다. 이때 사용하는 치료법이 수면 장애 환자에게 도움이 될 수 있다. 예를 들어 하지불안증후군은 이러한 치료법으로 큰 효과를 볼 수 있다. 2016년에 발표된 연구 결과 인지 행동 치료(CBT)가 유방암 환자의 수면 장애를 개선했다고 한다.

불면증에 시달릴 수 있는 외상성 뇌손상

외상성 뇌손상을 입은 사람은 중증 주간 졸음증이나 불면증에 시달릴 수 있다. 외상성 뇌손상은 군 생활, 자동차 사고, 스포츠 상해 등에서 발생되기도 한다. 뇌손상 직후에는 대다수 환자가 침대에서 시간을 보내며 잠을 많이 잔다. 이는 수면과 각성 상태를 제어하는 뇌 부위의 손상과 관련될 수 있다.

졸린 증상은 장기간 계속되기도 한다. 이 증상은 기면증 환자의 졸음증 치료제로 사용되는 아모다피닐로 호전될 수 있다.

정확한 진단이 최고의 처방

이제 앞에서 검은 장막이 자신의 창의성을 가로막고 있다고 호소하는 여성 환자의 이야기로 돌아가보자. 이 여성을 대상으로 야간 수면 검사를 진행한 결과, 이 여성의 호흡 패턴은 심부전의 증상과 일치하는 것으로 나타났다. 산소 호흡기를 착용하고 다시 검사를 하자 호흡이 한층 수월해졌고 잠도 더 깊이 잘 잤다.

일단 호흡 문제가 많이 개선되자 '검은 장막'도 결국은 걷혔다. 덕분에 작품 전시회를 열 수 있을 정도로 창의적 에너지도 회복됐다. 이렇게 수면 장애는 현저하게 호전됐으나 심장 이상은 여전했고 이 부분에서만큼은 치료 효과가 더 나타나지 않았다. 이 사례에서 중요한 교훈은 불면증은 유형이 매우 다양하고 증상도 원인도 제각각이라는 점이다.

따라서 불면증 이면의 문제에도 주의를 기울여 심각한 질환이 기저에 깔린 것은 아닌지 항상 신경 써야 한다. 불면증 치료의 첫 단계는 수면제 '처방'이 아니라 정확한 '진단'이다.

중증 우울증과
졸음증의 관계

환자를 처음 대면했을 때 겉으로 보기에 일단 매우 침울해 보이기는 하는데 검사를 아무리 해도 도무지 문제가 무엇인지 모를 때가 있다. 이번 사례자가 바로 그런 경우였다.

이 환자는 심각한 졸음증 때문에 수면 클리닉으로 온 60대 여성이었다. 문제의 원인이 무엇인지 알아낼 수 있을까 싶어서 일단 여성의 겉모습부터 살펴봤다. 일단 정상 체중에서 약 20킬로그램 정도는 더 나가는 과체중 상태였고 전체적으로 말쑥한 모습은 아니었다. 머리도 빗지 않았고 옷은 몸에 맞지도 않았으며 꽤나 오래된 옷처럼 보였다. 표정은 매우 침울했고 여간해선 입을 열 것 같지 않아 보였다.

담당 의사는 수면무호흡이 주간 졸음증의 원인이라고 보고 정확한 검진을 위해 환자를 내게 보냈다. 확실히 이 여성은 수면무호흡 증상을 보였다. 코를 골았고 수면 중에 호흡이 멎기도 했으며 과체중이었다.

무슨 일을 하느냐고 물었더니 몸이 안 좋아서 병가 중이라고 답했다. 원래 은행에서 대출 관련 업무를 담당하는 고위직 임원이었는데 현재는 일할 수 없는 상태였다. 이유는 경기 침체와 신경 쇠약 때문이라고 했다. 담당 의사는 환자를 우울증으로 보고 그에 대한 치료를 하고 있었다.

그런데 중증 우울증 치료에 사용된 몇 가지 약물이 문제였고, 이 여성이 밤에 잠을 설치고 낮에는 졸리도록 유발했다. 한편으로는 수면무호흡 같은 수면 장애도 같이 나타나서 이것이 우울증을 악화시켰을 가능성도 있었다. 이렇듯 원인과 결과 증상이 쌍방향으로 뒤섞인 경우는 얽힌 실타래마냥 해결책을 찾기가 쉽지 않다. 이 사례 역시 풀기 쉽지 않겠다는 사실을 직감했다.

수면 검사 결과 수면 중에 몸을 많이 움직였고 한 시간에 여섯 차례나 무호흡이 나타났다. 양압기를 착용하고 검사하자 호흡 패턴은 호전됐으나 과도한 움직임 때문인지 수면 패턴은 여전히 불안정했다. 결론적으로 말해 수면 호흡 장애 원인은 파악했지만 수면 중 과도한 움직임을 개선할 해법을 찾기란 쉽지 않아 보였다.

저마다 크고 작은 정신 이상을 겪는다

가벼운 정신적 문제부터 심각한 정신병에 이르기까지 현대인은 다양한 정신 장애 속에 살고 있다고 해도 과언이 아니다. 정신 장애가 수면 장애와 같이 나타나거나 정신 장애가 수면 문제를 유발하기도 한다.

2011년에 유럽 국가를 대상으로 한 연구 결과, 전체 유럽 인구의 3분의 1 이상이 다양한 유형의 정신 장애를 경험한다고 한다. 이 가운데 가장 흔한 두 가지가 불안 장애와 우울증이었다. 같은 연구에서 불면증 인구는 전체의 7퍼센트로 나타났다.

수면 장애는 정신 질환의 가장 흔한 증상이다. 그런데 또 반대로 이 수면 장애가 주간 졸음증이나 정신 장애의 증상을 악화시키는 기타 증상을 유발할 수 있다. 사실 수면 장애 자체가 정신 장애를 일으킬 수도 있다. 더 나아가 수면 장애의 일부 증상은 정신 장애에서 나타나는 증상과 유사하다. 그래서 수면 장애를 진단받은 사람이 정신 장애 진단도 상당히 많이 받는다.

더구나 이때 사용하는 약물이 수면 장애를 유발하는 경우가 많아서 문제가 더욱 복잡해진다. 따라서 특정 원인을 밝혀내기가 매우 어려울 때가 종종 있다. 예를 들어 우울증 치료제가 하지불안증후군을 일으킬 수 있고 조현병 치료에 사용하는 약물 때문에 체중이 증가하는 경우도 있다. 알다시피 과체중은 수면무호흡의 원인이 되기도 한다.

수면과 정신 장애의 상관관계에 대해서는 아무리 강조해도 지나치지 않다. 2016년 연구에서 정신 장애가 있는 사람 중에 수면 장애를 호소하는 사람은 자살을 고려하거나 실제로 자살을 기도할 가능성이 매우 높은 것으로 나타났다.

수면 장애와 가장 밀접한 관련을 보이는 정신 장애는 기분 장애(예: 우울증과 양극성 장애), **사고 장애**(예: 조현병), **불안 장애**(공황 장애, 퇴역 군인에게 흔한 외
상 후 스트레스 장애 포함) 등이다.

기분 장애의 첫 번째 증상

기분 장애는 크게 두 가지 범주로 나뉘는데 하나는 우울증이고 또 하
나는 양극성 장애다. 우울증이 있는 사람은 항상 침울하고 기분 상태가
저조하다. 특별히 슬프거나 우울할 일이 없을 때도 마찬가지다. 아동이
나 청소년은 침울함보다는 짜증이나 예민함으로 우울증이 표출된다. 항
상 침체된 듯 만성적 우울 상태를 보이기도 하는데 이를 '기분 저하증'이
라고 한다. 그러나 기분저하증은 '우울증'으로 분류할 정도로 심각한 수
준은 아니다.

1) 우울증

수면 클리닉을 찾은 여성 중에는 그전에 먼저 우울증 진단을 받았던
사람이 특히 많다. 수면무호흡 검진을 위해 우리 클리닉으로 온 여성 환
자의 21퍼센트가 우울증 치료를 받던 중이었다. 같은 상황인 남성 환자
는 7퍼센트에 불과했다. 이 사람들은 단지 졸음증이 있을 뿐인데 우울증
으로 오진받기도 한다.

우울증 환자의 약 75퍼센트가 불면증을 경험하며 우울 상태를 경험하
는 젊은 성인의 약 40퍼센트가 주간 졸음증을 나타낸다. 불면증과 졸음
증은 삶의 질을 현저히 떨어뜨리며 자살의 주요 위험 요소이기도 하다.

2) 청소년 우울증

우울증 치료를 받다가 불면증이나 과도한 주간 졸음증 때문에 수면 클리닉으로 오게 된 청소년을 많이 봤다. 사춘기 이전에는 우울증을 경험하는 비율에 남녀 차이가 거의 없다. 그러나 11~13세가 되면 우울증을 겪는 소녀의 비율이 급격히 증가한다. 15세 정도가 되면 소녀의 우울증 발병 비율이 소년의 두 배에 이른다. 신체·정서 변화와 호르몬 변화를 포함해 사춘기 시절에 경험하는 스트레스 상황이 소년보다 소녀에게 더 큰 영향을 미친다. 이러한 차이가 나타나는 이유는 부분적으로는 호르몬과 관련이 있다.

2016년 연구에 따르면 우울증이 있는 청소년이 수면 장애를 보이면 자살 위험성이 매우 높다고 본다. 재차 강조하지만 실제로는 우울증이 아닐 수도 있는데 우울증으로 진단하는 경우가 매우 많다는 사실에 유의해야 한다. 예를 들어 기면증과 수면무호흡의 주요 증상인 졸음증을 우울증 증상으로 오인할 때가 적지 않다.

이와 마찬가지로 일부 청소년은 생체 시계의 변화로 밤에 늦게 자고 아침에 늦게 일어나는 것뿐인데 이러한 증상을 우울증으로 오진할 때가 있다.

3) 여성 우울증

여성은 성호르몬 때문에 감정의 기복이 심해질 수 있고 이 때문에 우울증이 생길 수 있다. 이와 같은 호르몬성 감정 기복은 월경 주기, 임신과 출산 이후, 폐경 직전과 폐경기 그리고 폐경 이후에 발생한다. 일부 여성은 월경 주기에 극심한 감정과 신체 변화를 경험한다.

젖가슴이 부풀어 오르고 통증이 생기며 쥐가 나는 등의 신체 변화와 함께 짜증이나 우울 같은 감정 변화도 나타난다. 바로 월경 전 증후군이다. 증상은 월경이 시작되기 전 며칠 동안 더 심해진다. 기분 변화가 극심할 때는 중증 월경 전 증후군으로 본다. 앞에서도 이야기했지만, 이러한 증상이 수면 장애를 일으킬 수 있다. 감정 변화는 임신 중에도 흔하게 나타나는 증상이며 일부 임신부는 우울 증세를 겪기도 한다. 아이를 가지려 노력하는 중이거나 불임인 여성은 엄청난 스트레스를 받는다.

주요 정신 장애를 앓는 여성은 출산 후 며칠 또는 몇 주간이 가장 위험한 시기다. 일부 여성은 산후 우울증을 경험하는데 이는 치료를 요하는 매우 심각한 기분 장애 중 하나다. 산후 우울증을 겪는 여성 가운데는 임신 전에 우울증 증상이나 병력이 있던 경우가 종종 있다. 어머니가 되는 일은 엄청난 책임감과 부담감이 느껴지는 '인생의 대사건'이라 스트레스가 상당하다.

폐경기는 여성의 성호르몬 수치가 급격히 변화하는 시기인데도 이때 우울증이 발병하는 일은 극히 드물다. 그런데 폐경기 여성 가운데 수면 장애를 겪는 사람이 많다. 이는 우울증 때문이라기보다는 안면홍조와 같은 폐경 증상 때문이다.

여성이 남성보다 우울증에 더 많이 걸리는 이유를 남녀의 호르몬 차이로 설명하기도 한다. 물론 이것도 하나의 이유는 된다. 그러나 여성이 남성보다 스트레스를 더 많이 받기 때문이라고 설명하는 학자도 있다. 여성이 받는 스트레스에는 직장 일과 집안일의 병행, 편모로 아이를 양

육하는 부담감, 재정적인 어려움, 아이와 병든 노인 등을 돌봐야 하는 책임 등이 포함된다.

우울증과 관련한 수면 문제로 우리 수면 클리닉을 찾은 여성 환자 가운데 이혼 소송 중이거나 부부 사이가 좋지 않은 사람이 상당히 많았다. 또 결혼 문제나 기타 문제로 속을 썩이는 자녀를 둔 환자도 꽤 있었다. 이혼했거나 별거 중인 남녀가 우울증 비율이 가장 높았고 원만한 결혼 생활을 하는 남녀의 우울증 비율이 가장 낮았다. 결혼의 질과 안정성이 우울증 발병에 영향을 미친다. 여성 우울증은 친밀감 결핍이나 신뢰 관계 부재와 연관되며 격렬한 부부 싸움이 원인 요소가 될 수 있다. 불행한 결혼 생활을 하는 여성은 우울증에 걸릴 확률이 매우 높다.

4) 남성 우울증

우울증이 남성보다 여성에게 특히 흔한 질환이기는 하나 남성 우울증 또한 심각한 공중 보건 문제의 하나로 다뤄야 할 만큼 중요하다. 2016년에 남성을 대상으로 한 연구 결과, 중증 하지불안증후군이 있는 사람은 우울증이 걸릴 가능성이 매우 높았다. 존스홉킨스 의과 대학을 졸업한 남성 졸업생(학번 1948~1964) 전원을 대상으로 최대 45년 동안에 걸쳐 매우 의미 있고도 중요한 장기 추적 연구가 진행됐다. 연구 결과, 학교에 다닐 때 불면증이 있던 사람은 졸업하고 나서 15년 정도 뒤부터 우울증에 걸릴 가능성이 훨씬 큰 것으로 나타났다.

2008년에 시작된 경기 침체로 큰 타격을 입고 불면증에 시달리는 환자를 많이 접했다. 수많은 사람이 일자리를 잃거나 운영하던 사업체가 파산하는 불운을 겪었다. 이들은 재정적인 부분에 대한 걱정 때문에 밤잠을 제대로 이룰 수 없었을 것이다.

불면증을 호소하는 우울한 사람들

우울증에 걸린 사람은 다양한 형태의 수면 장애를 겪는다. 우울증 환자의 절반 이상이 불면증을 호소한다. 아침까지 잠을 푹 자지 못하고 자꾸 깬다. 아침에 너무 일찍 깨고 다시 잠들기도 너무 어려워한다. 이렇게 잠을 설친 날이면 다음날 낮에 너무 졸려서 낮잠을 오래 자거나 카페인 음료를 과도하게 마신다. 그런데 이 두 가지 행동 모두가 밤잠을 제대로 못 자게 하는 원인이다.

2011년 독일에서 진행한 연구 결과 불면증이 있는 사람은 수면 장애가 없는 사람보다 우울증에 걸릴 확률이 두 배나 높았다고 한다. 같은 해 프랑스에서 진행한 연구에서는 불면증, 주간 졸음증, 수면제 복용 등의 행위 전부가 우울증 위험을 증가시킨다고 나타났다.

수면 장애가 우울증을 유발하거나 또는 우울증 발병의 예측 인자일 수도 있다. 우울증이 잠을 과도하게 많이 자는 증상으로 나타나는 사람도 있다. 불면증이 있는 사람의 약 3분의 1 그리고 주간 졸음증이 있는 사람의 4분의 1이 나중에 우울증에 걸린다. 이 두 가지 증상이 다 있는 사람은 절반가량이 나중에 우울증에 걸린다. 그러므로 우울증과 수면 장애 간에는 매우 강한 상관관계가 존재한다고 봐야 한다.

직장 내 스트레스가 극심한 불면증의 원인이었던 사례를 많이 접했다. 내 환자 중에 더는 자신의 업무에서 오는 스트레스를 감당할 수 없다고 호소한 항공 관제사가 있었다. 이 여성은 우울증 진단을 받았고 밤잠을 제대로 못 자서 업무 시간에는 계속 졸음증에 시달렸다. 결국은 병가를 내야 하는 상황이 됐다.

미국국립정신보건원이 발표한 기준에 따르면 아래 증상 가운데 3~5개 이상이 2주일 이상 나타나면 우울증을 의심할 수 있다고 한다.

○ 지속적인 침울함, 불안 혹은 '공허감'

○ 절망감이나 비관적인 생각

○ 죄의식, 무가치하다는 느낌, 무력감

○ 화를 잘 냄, 초조감

○ 성행위를 포함해 한때 즐겼던 활동이나 취미에 대한 관심 상실

○ 피로, 활력 감소

○ 집중력 저하, 세부 사항에 대한 기억력 감퇴, 결정을 잘 못 내림

○ 불면증, 아침에 너무 일찍 깨거나 과도하게 졸림

○ 과식 또는 식욕 상실

○ 자살 충동 또는 자살 기도

○ 통증, 두통, 경련, 약을 먹어도 낫지 않는 만성 소화 불량

우울증과 관련된 수면 장애 치료법

나는 정신건강의학과 의사가 아니다. 그런데 수면 장애와 함께 우울

증세까지 있는 사람을 매년 수백 명씩 접한다. 그래서 수면 장애의 원인이 우울증이라고 판단되면 환자에게 정신건강의학과 의사나 심리학자를 찾아가라고 권한다.

대다수 의사는 우울증을 치료할 때 약물을 사용한다. 항우울제의 종류만 해도 25가지가 넘고 우울증 환자의 60~80퍼센트는 이러한 치료제에 효과를 나타낸다. 수면 문제가 해결돼서 기분이 좀 나아질 때도 있고 반대로 기분이 나아져서 수면 문제가 해결될 때도 있다.

우울증을 치료할 때 항우울제와 함께 수면제 형태의 최면성 약물을 처방하는 의사도 있다. 일부 항우울제는 그 부작용으로 불면증이나 과도한 졸음증이 나타나거나 하지불안 증세 때문에 잠이 잘 안 오는 등의 수면 장애를 유발하기도 한다.

각성 상태가 나타나는 항우울제를 처방받은 경우에는 약을 아침에 복용하는 것이 좋다. 이와 마찬가지 논리로 졸음증의 부작용이 나타나는 항우울제를 처방받았을 때는 약을 밤에 복용하는 것이 더 좋다.

1) 항우울제 복용

기존의 항우울제로는 삼환계 항우울제와 모노아민 산화 효소 억제제 등 두 가지 유형이 있다. 삼환계 항우울제의 예로는 아미트리프틸린과 이미프라민이 있으며 모노아민 산화 효소 억제제에는 페넬진이 있다. 이러한 약물은 뇌 내 신경 전달 물질(주로 세로토닌과 노르에피네프린)의 수치를 증가시켜 뇌 세포 사이 소통을 원활히 해주는 역할을 한다. 의학계는 신경 전달 물질의 수치 이상이 우울증과 관련된다고 본다.

새로운 항우울제로 선택적 세로토닌 재흡수 억제제가 있는데 이는 세로토닌의 재흡수를 억제해 뇌 내 수치를 높이는 역할을 한다. 또 다른 신종 항우울제는 세로토닌 및 노르에피네프린 재흡수 억제제로서 이 역시 신경전달물질의 수치를 증가시키는 역할을 한다.

대체로 신약은 이전 세대 약과는 많이 다른데 부작용은 훨씬 덜한 편이다. 예를 들어 구세대 약물인 모노아민 산화 효소 억제제는 혈압 강하, 무기력, 현기증, 체중 감소 등의 부작용이 있는 반면에, 세로토닌에 작용하는 신약은 성기능 장애 정도의 부작용을 일으킬 수 있다.

환자는 이러한 약물을 사용하기 전에 항우울제(특히 새로 나온 약) 가운데 일부는 불면증이나 주간 졸음증의 부작용이 있다는 점을 주의해야 한다. 우울증 치료를 받는 환자가 주요 수면 장애를 경험한다면 자신이 사용할 약물의 효능과 부작용에 관해 의사와 충분히 상의한다.

2) 생약 제제 복용

약초와 같은 천연 물질을 처방하는 의사는 거의 없으나 천연 물질을 이용한 치료에 대한 대중의 관심은 높아졌다. '천연'이라는 이름이 붙었다고 해서 대체 치료법이 모두 안전하지는 않다. 환자는 자신이 우울증 치료용으로 생약 제제를 복용하는지 아닌지를 의사에게 알려야 한다.

3) 심리, 인지, 전기 충격 용법 등

정신건강의학과 의사를 찾아가려 하지 않고 약물 복용도 꺼리는 환자가 많다. 몇 가지 심리 요법은 약물 없이 우울증을 치료하는 데 효과적이다. 정신 치료 과정에서 정신·심리 전문가는 환자에게 우울증이 나타난 문제가 무엇인지 알아내고 그 문제를 해결하려 노력한다. 우울증을 유발하거나 증상을 악화시킬 수 있는 행동에서 벗어날 수 있게 도와준다. 이러한 요법은 불면증이 만성화하지 않도록 하는 데도 효과가 있다.

환자는 인지 행동 치료에서 우울증을 유지시키는 부정적인 태도와 행동을 변화시키는 방법을 배운다. 담당의는 우울증 치료에 약물 요법과 정신·심리 요법을 병행할 수도 있다.

웬만한 우울증에는 약물이 어느 정도 효과를 나타내지만, 만약 약물이 별로 효과가 없는 중증 우울증 환자에게는 전기 충격 요법이 효과가 있을 수 있다. 전기 충격 요법은 환자를 마취시킨 뒤 인위적으로 발작을 유도한다. 아직까지 이 요법이 효과를 내는 이유를 알 길이 없다. 전기 충격 요법을 사용하는 것과 관련해 여러 논란이 있으나 중증 우울증 환자에게는 이것이 구원의 생명줄일 수도 있다. 이 요법의 주요 부작용으로는 기억 문제, 경미한 두통, 근육통 등이 있다. 현재 연구 중인 또 다른 치료법은 자기파로 뇌를 자극하는 방법이다.

우울증은 흔한 질환이고 치료 과정에서 수면 장애가 발생할 수 있다. 따라서 우울증 치료를 받는 사람은 이미 겪은 문제 또는 치료를 시작하고 나타난 수면 문제를 담당의에게 상세히 설명해야 한다.

검은 장막을 걷는 일부터 한다

스트레스 때문에 잠을 못 이루고 나를 찾아왔던 환자 이야기로 돌아가 보자. 이 환자는 중증 우울증 때문에 약을 복용했는데 이 약물의 부작용으로 체중이 증가했고 이 때문에 자살 충동까지 일었다고 말했다. 환자가 복용하는 일부 항우울제가 수면 전과 수면 중에 하지불안증을 유발하고 수면 중 신체 움직임을 증가시키는 부작용을 나타냈다. 이러한 사실은 수면 검사로 확인할 수 있었다. 또 불안증 치료제로 사용하는 약물 가운데 하나가 극심한 주간 졸음증을 유발했다.

그러나 정신과적 문제를 치료하기 위해서는 약물이 필요했기 때문에 부작용이 나타난 약물의 복용을 즉시 중지하라고 권할 수는 없었다. 대신에 우리는 수면무호흡 치료에 기도 양압 요법을 사용하기로 했다. 그리고 담당 정신건강의학과 의사에게 가능한 한 수면과 관련한 부작용이 적은 약물로 대체하면 좋겠다는 의견을 제시했다. 여기서 문제는 이 환자가 겪는 정신과 문제의 원인이 수면 장애가 아니라는 점이었다. 그 반대로 정신과적 문제를 치료하는 데 사용한 약물이 극심한 수면 장애를 유발하고 있었다. 우울증이라는 '검은 장막'이 걷혀질 때까지 이 환자의 수면 장애가 극적으로 개선될 여지는 없어 보였다.

때로는 정신 질환을 치료하겠다고 복용하는 약물이 환자의 수면 장애를 악화시킬 수 있다. 고로 이런저런 이유로 환자의 수면 장애를 쉽게 치료할 수 없을 때가 있다.

이제 기분 장애의 두 번째 증상, 양극성 장애에 대해 알아보자.

최상의 잠

정신이 지배해버린
수면 메커니즘

양극성 장애가 있는 사람은 우울증과 조증을 보인다. 과거에는 이를 '조울증'이라고 했다. 환자가 우울기일 때는 우울증과 비슷하고, 조증기에는 지나치게 행복해하며 에너지가 무한정 솟아나는 상태로 보인다. 조증기 때 환자는 돈을 흥청망청 쓰는 등의 부적절하고 무절제한 행동을 하기도 한다. 이같은 양극성 장애는 다음 두 가지 유형으로 나뉜다.

- ○ 제1형 양극성 장애: 조증, 조증과 울증 삽화가 혼합된 형태 또는 중조증 삽화가 나타나는 복합적인 중증 장애
- ○ 제2형 양극성 장애: 우울증 삽화와 경조증 삽화가 나타나지만 완전한 조증이나 혼합형 삽화는 없는 상태

양극성 장애는 환자가 조중기에 있을 때 심각한 수면 장애를 일으킬 수 있다. 생체 시계 이상이 이러한 현상과 관련한다는 학자도 있다. 양극성 장애 환자는 밤에 잠을 잘 못 이루며 밤낮이 아예 바뀌는 일도 흔하다. 잠을 그렇게 많이 잘 필요성을 느끼지 못하고, 하루에 두세 시간만 자도 기분이 아주 날아갈 듯이 좋다고 말하는 환자도 있다.

울중기에서 조중기로 바뀔 때(때로는 조중기로 바뀌기 전에도) 며칠 동안 잠을 거의 못자는 상황이 되기도 한다. 이 시기에는 잠을 전혀 자지 않는다고 말하는 환자도 있다. 더구나 이른바 혼재성 삽화가 나타나는 유형의 환자는 조중과 울중을 동시에 경험한다. 이런 환자는 거의 수면 장애를 나타낸다. 환자의 기분에 영향을 미치는 화학 물질이 수면을 담당하는 뇌 부위에도 영향을 미칠 가능성이 크기 때문이다.

양극성 장애 환자의 증상

양극성 장애 환자의 공통적 증상은 아래와 같다.

o 기분 변화

한없이 '기분이 좋고' '들뜨고' '고양된' 느낌, 에너지가 넘침, '조마조마한' 느낌, 흥분과 불안, 초조감을 느끼거나 예민해져 화를 잘 냄

o 행동 변화

활동 수준의 증가, 수면 장애, 평상시보다 더 활력이 넘침, 여러 일에 대해 매우 빠르게 말함, 사고가 매우 빠르게 진전되는 것처럼 느낌, 한 번

에 아주 많은 일을 할 수 있다고 생각함, 돈을 펑펑 쓰거나 무모한 성관계를 갖는 등의 위험한 행동을 함

양극성 장애 환자에게 의사는 종종 약물을 처방한다. 그러나 이러한 약물은 졸음증(매우 심각한 졸음증)을 유발할 수 있고 기본적으로 심각한 부작용을 초래할 가능성이 있다. 환자가 중조증 삽화(제1형 양극성 장애)를 나타낼 때는 입원 치료가 필요할 수도 있다.

양극성 장애 치료제로 가장 널리 사용되는 약물은 기분 안정제인 탄산 리튬이다. 울증이 주요 문제일 때는 항우울제를 처방하기도 한다. 약물 치료를 고려하는 환자가 명심해야 할 사실은, 리튬은 크게 두 가지 측면에서 수면에 영향을 미친다는 점이다.

첫째, 리튬은 갑상선 기능 저하증을 유발할 수 있으며 이 때문에 졸음증과 체중 증가, 심지어 수면무호흡증까지 나타날 수 있다. 둘째, 일부 연구에서는 리튬이 생체 시계를 늦춰서 환자의 수면 패턴이 올빼미형으로 전환될 수 있다는 결과가 나왔다.

정신 장애 약물을 복용하는 환자에 대해서는 우울감, 자살 충동 및 기도, 비정상적인 기분 및 행동 변화 등의 증상이 나타나는지를 면밀히 관찰해야 한다.

계절성 정동 장애란?

노먼 로젠탈은 1976년에 정신과 수련을 위해 남아공에서 미국으로 왔

다. 그런데 이상하게 겨울에, 특히 밤이 길어서 아침이 돼도 어두컴컴할 때는 기운이 하나도 없었다. 그런데 봄이 오고 밝은 아침이 다시 찾아오자 거짓말처럼 기운이 솟았다. 자신의 경험을 바탕으로 여러 학자와 함께 생체 리듬에 대한 공동 연구에 돌입했고 1984년에 계절성 정동 장애(SAD)에 관한 최초의 논문을 발표했다.

수면무호흡증이 1960년대 중반에 학계에 보고되었다고 해서 이때 처음으로 나타난 것이 아니듯, 계절성 정동 장애 역시 1980년대에 갑자기 나타난 질환이 아니다. 계절이 인체에 중요한 영향을 미친다는 사실은 이미 수세기 전부터 알고 있었다. 예를 들어 겨울잠을 자는 곰의 신체는 겨울이 오기 전에 급격한 변화를 겪는다.

로젠탈은 계절성 정동 장애 환자의 상태를 관찰했다. 대다수가 양극성 장애 환자였는데 이들의 우울 증상은 겨울(북반구에서는 10~12월)에 더 심해졌다. 이들은 극심한 주간 졸음증, 과식, 중독에 가까운 탄수화물 섭취 욕구 등의 증상을 보였다. 그런데 봄이 돼서 낮이 길어지자 이러한 증상이 호전됐다. 이 질환을 '겨울 우울증'이라 부르는 이유가 바로 여기에 있다. 계절성 정동 장애는 별개의 질환이라기보다는 병적 우울증의 일종으로 보인다.

계절성 정동 장애 환자의 수는 남극과 북극 지방에 가까울수록 그 수가 증가한다. 극지방에 가까울수록 겨울 일조량이 적기 때문이다. 그렇다면, 계절성 정동 장애의 원인은 무엇일까? 단순히 일조량만의 문제는 아니다. 계절성 정동 장애에 대한 민감성은 멜라놉신이라는 색소 단백질의 생성을 담당하는 유전자의 변이와 관련이 있을 수 있다. 우리 눈

최상의 잠

안의 특정 세포에 이 색소가 들어 있다. 빛에 민감한 이 색소가 체내 생체 시계의 재설정에 중요한 역할을 하는 것으로 보인다. 지구의 북쪽 지방에 사는 사람(예를 들어 아이슬란드와 캐나다에 사는 아이슬란드계 주민)이 남쪽에 사는 사람보다 계절성 정동 장애에 걸릴 가능성이 큰 이유도 이것으로 설명된다.

계절성 정동 장애 환자는 체중이 증가하는데, 이를 개인의 생체 시계와 실제 세계 간의 불일치를 의미하는 '생체 시계 비동기화'로 설명하려는 학자도 있다. 계절성 정동 장애 환자는 침대에서 깬 채로 보내는 시간이 더 많다. 따라서 잠드는 시간이 더 오래 걸리고 자연히 수면의 질이 떨어질 수밖에 없다. 여러 요인이 복합적으로 작용해 식욕 조절과 신진대사에 관여하는 호르몬계를 비롯해 몇몇 호르몬 체계에 영향을 미칠 수 있다. 수면 시간이 감소하면서 식욕 조절 호르몬 렙틴과 그렐린의 수치에 변화가 생긴다. 이것이 체내 세포가 인슐린에 반응하는 방식에 부정적인 영향을 미칠 수 있다. 이러한 변화가 체중 증가로 이어진다.

계절성 정동 장애 치료법은 햇빛에 노출되는 시간을 늘리는 데 초점을 두고 있다. 10월부터 시작해 겨울철 내내(북반구 기준) 하루에 30분 정도 밝은 빛, 자연광이나 '빛 상자(라이트 테라피)'로 빛을 쐬게 하면 예방에 효과가 있다. 이보다 낮은 강도와 시간 동안 청색광을 쏘이는 것도 효과가 있다.

계절성 정동 장애는 절대로 가볍게 넘길 병증이 아닌 심각한 질환이다. 환자 중에는 자살 충동을 느끼는 사람도 있다. 계절성 정동 장애는 저절로 치유되는 질환이 아니니, 전문 의료인의 도움을 받아야 하며 이들이 권하는 치료법을 성실히 따라야 한다.

끔찍한 환각과 괴이한 꿈에 시달리는 증상

전 세계 인구의 약 1퍼센트가 앓고 있는 조현병은 당사자와 주변인 모두에게 엄청난 해를 입히는 중증 질병이다. 높은 자살률도 이 병과 관련되며 치료 부문에서 큰 진전이 있었음에도 환자의 약 20퍼센트는 정상적인 생활이 불가능하다. 집중 치료가 필요치 않은 환자도 의사를 자주 찾아 상태를 관찰하고 필요하면 입원 치료도 받아야 한다.

조현병이 있는 사람은 뇌가 사고를 처리하는 방식과 사고의 내용 자체에 문제가 있으며 자신의 망상이 현실이라고 믿는다. 이들은 사고 과정이 비논리적이고 비체계적이며 무의미한 반복성이 나타나기도 한다. 또 망상이나 환각(실재하지 않는 감각, 소리, 광경, 촉감, 맛, 냄새 등)을 경험한다. 영화 〈뷰티플 마인드(A Beautiful Mind)〉에 그려진 대로 다른 사람 귀에는 들리지 않는 소리를 듣는 것이 조현병 환자에게 나타나는 가장 일반적인 형태의 환각이다. 조현병이 있는 사람은 누군가 자신을 추적하고, 못살게 굴고, 강탈하고, 독을 먹이려 한다고 믿는다. 그러다 기이한 행동을 하기도 하고 개인위생에 신경을 쓰지 않는다.

또 조현병 환자는 지극히 비정상적인 수면 패턴을 나타낸다. 꿈 내용도 끔찍하고 괴이해서 이 때문에 잠이 드는 데 몇 시간이 걸리기도 한다. 물론 악몽도 자주 꾼다.

한 환자의 모습이 계속 기억에 남는다. 이 환자는 기괴한 환각과 망상, 악몽과 함께 잠에서 깼다. 그러고는 끔찍한 생각을 떨쳐버리겠다며 자신의 머리를 마구 때리기 시작했다. 내가 봤던 환자 중 몇몇은 야행성으로 바뀌었다. 이들은 밤에는 깨어 있고 낮에는 잔다. 그러고는 클리닉을 찾아와 불면증을 호소한다. 조현병 환자가 겪는 수면 장애는 심각한 수준이기는 하나 치료가 전혀 불가능한 것은 아니다.

조현병 환자의 수면 장애 치료는 다른 정신 장애와 마찬가지로 기저 질병인 조현병에 치료의 초점을 맞춘다. 그러나 내가 수면 클리닉에서 봤던 거의 모든 조현병 환자는 이미 조현병 치료에 효과를 봤으나 수면 장애는 여전했다. 그래서인지 수면 장애만 해결되면 조현병도 나을 것 같다고 생각하는 환자도 많았다. 그러나 안타깝게도 조현병 치료에 사용하는 약물 중 일부는 환자의 수면 장애 해소에도 도움이 되나 문제가 완전히 해결되지는 않는다. 그러나 수면 문제를 조금이나마 개선하는 효과가 있기 때문에 의사들은 환자가 잘 자리에 먹을 약을 처방하는 일이 종종 있다.

수많은 조현병 환자가 폐쇄성 수면무호흡이나 운동 장애 같은 기타 수면 장애도 겪는다. 조현병 외래 환자 중 50퍼센트 이상이 폐쇄성 수면무호흡증에 매우 취약하다. 이는 부분적으로 일부 조현병 치료제가 체중을 증가시킨다는 사실과 관련이 있다. 알다시피 체중 증가는 수면무호흡증의 위험성을 증가시킨다. 일반적으로 이러한 약물은 졸음증을 유발하기 때문에 의사는 대개 수면무호흡증 부분에 주의를 기울이지 않는다. 그러므로 환자 본인이나 가족이 나서서 증상을 상세히 설명해야 한다. 수면무호흡 증상을 보이는 조현병 환자 역시 수면무호흡증 환자를 치료하는 방법과 동일한 방법으로 치료한다.

수면 클리닉 환자 중에는 실제로는 기면증인데 조현병으로 오인해 엉뚱하게 조현병 치료를 받았던 사람도 있었다. 한 10대 환자는 심지어 정신과 병동에 입원까지 했다.

정체불명의 불안감이 잠까지 이어지는 병

내일 아주 중요한 일이 있다고 하자. 예를 들어 절친한 친구의 결혼식에서 건배 제의가 예정되었다. 또는 기말고사를 보거나 취직 면접을 보는 날일 수도 있다. 뮤지컬 무대에 오르는 날이거나 난생 처음 해외여행을 가는 날일 수도 있다. 잠을 청하려는데 가슴은 마구 뛰는 데다 마음이 조마조마하고 불안해서 당최 잠이 오지 않는다. 이러한 스트레스 상황에서는 신경이 예민해지고 불안한 것이 정상이다.

다음날 막상 결혼식에서 건배를 제의하자마자, 면접관 앞에 앉자마자, 기말고사 문제지를 보자마자, 무대에 오르자마자, 비행기에 올라 안전벨트를 매자마자 그러한 불안감은 싹 사라진다. 그러나 이러한 불안감과 두려움이 시도 때도 없이 나타나는 사람이 있다. 이러한 정체불명의 불안감 때문에 일상이 무너지고 중요한 활동이나 과업을 수행하기도 어려워진다. 이처럼 뜬금없는 불안감 때문에 일상생활에 지장을 주는

최상의 잠

상태를 '불안 장애'라고 한다.

2016년 연구에서는 전 세계 성인 인구의 약 16.6퍼센트가 일생의 어느 시점에서든 이 같은 불안 장애를 겪는다고 한다. 공황 장애, 범불안 장애, 사회 공포증, 강박 장애, 외상 후 스트레스 장애 등이 여기에 해당한다. 불안 장애는 대부분 치료가 가능하다. 그러나 치료하지 않고 방치하면 증상이 악화된다. 가장 일반적인 치료법으로는 약물 치료, 정신 요법, 인지 행동 치료 등이 있다. 심지어 수면 장애를 호소하는 환자까지 포함해 불안 장애 환자를 담당할 가장 적합한 치료자는 정신건강의학과 의사라고 본다. 잘 때 복용하는 불안 장애 치료제는 불면증을 완화하는 데 도움이 된다.

1) 공황 장애

심장 박동이 빨라지고, 호흡 곤란이 오고, 식은땀이 나면서 몸이 떨린다. 시간이 멈춘 것 같고 어질어질 현기증이 난다. 가슴에 통증이 느껴지거나 손가락이 저릿저릿하다. 금방이라도 죽을 것 같다. 이러한 증상이 반복되는데 의사는 검사 결과 아무런 이상이 발견되지 않았다고만 한다. 한 달에 여러 번씩 이러한 증상이 나타날 때 공황 장애 진단이 내려진다.

공황 발작을 겪은 환자는 그러한 증상이 나타난 상황과 병증을 연합시켜버린다. 그래서 특정한 상황에 대한 공포감이 생성되고 가능한 한 그 상황을 피하려 애를 쓰게 된다. 공황 장애가 있는 사람의 절반 이상이 밤에 자다가 공황 발작 때문에 깬다. 그래서 잠을 자는 것 자체를 두려워하는 증세로 발전하는 경우가 아주 많다. 밤에 자다가 곧 죽을 것 같은 공포감 때문에 잠에서 깨는 것은 정말 끔찍한 경험이다. 이런 증상을 보이는 환자가 수면 클리닉을 찾아오면 우선 수면 검사를 해서 정말 수면 장애(수면무호흡증 환자도 공포감을 느끼며 잠에서 깸)가 있는지를 확인한다. 그러나 수면 장애의 소견이 없으면 우리는 환자를 정신건강의학과 의사에게 보낸다.

2) 범(凡)불안 장애

모든 것이 다 괜찮아 보이는 데도 일, 가족, 건강 등에 대해 항상 걱정한다. 끊임없이 걱정하고 불안한 마음을 제어할 수가 없다. 이러한 증상은 남녀 차이가 없으며 통상적으로 20대 초반부터 증상이 나타나기 시작한다.

범불안 장애가 있는 사람은 잠자리에 들어서도 이런저런 걱정이 머리에서 떠나지 않기 때문에 잠을 잘 자지 못한다. 설상가상으로 잠이 잘 안 온다는 걱정까지 여기에 하나 더 추가된다. 범불안 장애 환자의 50~75퍼센트가 수면 장애를 나타낸다.

3) 사회 공포증

사회적 상호 작용이 이루어지는 과정에서 또는 다른 사람의 주목을 받는 상황에서 난처하거나 창피를 당하거나 불편할까봐 걱정한다. 회의나 파티에 참석할 때 수업 시간에, 레스토랑에 들어갈 때조차 잔뜩 주눅이 든다. 사회 공포증이 있는 학생은 수업을 자꾸 빼먹는다. 이것이 공황 발작으로 이어지는 경우도 있다. 개중에는 불안감과 공포감을 모면하고자 알코올의 힘을 빌리는 사람도 있으나 이는 문제를 더 악화시키고 새로운 문제만 만들 뿐이다. 사회 공포증 환자의 약 20퍼센트가 불면증을 겪고 있다.

4) 강박 장애

전 세계 인구의 약 2퍼센트가 걸린다는 강박 장애의 증상은 강박적 사고와 강박적 행동 등 크게 두 가지 유형으로 나뉜다. 우선 강박 사고는 환자 본인조차 '미친', '어리석은', '무의미한', '말이 안 되는' 것이라고 인정하는 멍청한 생각이나 관념을 말한다. 전혀 합리적이 아닌데도 그 생각을 떨쳐내지 못한다.

강박 행동은 그러한 강박적 사고에서 비롯되는 충동적 행동을 말한다. 예를 들어 가스버너가 켜져 있다는 생각에(강박 사고) 계속해서 버너를 확인하고 또 확인한다(강박 행동). 강박 행동은 똑같은 행동을 매번 반복한다. 일반적으로는 강박 장애 자체로 수면 장애가 나타나지는 않는다. 강박 사고에 해당하는 걱정거리가 밤과 관련되거나 강박 행동이 밤에 하는 것일 때 수면 장애가 나타나게 된다. 문이 잠겼는지, 창문이 닫혔는지, 아기가 자면서 숨을 쉬는지, 수도꼭지가 잠겼는지 등을 계속 확인하는 행동을 보인다. 강박 장애를 치료하는 약물이 있다. 일부 환자는 뇌 내 세로토닌 수치에 영향을 미치는 항우울제로 증상이 개선된 사례가 있다.

5) 외상 후 스트레스 장애

유대인 대학살 생존자들은 강제 수용소에서 풀려나고 근 70년 동안 밤마다 악몽에 시달리다 잠에서 깬다. 성폭행을 당한 한 여성은 매일 밤 꿈속에서 그 끔찍한 일을 되풀이해서 겪는다. 충격적인 일을 겪은 사람의 약 10~30퍼센트가 외상 후 스트레스 장애를 경험한다.

'PTSD'라 불리는 이 장애는 오랜 세월을 지내오는 동안 '전쟁 신경증'과 '전쟁 피로증' 같은 명칭으로 불려왔다. 끔찍한 일을 겪거나 목격한 뒤 또는 극심한 두려움과 무력감, 공포 등에 대한 반응으로 걸리게 된다. 이 장애는 군인의 전유물이 아니며 군인과 민간인 모두에게 공통적인 질환이다.

외상 후 스트레스 장애 환자는 잊고 싶은 끔찍한 사건을 꿈속에서 되풀이해서 경험하며 식은땀을 흘리고 때로는 비명을 지르며 잠에서 깬다. 일부 환자는 공황 장애 증상을 보이기도 한다. 참전 용사 중 수면무호흡을 경험하는 사람이 많으며 외상 후 스트레스 장애는 아마 거의 대다수가 경험하는 증상일 것이다. 이러한 참전 용사 중에는 방독면을 착용했던 경험 때문에 폐쇄 공포증이 있는 사람도 있다. 그래서 이들은 기도 양압 치료를 힘들어 한다. 또 참전 경험이 있는 군인 중에는 한밤중에 일어나 동네 '순찰'을 도는 사람도 있다.

2012년 연구에서 외상 후 스트레스 장애 환자의 수면 장애 치료에는 프라조신(원래 고혈압 치료제로 나온 약물)과 함께 인지 행동 치료를 병행하는 것이 효과적이라는 결과가 나왔다.

약 잘못 먹고
평생 불면증에 시달린 경우

한 금융 회사의 임원으로 일하는 35세 변호사가 불면증 때문에 수면 클리닉을 찾았다. 환자는 최근 들어 업무 수행력이 현저하게 떨어졌고 앞으로 큰 실수를 하지 않을까 걱정이 많았다. 불면증은 아주 어렸을 때부터 시작됐으며 잠을 잘 자지 못해 항상 잠이 부족했다고 한다. 그래도 그러한 어려움에 꽤 잘 대처하면서 성공적으로 학교생활을 마쳤다.

그런데 최근 6개월 동안 불면증이 더욱 심해져서 수면제를 먹어야 할 정도였다고 한다. 그러나 수면제를 먹고 나서 불면증 증세가 전보다 더 심해졌다. 뒤척임이 심해졌고 옆에서 같이 자는 남편도 불면을 토로했다. 자면서 얼마나 요동치는지 아침이면 침대 위가 정신없이 어지럽혀져 있고 이불은 둘둘 말려 있기 일쑤였다.

여러 필요한 사항을 묻고 나서, 나는 이 환자의 문제를 비교적 수월하게 해결할 수 있다는 확신이 들었다. "무슨 수면제를 드시나요?"라는 질문으로 진료를 시작했다. 이 여성이 약물의 이름을 댔다. 그런데 복용하는 약은 수면제가 아니라 항우울제였다. 그런데도 자신이 항우울제를 먹는다고 사실을 몰랐다.

자신이 복용하는 약물의 부작용으로 잘 때 온몸을 계속 움직여야 하는 불안정한 상태가 나타났다는 사실 또한 당연히 알지 못했다. 실제로 하지불안증후군이 나타났고 이 때문에 배우자도 밤잠을 설쳤다. 수면제를 먹기 전에는 침대에 가만히 누워 잠이 올 때까지 '얌전히' 기다렸다. 그런데 수면제를 먹는 지금은 밤새도록 온몸을 뒤척였다. 불면증은 점점 심해졌으므로 수면제를 계속 복용했다. 그런데도 불면증이 심해진 이유가 수면제와 연관된다는 사실을 깨닫지 못했다.

아주 어렸을 때부터 시달렸던 불면증은 원인을 알 수 없는 이른바 '원발성 불면증'이었다. 나는 환자와 치료 방법에 관해 의논했다. 환자의 다음날 업무 수행 때문에 수면제를 완전히 끊을 수는 없었다. 그래서 약효가 짧은 수면제를 처방했다. 이 환자는 2, 3주 뒤에 내게 전화를 걸어 항우울제를 끊고 단 이틀 만에 하지불안증후군이 완전히 사라졌다고 전했다. 부작용이 전혀 없는 새로운 수면제를 사용한 뒤로 잠도 잘 자게 됐다. 일주일에 3~4일 수면제를 복용하는데 그 결과에 매우 만족해했다.

이처럼 수면에 영향을 미칠 수 있는 약물에 대해 알아야 한다. 제약사에서 만든 약이든 건강식품 매장에서 판매하는 제품이든 간에 자신이

최상의 잠

먹을 제품의 효능과 부작용에 관한 모든 것을 알아본 다음에 복용을 결정해야 한다.

'수면 뇌'에 작용하는 항우울제

약물이든 음식물이든 체내로 들어가는 물질이 수면에 영향을 준다. 때로는 졸음증을 또 때로는 불면증을 유발할 수 있다. 일단 체내로 들어가는 가장 흔한 물질인 약물과 알코올이 수면에 어떤 영향을 미치는지부터 살펴야 한다.

자신이 복용하는 약물이 수면 장애를 유발하는지를 알고 싶으면 인터넷으로 검색해본다. 예를 들어 복용하는 약물 명을 검색하거나 검색 창에 불면증, 하지불안증후군, 졸음증, 피로, 졸음, 졸림 등의 핵심어를 입력하면 해당 약물에 대한 다양한 정보를 찾아낼 수 있다.

항우울제가 수면에 영향을 미친다는 사실은 그리 놀라운 일은 아니다. 항우울제는 수면을 담당하는 뇌 내 특정 화학 물질에 주요하게 작용하기 때문이다. 그러나 모든 항우울제가 환자의 수면에 영향을 주지는 않는다. 하지만 수면 문제의 원인이 약물인지, 기저 질환인 우울증인지, 아니면 두 가지 모두에서 비롯되었는지 정확히 알기 어려울 때가 많다.

특정 항우울제가 어떤 환자에게는 졸음증을 유발할 수 있다. 잠을 잘 못 자는 환자에게는 졸음이 좋다고 보는 의사도 있다. 그러나 항우울제의 부작용이 사람마다 다르다는 점이 문제다. 어떤 사람에게는 불면증으로 나타난다. 심지어 이 두 가지 증상이 동시에 나타나는 사람도 있다. 요컨대 졸음증에 시달리면서도 밤에는 또 잠이 잘 오지 않아 고통스러워한다. 치료가 계속되고 환자가 약물에 익숙해지면서 우울증이 호전되면 이러한 부작용은 줄어든다. 부작용을 줄이기 위해 약을 복용하는 시간을 조정하는 것도 방법이다. 예를 들어 항우울제의 부작용으로 졸음증이 나타난다면 잠 잘 때 약을 복용하면 된다. 부작용으로 각성된다면 가능한 한 잠 잘 시간을 피해 복용하는 것이 좋다. 정신 장애와 심리적인 문제를 치유하는 데 사용하는 약물도 수면에 영향을 줄 수 있다.

수면에 영향을 미치는 약물

심혈관 질환 자체가 워낙 흔한 질병이라서 이를 치료하는 약물 또한 광범위하게 사용되는 실정이다.

1) 고혈압 치료제

고혈압 치료제인 프로프라놀롤 같은 베타 차단제는 심장 질환(비정상적 심장 박동 포함)과 고혈압 치료에 사용되는 약물이다. 이러한 약물은 악몽과 불면증을 유발할 수 있다. 물론 이 범주에 속한 약물이 모두 증상을 일으키지는 않는다. 일부 베타 차단제는 심혈관계뿐만 아니라 중추 신경계에도 작용해 멜라토닌 생성이 감소할 수 있다. 2012년에 발표된 연구에서는 멜라토닌을 복용하는 것이 베타 차단제를 사용하는 환자의 수면 장애를 개선하는 데 효과가 있다고 나타났다.

클로니딘과 메틸도파 같은 베타2 작용제는 악몽, 불면증, 주간 졸음증 등을 유발할 수 있다. 칼슘 길항제와 앤지오텐신 전환 효소 억제제는 고혈압 치료제로 사용되는데 수면 장애를 일으키는 경우는 매우 드물다. 그러나 일부 환자의 경우 상기도 감염을 일으킬 수 있다. 상기도 감염은 폐쇄성 수면무호흡을 유발할 수 있으며 제어가 불가능할 정도의 심한 기침 때문에 환자가 밤잠을 못 이룰 가능성이 매우 크다. 환자가 약물 복용을 중지하면 1~4주일 뒤부터 증상이 호전된다. 드물게는 몇 개월 동안 증상이 계속되기도 한다.

2) 콜레스테롤 수치 저하제

명칭이 '○○스타틴'으로 끝나는 약물은 콜레스테롤의 수치를 낮추는 데 사용된다. 로수바스타틴(상품명: 크레스토), 아토르바스타틴(상품명: 리피토), 프라바스타틴(상품명: 프라바콜), 심바스타틴(상품명: 조코) 등이 여기에 해당한다. 수면에 미치는 영향은 별로 없지만, 일부 환자는 이 약을 복용하고 불면증이 나타났다고 한다. 그 이유는 명확하지 않다.

특정 세포에서 발견되는 물질

히스타민은 체내 특정 세포에서 발견되는 화학 물질이다. 알레르기 반응이 일어나는 동안 특정 세포에서 이 물질이 분비된다. 분비된 히스타민은 다른 세포의 수용체와 상호 작용을 한다. 주요 히스타민 수용체는 히스타민-1(H_1)과 히스타민-2(H_2) 등 두 가지 유형이 있다. H_1 수용체는 알레르기 반응시 활성화되는 세포 외에 중추 신경계에서도 발견된다. 항히스타민제는 최근까지 이러한 수용체를 차단하는 용도로 사용했으며 주요 부작용은 졸음증이다.

1940년대에 나온 거의 1세대 항히스타민제에 속하는 디펜히드라민은 일반 의약품으로 판매되는 몇몇 수면 유도제에 사용된다. 20여 년 전에 나온 이와 유사한 약물로는 트리프롤리딘과 아자타딘이 있으며 북미 지역에서는 슈도에페드린을 많이 사용한다. 이러한 약물의 부작용으로는 주간 졸음증과 불면증이 있다.

2세대 항히스타민제는 이러한 부작용이 없다. 가장 널리 사용되는 2세대 H_1 수용체로는 세티리진(상품명: 지르텍), 펙소페나딘(상품명: 알레그라), 로라타딘(상품명: 클라리틴) 등이 있으며 수면과 관련한 부작용은 거의 없다. 최근에 이 유형의 항히스타민제를 더 많이 사용하게 된 이유도 이러한 부작용이 없기 때문이다.

장기간 복용하면 문제가 되는 물질

H_2 수용체는 위벽 세포에서 발견된다. 이 수용체가 활성화되면 위산이 과다 분비될 수 있다. 라니티딘(상품명: 잔탁) 같은 H_2 수용체 길항제는 이 수용체를 직접 차단해 위산 분비를 줄여준다. 오메프라졸(상품명: 프릴로섹 또는 로섹), 에스메프라졸(넥시움) 같은 양성자 펌프 억제제는, 세포에 대한 작용 기제는 다른데 역시 위산 분비는 감소시킨다.

이처럼 널리 사용되는 약물은 수면에 직접적인 영향을 미치지는 않는다. 그러나 이러한 약물을 장기간 복용하는 환자는 철분과 비타민 B_{12}의 흡수율이 떨어질 수 있다. 이것이 철분과 비타민 B_{12}의 결핍으로 이어지면 하지불안증후군이 발병할 수 있다.

코 막힘 완화제와 진통제

슈도에페드린과 페닐프로파놀라민은 코 막힘 치료제에 함유된 성분이다. 이러한 약물은 불면증을 유발하기도 한다. 페닐프로파놀라민은 드물기는 하나 뇌졸중 유발 가능성 때문에 미국과 캐나다 시장에서 회수 조치됐다.

흡입 제제로 사용하는 약물, 가령 기관지 확장제나 스테로이드 제제는 수면에 직접적인 영향을 주지는 않는다. 그러나 에피네프린 같은 오래 전 약물 성분이 함유된 기관지 확장제를 과도하게 흡입하면 밤에 잠이 잘 안 올 수 있다. 테오필린은 화학적으로 카페인과 관련이 있기 때문에 이 성분을 함유한 약물은 불면증을 유발할 수 있다.

관절 질환의 통증을 완화하는 데 사용되는 비(非)스테로이드성 항염제가 수면 부작용을 일으키는 것 같지는 않다. 이러한 약물로는 이부프로펜(모트린, 애드빌)과 나프록센(알리브), 셀레콕시브(셀레브렉스) 등이 있다.

코데인과 모르핀 같은 마약성 진통제는 부작용으로 졸린 증상이 나타난다. 그러나 일반적으로 졸린 증상 이후에는 깊은 잠을 못 자고 자꾸 깨게 된다. 모르핀이나 메타돈을 사용한 뒤 수면무호흡이 나타나 수면 클리닉을 찾는 환자도 있다. 이러한 환자의 수면무호흡을 중추성 수면 무호흡의 한 형태인 복합성 수면무호흡이라고 한다. 이들은 약물과 수 면무호흡 등 두 가지 요소 모두와 관련된 졸음증을 경험할 수 있다.

대표적 졸음증 부작용 약물

뇌가 수면 기능을 제어하기 때문에 신경계 질환을 치료하는 데 사용 하는 약물이 수면에 영향을 미칠 수 있다. 이러한 약물을 처방할 때는 환자에게 부작용으로 졸음증이 나타날 수 있다는 점을 알려야 하며 환 자는 이러한 부작용이 나타나면 운전을 해서는 안 된다.

1) 파킨슨병 치료제

파킨슨병 자체가 수면 장애를 일으킬 수 있다. 따라서 파킨슨병을 치 료하는 약물이 일반적으로 수면 장애도 개선하는 효과가 있으며 이를 하지불안증후군을 치료하는 데도 사용한다. 그러나 같은 약물(도파민과 유 사한 효과를 내는 약물)이 주간 졸음증을 유발하기도 한다. 또 환자의 충동 조 절 기능에 문제를 일으켜 충동구매, 병적 도박, 성욕 증대 등의 증상을 유발한다. 이러한 증상이 나타나면 신경과 의사와 상의해 다른 약물로 교체를 고려해야 한다.

2) 항뇌전증제

뇌전증 치료제로 사용하는 약물은 매우 많으며 뇌전증 외에 두통, 섬유 근육통, 하지불안증후군에도 사용된다. 이러한 약물 대다수가 주간 졸음증을 유발할 수 있다. 그러나 뇌전증은 꼭 치료를 해야 하는 질환이다. 따라서 뇌전증 환자는 참으로 안타까운 일이나 발작을 제어하려면 치료제의 부작용인 졸음증은 견뎌내야만 하는 상황이다.

복합적 증상이 나타나는 암 치료제

다양한 유형의 암 치료에 사용되는 약물이 아주 많다. 화학 요법시 사용하는 약물 대다수가 그 부작용으로 메스꺼움과 구토가 나타나는데 이것이 수면을 방해한다. 일부 약물은 신경계에도 영향을 미친다. 이 때문에 하지불안증을 경험하는 환자도 있다. 그리고 화학 치료를 받은 암 환자는 극도의 피로감을 경험한다.

유방암 세포의 약 80퍼센트가 에스트로겐 수용체 양성이다. 에스트로겐이 유방암 세포를 자극해 암 세포를 자라게 한다. 이러한 효과를 차단하는 약물이 유방암 수술 후 추가 치료와 유방암 예방 목적으로 널리 쓰인다. 이러한 호르몬 제제는 크게 세 가지 유형으로 나뉜다.

○ 선택적 에스트로겐 수용체 조절제

○ 아로마타제 억제제

○ 에스트로겐 수용체 하향조절제

이러한 항에스트로겐 제제는 안면홍조와 식은땀 같은 폐경기 증상을 유발해 결과적으로 불면증을 일으킬 수 있다.

기타 뇌에 영향을 주는 것, 알코올

약물을 복용하거나 알코올을 섭취하는 사람이 명심해야 할 사실은 뇌에 영향을 주는 약물은 전부 수면에 영향을 준다는 점이다.

수면제 대용으로 알코올에 의존하는 사람이 많다. 그러나 완전히 잘못된 선택이다. 알코올을 섭취하면 일단 잠이 오기는 한다. 그러나 혈중 알코올 수치가 떨어지면 교감 신경계가 활성화돼 잠이 깨고 심장 박동이 빨라지면서 식은땀과 두통이 나타난다. 이러한 증상을 피하려면 알코올이 체내에서 완전히 사라질 때까지 기다렸다가 잠을 청한다. 알코올 약 30밀리리터가 체내에서 완전히 사라지는 데 약 1시간이 걸린다. 알코올 5퍼센트인 355밀리리터 맥주 2병, 알코올 12퍼센트인 148밀리리터 포도주 2잔, 알코올 40퍼센트인 45밀리리터 증류주 2잔 정도도 같다.

알코올의 또 한 가지 부작용은 코를 골게 한다는 점이다. 예를 들어 수면무호흡이 있는 사람이 알코올을 섭취하면 수면 호흡 장애가 더 악화된다. 남편이 술을 마시면 단 몇 잔을 마셔도 그날 밤에 코골이가 아주 심해진다고 내게 하소연했던 여성이 족히 수백 명은 된다.

알코올을 섭취하면 졸음이 온다. 그런데 알코올이 수면 부족 상태에서 복합적으로 작용하면 알코올 섭취자는 정신을 잃을 수도 있다. 또 야간 보행 증세가 있는 사람이 알코올을 섭취하면 몽유 증세가 더 심해질 수 있다. 알코올은 중추 신경계 억제제 역할을 하기에 우울 증상은 악화될 수 있다.

알코올 중독자에게는 수많은 유형의 수면 장애가 나타난다. 밤에 잠이 잘 안 오거나 아침까지 푹 자지 못하고 자주 깨고 몽유 증세를 나타내거나 극심한 주간 졸음증을 보인다. 폭음을 하는 사람은 일단 술을 마시고 나서 짧게 잠을 자고 바로 일어나 또 술을 마시는 일을 반복한다.

알코올 중독에서 벗어나도 예전의 정상적 수면 패턴으로 돌아오지 않는다고 하소연하는 사람이 아주 많다. 밤에 잠이 잘 오지 않고 아침까지 푹 자지 못하는 일이 계속될 수 있다.

11장

최상의 잠을 위한
수면 진단

심각한 수면 장애를 겪고 있을 때 어떤 병원에 가야 할까?

● ● ●

수면 클리닉에서는 어떤 진단과 검사가 이루어질까?

수면무호흡증이 아니었던
여성의 이야기

어느 날, 수면 클리닉으로 출근한 나는 로비에서 승강기를 타려고 기다리다가 한 젊은 여성이 의자에 앉아 깊이 잠든 모습을 보았다. 2시간 뒤에 다시 그 여성을 봤다. 그때도 곤히 자고 있었다. 이번에는 로비가 아니라 대기실에 앉은 채였다. 진료실에서 다시 한 번 봤는데도 여전히 자고 있었다. 대화를 나누는 도중에도 계속 비몽사몽 상태로 좀처럼 깨지 못했다.

이 여성은 병원에서 수면무호흡증이라고 진단받았다. 항상 잠에 취해 있었으며 잘 움직이지 않고 영락없이 졸았기 때문이다. 체중은 약 158 킬로그램으로 심한 비만 상태였다. 게다가 코까지 골았다. 이 여성의 아버지도 수면무호흡증 때문에 양압기를 착용한다고 했다. 졸음증, 비만,

코골이, 가족력까지 수면무호흡의 요건이란 요건은 거의 다 갖춘 셈이었다. 그래서 여성은 수면 검사도 받지 않고 의사로부터 수면무호흡증이라는 말을 들었으며, 곧바로 기도 양압 요법을 해야 한다고 들었다.

하지만 나는 진단이 정확하다는 확증이 없는 상태에서 기도 양압 치료부터 하지 않는다. 상세한 면담 또한 진단 과정의 일부이기 때문에, 면담 과정을 상세히 했다. 이야기를 들어보니 이 여성은 어렸을 때 성적 학대를 받았으며 그 심리적 충격에서 벗어나기 위해 외상 치료를 받았다. 면담을 진행하며 나는 수면 검사가 꼭 필요하다는 생각이 들었다.

수면 검사 결과, 수면무호흡증이 확인되지 않았고 이보다 경미한 수면무호흡증이자 여성에게 흔한 상기도 저항 증후군마저도 없다고 나타났다. 검사 도중, 이 환자는 바로 잠이 들었고 코는 골았으나 호흡 패턴은 정상 수준을 유지했다. 렘수면 상태는 나타나지 않았고 3단계, 4단계 수면 상태가 약간 나타났다. 그런데 수면 뇌파상으로는 특정 약물 복용자에게 흔한 뇌파 유형이 나타났다. 이 수면 검사로는 수면 호흡 장애를 확인할 수 없었다.

그렇다면 극심한 졸음증의 원인은 무엇이었을까? 바로, 약물이었다. 여성은 어렸을 때 경험한 성적 학대로 인한 외상 후 스트레스 장애를 치료 중으로 네 가지 약물을 복용했다. 이 가운데 하나는 부작용으로 체중 증가가 나타날 수 있는 약물이었다. 나머지 세 개 약물은 졸음증을 유발했다. 그러니 이 여성이 말짱한 정신으로 있을 도리가 없었을 것이다.

나는 이 여성을 정신건강의학과 의사에게 보내 약물 교체를 상의하는 것이 좋겠다고 조언했다. 수면 검사로 원래 목적이었던 수면무호흡증을 확인하지는 못했으나 정확한 진단을 이끌어내는 수확이 있었다.

수면의학에서 수면 검사는 환자에 대한 면접과 진단만큼이나 중요한 절차다. 수면 검사실은 수면무호흡에서부터 뇌졸중, 기면증, 정신적 외상 등에 이르기까지 삶의 질에 영향을 미치는 수많은 장애를 발견하고 이를 치료하는 데 도움을 준다.

수면의학이라는 새로운 학문 분야

만약 여러분이 1970년에 수면 장애를 겪었다면 여러분 자신도 또 의사도 그 사실을 알지 못했을 것이다. 그 당시에는 수면 장애에 관해 연구한 사람이 아무도 없었기 때문이다. 아니 연구는커녕 수면 장애의 존재 자체를 아무도 몰랐다. 당연히 수면 전문가도 수면 클리닉도 없었다. 일부 의과 대학 부설 의료 센터에 수면 연구실에서 사람이 꿈을 꾸는 동안 어떤 일이 벌어지는지, 꿈과 정신 질환은 어떤 관계가 있는지 연구되는 정도였다.

그런데 1970년대 중반에 수면무호흡을 '발견'하면서 전부 변했다. 수면을 연구하는 학자들이 하나의 연구 집단을 형성하며 정보를 교환했고, 수면 장애에 초점을 맞춘 최초의 의학 학술지가 발행됐다. 환자 보호를 위한 수면 클리닉 설립과 운영 표준 지침도 마련됐다. 이러한 환경 변화와 더불어 수면에 집중 연구가 이루어진 결과, 의학계는 수면 장애가 매우 흔한 질환이라는 사실을 깨닫게 됐다. 그때까지 의학계의 가장 큰 관심 분야였던 천식 질환보다 수면 장애가 훨씬 더 흔한 질환이었다.

수면에 대한 지식과 정보가 늘고, 환자의 한층 높아진 요구가 맞물리면서 연구가 더욱 활발해졌다. 정부 기관과 보험 회사도 수면 장애의 진단과 검사, 치료 분야에 자금을 지원하기 시작했다.

1990년에 의사용으로 만든 최초의 수면의학 교과서 《수면의학의 이론과 실제(Principles and practice of Sleep Medicine)》가 발행됐다. 나는 여기에 동료 토머스 로스, 윌리엄 디멘트와 편집에 참여했다. 로스 박사는 심리학자였고 디멘트 박사는 정신건강의학과 의사이자 수면 연구의 개척자 중 한 명이었다. 나는 내과·폐질환 전문의였다. 우리 세 사람의 제각각인 분야만큼이나 이 책은 매우 광범위한 분야를 포괄한다.

사실 나는 1970년대에 있었던 첫 번째 수면과학 회의 참석자 중 유일한 폐 질환 전문가였다. 초창기 수면 전문가는 대다수가 정신건강의학과 의사였다. 나는 수면 중 호흡에 관해 연구 중이었기 때문에 그 회의에 참석했다. 전공 분야가 폐인만큼 호흡에 관해서는 많이 알았으나 수면 부분에 관해서는 아는 것이 별로 없었다.

요즘은 수많은 폐 질환 전문가가 수면 장애를 다룬다. 수면 장애 진단과 치료 역시 의학계의 중심 분야로 자리 잡았다. 지금은 전 세계 주요 도시마다 수면 클리닉이 없는 곳이 거의 없다.

수면 클리닉에 가기 전에 알아야 할 것

수면의학 연구소와 수면 클리닉의 유형과 서비스의 품질은 나라마다 천차만별이다. 예를 들어 미국은 1977년부터 수면의학협회(AASM)를 통해 미국 내 수면 장애 센터의 설립을 인가하고 수면 센터의 장비와 근무 요원에 대한 적정 기준을 심사한다.

수면 클리닉에는 면허를 갖춘 수면 전문가가 반드시 포함되어야 한다. 완전 인가를 받은 수면 클리닉은 모든 수면 장애를 관리할 수 있다. 수면의학협회는 재택 수면 검사 프로그램, 수면무호흡증 치료에 사용하는 장비와 일회용 의료 기구를 공급하는 내구성 의료 장비 제공자 인가도 담당한다.

검사 기사는 환자가 야간 수면 검사를 받을 때 유일하게 그 현장을 지켜보는 사람이기 때문에 수면 클리닉에서 특히 중요한 역할을 한다. 검사 중 환자에게 심장 부정맥이 생기는 등의 응급 상황이 발생하면 검사 기사가 상황을 인지하고 필요한 조치를 취한다. 공인 검사 기사가 되려면 야간 수면 검사를 수행하고 수면 장애와 기타 질병이 있는 환자를 다루는 데 필요한 지식과 기술 요건을 갖췄는지 보는 엄격한 자격시험을 통과해야 한다.

수면 클리닉과 연구소는 그 유형과 서비스의 질, 검사 비용이 천차만별이다. 그러나 치료를 받으려는 환자는 비용이 비싸다고 검사의 질이 좋은 것은 아니라는 점을 알아야 한다.

수면 검사의 두 가지 유형

수면 검사는 수면 검사실이나 환자의 집에서 수행할 수 있다. 검사할 때 주시하는 자료는 매우 다양하다. 검사실에서 수행할 때는 대개

10~16개 정도의 자료를, 집에서 할 때는 3~4개 정도를 수집한다. 수면 검사실에서 수행하는 검사의 종류와 범위는 전적으로 보험 회사의 부보 범위에 달렸다.

1) 검진과 재택 수면 검사

일반적으로 검진은 검사한다는 의미이며 잠재적 문제를 발견하거나 확인하기 위해 실시하는 초기 검사라고 보면 된다. 유방암 발견을 위한 유방조영술 같은 검사와는 달리 이러한 초기 검진을 기초로 최종 진단이 이뤄지지는 않는다. 검진 비용은 저렴하고 민감도는 높은 진단 도구라 할 수 있다. 따라서 검진을 받고 문제가 나타나도 검사를 더 진행하면 아무 문제가 없는 것으로 확인되기도 한다. 그러나 검진 결과가 가끔은 부정확하더라도 여전히 가치 있는 검사 도구다.

특히 집에서 하는 수면무호흡 검진은 음성 오류(양성인데 음성으로 오진-역주)의 가능성이 꽤 있다. 재택 수면 검사에서 음성으로 나온 결과 가운데 10~30퍼센트는 오류로 판명된다. 즉, 재택 검사에서 음성 판정을 받은 환자의 10~30퍼센트는 실제로는 수면무호흡증이다.

집에서 수면 검사를 할 때는 환자가 정말로 잠이 들었는지를 확인하지 않기 때문에 검사 도중에 거의 잠을 못 자도 결과는 '정상'으로 나올 수 있다. 따라서 수면무호흡 증상이 있는 사람이 재택 수면 검사에서 '음성'이라는 결과가 나오면 환자와 담당의 모두 검사의 신뢰성을 의심하게 된다. 더구나 재택 검사는 수면무호흡 검사로 한정되기 때문에 환자가 겪는 수많은 다른 수면 장애에 대해 아무런 정보도 얻을 수 없다.

최상의 잠

재택 수면 검사에서는 대개 환자의 혈중 산소 수치, 호흡 패턴, 코골이 등에 대한 정보를 얻는다. 여기에 심전도 검사가 포함되기도 한다. 재택 검사에서 결과가 음성으로 나왔더라도 의사는 환자의 수면 호흡 장애가 의심된다면 수면 검사실에서 진행하는 2차 검사를 거쳐 아무런 문제가 없는지를 확인해야 한다.

검사 결과가 양성으로 나온 환자 역시 2차 검사를 거쳐 자신의 수면 호흡 장애에 가장 적합한 치료법을 결정한다. 환자가 폐쇄성 수면무호흡이 확실하고 다른 문제가 있다는 증거가 없으면 추가 검사 없이 바로 양압기 같은 보조 장치를 사용한다. 요즘 수면무호흡 치료에 사용하는 장치 대부분이 환자가 해당 장치를 사용하는지 또 기기가 효과가 있는지 알려준다.

2) 포괄적 수면 검사

수면 검사실에서는 포괄적 검사를 해서 필요한 모든 정보를 측정한다. 요즘은 휴대용 검사 기기로도 집에서 이러한 측정이 가능하다. 포괄적 검사로 환자가 어떤 치료법에 가장 잘 반응하는지도 확인할 수 있다. 또 수면 장애는 여러 장기에 영향을 줄 수 있다. 따라서 수면 장애 검사 결과가 다른 질병의 가능성을 암시하는지 여부도 눈여겨 살펴야 한다.

수면 장애가
의심될 때 해야 할 것

　자신에게 수면 장애가 있다는 생각이 들면 의사와 상의한다. 의사를 만날 때는 자신의 증상을 분명하게 설명해야 하고 그 내용을 의사가 제대로 이해했는지 확인한다. 다른 질병 때문에 정기 검진을 받을 때 의사가 알아서 수면 부분에 관한 질문을 하리라고 기대하지 마라. 의사와 이야기할 때 자신이 걱정하는 부분이나 질문할 사항을 잊지 않도록 미리 적어 둔다. 그리고 그간의 처방전(복용량 포함)과 복용하는 일반 의약품 목록을 모두 가져가라. 가능하다면 배우자와 함께 간다. 같이 잠을 자는 배우자는 코골이나 무호흡, 신체 움직임, 기타 수면 중에 나타나는 비정상적 행동에 대한 중요한 정보를 제공해준다.

　의사는 이러한 문제(수면 장애)를 진단하거나 치료하는 일에 익숙하지 않으므로 아마도 수면 장애가 의심되는 환자는 수면 전문가에게 보낼 것이다. 그렇더라도 당황하거나 걱정할 필요는 없다. 수면의학은 상대적으로 새로운 의학 분야이기 때문에 수면 장애 치료에 대한 훈련을 거의 받지 못한 의사가 대부분이다. 따라서 자격 있는 전문가에게 보내는 것이 최선이다.

적극적인 조사와 선택

모든 의사가 다 수면 분야를 정확히 공부한 것은 아니며 극히 일부 의사만 수면의학에 관한 전문 훈련을 받고 자격시험을 거쳐 수면 전문가로서 자격을 얻는다. 의사는 누구나 처방전을 쓸 수 있으나 수면의학에서 주로 사용하는 약물을 충분히 숙지하지는 못한다. 그러므로 환자는 자신이나 가족의 질병을 진단하고 치료할 의사가 그러한 진단과 치료에 필요한 전문 지식과 정보를 충분히 갖춘 사람인지 확인할 권리가 있다.

일단, 진료실 안으로 들어가면 벽면부터 살펴보라. 보통은 의사의 학위증이 걸려 있을 것이다. 그 병원이 수면 장애 전문 센터로 인가를 받았는지 확인하라. 그리고 의사가 수면의학협회로부터 수면 전문가 자격을 인증을 받았는지 확인하라. 또 학위증에 '수면'이라는 단어가 있는지도 살펴보라.

그리고 주저하지 말고 의사에게 자격증이 있는지 물어보라. 앞에 앉은 사람이 의학 박사가 아닐 수도 있다. 또 수면의학 분야에 대한 훈련을 받았는지 진단이나 치료 경험은 있는지 물어보라.

수면 검사를 받을 때는 검사 결과를 분석하게 될 의사의 이름을 물어보라. 그 의사의 소속이 어디인지도 확인하라. 이러한 질문에 대답을 못하고 얼버무리는 모습을 보면 아마 여러분은 충격을 받을지도 모르겠다. 또 의사에게 수면 검사 비용을 별도로 지불하는지 물어보라. 일부 클리닉에서는 수면 검사 비용을 따로 청구한다. 검사 결과를 분석하는 의사에게 그럴 자격이 없는데도 말이다.

의사에게 수면무호흡증 치료에 사용하는 다양한 호흡 보조 장치와 마스크를 사용해봤는지 물어보라. 이럴 때 사용하는 마스크만 해도 수십 종이고 보조 장치의 유형도 서너 가지는 된다. 요컨대 호흡 보조 기기에는 지속적 양압기(CPAP), 자동 양압기(AutoPAP), 이중 양압기(BiPAP), 양압호흡기(ASV), 자동 이중 양압기(AutoBiPAP), 평균 압력 보장 호흡기(AVAPS) 등이 있는데 바로 대답을 못하고 더듬거리는 의사에게 질병의 치료를 맡길 수 있겠는가! 남은 삶의 질이 결정되는 중요한 일인데 말이다.

자격을 갖춘 제대로 된 클리닉과 의사를 만났다면 아마도 환자와 충분한 대화를 거친 뒤 수면 검사실에서 수면 검사를 받게 될 것이다.

편안한 상태로 검사 받기

수면 검사실로 들어갈 때는 낯선 환경에서 잠을 자야 하는 상황을 걱정하는 사람이 꽤 있다. 잠을 자는 환경과 관련해 특별한 요구 사항이 있다면 실험실 담당자에게 말한다. 되도록 편한 상태로 검사를 받을 수 있게 편의를 봐줄 수 있는지 묻는다.

검사 기사는 그 방면의 전문가다. 일하면서 숱한 사람을 겪었을 것이다. 덩치는 산만한 남성이 곰 인형을 껴안고 자기도 하고, 심지어 알몸으로 자고, 어떤 10대는 헤드폰을 낀 채로 잔다. 발에 부채질을 하거나 다리에 물을 뿌려줘야 자는 사람이 있다. 신경이 예민하고 너무 불안하다면 친구나 배우자를 동반해도 된다. 어린 자녀가 수면 검사를 받을 때는 부모가 검사실로 따라 들어간다. 수면 클리닉에서는 무엇을 하는지 또 무엇을 가져와야 하는지(잠옷, 치약, 등등) 등 검사에 관한 사항을 상세히 알려준다. 또 요즘은 대다수 클리닉이 샤워 시설을 갖추고 있다.

수면 검사실 같은 낯선 환경에서는 잠을 잘 못 잘 것 같다고 걱정하는 사람이 아주 많다. "이런 곳에서는 절대 잠을 못 자요"라든가 "나를 재울 무슨 방법이 있나요?" 같은 말을 수백 번은 들었다. 실제로 이러한 환경에서는 잠을 잘 못 자는 것이 정상이다. 극심한 불면증에 시달리는 사람도 마찬가지다. 그러나 검사 기사는 검사를 위해 환자에게 수면 가스나 수면제를 사용하지 않는다. 주사제로 피검사자를 잠들게 하지 않는다. 검사 기사들은 센서(감지기)를 사용해 필요한 정보를 수집한다. 이 센서를 환자에 적용해 야간 검사가 진행되는 동안에 수면무호흡 치료 기기인 비강 양압기를 착용할 수 있다는 사실을 비롯해 구체적인 검사 절차를 자세히 설명할 뿐이다.

수면 검사실에서 벌어지는 일

검사실에서 포괄적 수면 검사를 받을 때 검사 기사는 피검자의 두부와 턱, 가슴, 다리 등에 전극을 부착한다. 산소 농도 측정용 센서를 귓불이나 손가락에 부착하고, 숨이 멎는지 또는 코를 고는지를 확인하기 위한 센서를 코와 입 쪽에 부착한다. 전극과 센서가 덕지덕지 부착된 이 시점쯤 되면 피검자는 마치 외계인 같은 모습을 하게 된다.

검사 기사는 센서를 부착하면서 피검자에게 검사가 진행되는 동안 어떤 일이 벌어지는지 특히 양압 장치를 사용하면 어떻게 되는지 등을 상세히 설명해준다.

전형적인 수면무호흡 환자는 5~10분이면 바로 잠이 들고 검사 기사가 피검자의 상태를 주시하고 얼마 지나지 않아 코를 골고 숨이 멎는 증상이 나타난다. 피검자가 자는 동안에 검사 기사는 기록 장치를 작동하는데 이 장치는 고도로 훈련된 기사가 계속해서 주시해야 하는 매우 복잡한 기기다.

20, 30년 전에는 대다수 수면 클리닉이 각종 검사 자료를 종이에 기록했다. 하룻밤 검사면 자료를 기록한 종이가 약 600장에서 1,000장이 나왔다. 요즘의 현대화된 검사실은 이러한 수동 기록 체계를 전산 시스템으로 전환했다. 모든 작업이 전산화된 덕분에 대다수 검사 시스템의 규모가 작아졌고 수면 검사실에서 사용하는 장비 무게도 수백 킬로그램에서 약 0.5킬로그램 정도로 획기적으로 줄어들었다. 이 장비는 호흡 노력의 정도(흉부와 복부 움직임), 호흡의 효율성(혈중 산소 수치 측정), 숨이 멎는지 여부(코와 입 앞의 공기 흐름 감지), 심장 박동과 피검자의 수면 상태를 알아보기 위한 뇌파 등을 측정한다.

검사 기사는 검사가 진행되는 동안 피검자의 수면 상태를 주시하고 그 모습을 디지털 영상으로 기록한다. 나중에 검사 결과를 분석하는 사람이 피검자가 언제 잠이 들었는지 확인할 수 있도록 피검자의 뇌파를 측정한다. 렘수면 상태인지 비렘수면 상태인지 확인하려면 안구 운동과 근육 긴장도를 측정한다. 대다수 중증 수면 호흡 이상은 렘수면 상태에서 나타난다. 그리고 오로지 렘수면 상태에서만 호흡 이상이 나타나는 사람도 있다.

피검자가 호흡을 효율적으로 하는지 또 호흡하는 데 필요한 노력 정도를 확인한다. 그리고 피검자의 혈중 산소 수치를 확인한다. 수면 호흡 문제가 있는 사람은 호흡 정지 때 혈중 산소 수치가 떨어진다. 혈중 산소 수치가 위험 수준으로 떨어지면 심장 박동 이상과 같은 심혈관계 문제가 발생할 위험이 증가하기 때문에 혈중 산소 수치를 측정하는 일이 매우 중요하다.

치료 기기를 중간에 착용한다

수면 중에 심각한 호흡 장애가 나타나면 검사 기사가 피검자를 깨워, 무호흡 치료가 효과가 있는지 확인하기 위해 양압기나 기타 요법을 시작한다고 말해준다. 호스를 통해 공기 및 압력 주입 장치와 연결된 마스크를 피검사자의 코와 입에 씌운다. 이를 '반반 검사'라고도 하는데 야간 검사 과정의 절반은 진단 검사, 나머지 절반은 치료 검사라 할 수 있다.

이때 이용하는 마스크가 꽤 많다. 따라서 검사 기사는 여러 마스크를 시험 사용하면서 그중에서 피검자에게 가장 효과적이고 편한 마스크를 선택한다. 피검자가 사용하는 마스크에서 공기가 새어나가거나 제대로 작동이 안 될 때는 검사 도중에라도 다른 마스크로 교체한다.

하룻밤 검사에서 진단과 치료 검사를 반반씩 시행할 때도 있고 하루는 진단 검사를 하고 다음날은 치료 검사를 하는 등 이틀에 걸쳐 검사를 할 때도 있다. 이렇게 이틀에 걸친 검사가 장점이 있기는 하나 비용이 너무 비싸진다는 것이 문제다.

재택 검사는 훈련을 받은 전문 기사가 없으므로 필요할 때마다 여러 장치를 조정할 수 있는 검사실 검사보다는 효율이 떨어진다. 수면 중에 피검자의 입이 벌어지면 양압기가 제 기능을 다할 수 없다. 양압 요법이 전혀 효과가 없을 때도 있다. 이럴 때는 경험 많은 검사 기사가 옆에 있다가 필요한 조치를 취하는 것이 가장 바람직하다.

졸음증 검사와 렘수면 상태 확인

주간에 졸린 증상이 있다면 수면 검사실에서 수면 잠복기 반복 검사(MSLT)라는 또 다른 검사를 받을 수도 있다. 이는 기면증이 있는 사람이 낮잠을 잘 때 렘수면이 시작되는 시점을 확인하는 데 사용되는 검사법이며 낮 동안의 졸음 수준을 측정한다. 하루 동안 2시간마다 20분씩 낮잠 잘 기회를 4~5회 정도 준다. 어둡고 조용한 방에 누워 낮잠을 자면 검사 기사가 야간 검사 때와 마찬가지로 모니터로 그 상태를 계속 관찰한다. 그리고 잠이 들 때까지 걸린 시간을 측정한다. 이 시간이 짧을수록 졸음증일 가능성이 크다. 극심한 졸음증이 있는 사람은 평균적으로 8분이내에 곯아떨어진다. 기면증이 있는 사람은 낮잠을 자는 동안에도 2회 이상 렘수면 상태에 빠진다. 기면증이 없는 사람은 낮잠 잘 때는 거의 꿈을 꾸지 않는다.

수면 검사의 가치

수면 검사로 알아낸 정보가 자신의 결혼생활, 직장생활의 '구세주'가 될 수도 있다. 수면 검사에서 발견한 질환이나 기타 장애를 치료해 심장 발작이나 뇌졸중의 위험을 미리 방지할 수 있다. 아동은 적절한 치료를 받아 수업 시간에 조는 일이 없게 함으로써 성적을 향상시킬 수도 있다.

수면 장애의 종류만 해도 80개가 넘는데 이 가운데는 오로지 포괄적인 진단과 수면 검사에서만 발견할 수 있는 것이 있다. 기면증, 운동 장애, 수면 발작 등의 증상을 확인할 수 있고, 심장 마비처럼 위급한 질환으로 생사의 기로를 오갈 수도 있는 문제를 발견해 적절한 치료를 받을 수 있다.

만약 수면 장애가 있다고 생각한다면 수면 클리닉을 찾아라. 그곳에서 '숙면'이라는 더할 수 없이 가치 있는 선물을 얻을 수 있을지 모른다.

12장

수면제 없이
불면증 극복하는 법

다양한 불면증의 원인만큼 치료법은 그만큼 다양할까?

• • •

수면제 없이 불면증을 치료할 수 있을까?

잠을 거부하면서
약도 거부할 때

25세 여성이 나를 찾아와 자신의 불면 증상을 설명했다. 이 여성은 자신의 불면증 때문에 걱정이 이만저만이 아니었다. 더구나 이 때문에 애인과의 관계까지 나빠질까봐 전전긍긍해했다. 문제는 불면증 자체가 아니었다. 진짜 문제는 잠이 들었을 때였다. 아니, 더 정확하게는 잠이 들었다가 일어날 때 비명을 지르며 깨는 것이 문제였다.

환자는 자다가 일어나 걸어다니고 비명을 지르는 등 이상 행동을 보였고, 그 때문에 애인이 자신을 떠날까봐 걱정했다. 걱정을 심하게 하다 보니 이제는 잠을 잘 수가 없게 됐다고 말했다. 이 환자는 몽유병과 야경증 병력이 있었다. 그런데 자신은 전혀 기억하지 못하는데 다른 사람 입에서 자신이 했던 행동에 관해 들으면 쥐구멍이라도 들어가고 싶을 정도로 너무 부끄럽다고 했다. 부끄러운 일이 또 일어날까봐 잠에 들기를 두려워하고, 수면 부족이 심해지는 악순환이 계속됐다. 그러다 보니 몽유병과 야경증은 더욱 심해졌다.

지금은 완전히 자포자기 상태까지 됐으나 그래도 끝까지 수면제로 문제를 극복하고 싶은 생각은 없었다. 나는 수면제 외에 다른 해결책이 있으리라 생각했다.

이 환자의 불면증은 몽유병과 야경증 증세를 부끄러워한 데서 비롯되었기 때문에 나는 이 환자를 심리학자에게 보내 인지 행동 치료를 받도록 했다. 몇 개월 뒤에 이 심리학자로부터 환자의 상태가 많이 호전됐다는 내용의 편지를 받았다. 환자는 이제 잠이 들고 난 뒤에 벌어질 일(야간 보행이나 비명 지르기 등)에 대해 더는 걱정하지 않게 됐다. 그러자 몽유나 야경 증상이 줄어들면서 숙면을 취할 수 있었다.

수면제의 대안: 인지 행동 치료

수면제 없이도 불면증을 효과적으로 치료할 수 있다. 그러나 이러한 비(非)약물 요법을 시도하기 전에 먼저 담당의나 수면 전문가와 상의해야 한다. 불면증은 수면 장애의 한 증상이자 그 자체로 하나의 질환이다. 또 질병, 정신 장애, 약물(카페인 포함)의 부작용 등 원인도 매우 다양하다. 수면 전문가 대부분이 불면증의 1차적 치료법으로 인지 행동 치료를 권한다. 약물 복용을 꺼리는 환자라면 특히 권할 만한 방법이다.

인지 행동 치료는 중증 우울증과 불안 장애, 불면증 환자에 대한 치료 기법을 포함한 심리학적 접근법을 말한다. 인지 행동 치료는 수많은 임상 심리학자와 전문 훈련을 받은 타 분야 의료인이 담당한다.

인지 행동 치료는 행동 변화로 문제를 해결하기 때문에 수면제 사용을 줄이는 데도 도움이 된다. 이 접근법을 실행할 때는 우선 자신에게 필요한 수면량이 어느 정도인지를 확인한다. 그리고 자신의 수면 상태를 관찰하는 이른바 '자가 수면 관찰법'을 숙지하고 '수면 위생(숙면을 취하기 위한 행동 수칙-역주)' 교육을 받는다.

그리고 주간 졸음증을 유발하는 행동을 찾아내 이를 수정하고 숙면에 도움이 되는 새로운 습관을 기른다. 일단 수면에 대한 자신의 생각과 기대하는 부분을 좀 더 상세히 알게 되면 그러한 생각이나 기대를 변화시킬 수 있다. 그리고 다양한 심신 이완 기법을 배운다. 심신 이완으로 마음이 안정되면 잠이 더 쉽게 오고 더 깊은 잠을 잘 수 있다.

인지 행동 치료는 임상 심리학자, 이 분야의 전문 훈련을 받은 기타 분야의 의료계 종사자가 담당한다. 인지 행동 치료를 시도해보고 싶다면, 해당 지역에 임상 심리학자가 있는지 또 그러한 치료에 대해 보험 회사가 보험료를 지급하는지 등을 알아봐야 한다. 심리학자는 환자 개인을 상대로 개별 치료를 하거나 비슷한 목적을 가진 사람을 한데 모아 집단 치료를 진행하기도 한다. 처음에는 인지 행동 치료가 불면증 치료에 효과가 있을지 의심하는 사람이 많았다. 그러나 이렇게 의구심을 품은 사람도 치료 과정을 죽 지켜보고 차츰 효과가 나타남을 직접 눈으로 보고 인지 행동 치료의 열렬한 옹호자가 됐다. 인지 행동 치료를 받은 사람 가운데 70~80퍼센트가 증상이 크게 호전됐다.

증상이 호전되는 정도는 개인의 노력 정도에 따라 달라진다. 따라서 각자 배운 내용을 얼마나 성실히 실천하느냐에 따라 치료 효과가 다르다. 만족할 만큼의 치료 효과를 보려면 적어도 3~4주 동안은 매일 밤 인지 행동 치료에서 제시하는 기법을 실천해야 한다. 겨우 한두 번, 어쩌다 한번 정도 해본다고 큰 효과를 보기 어렵다.

최근에는 불면증 환자를 위한 온라인 인지 행동 치료 프로그램까지 개발됐다. 코발트테라퓨틱(cobalttx.com)이 제공하는 리스토어 프로그램, 매니토바 대학이 제공하는 온라인 불면증 치료 프로그램, 슬리피오(sleepio.com) 등이 여기에 해당한다. 이러한 프로그램을 활용하면 집에서 간편하게 불면증 치료를 위한 도움을 받을 수 있다. 그러나 사람마다 치료 기간 등에는 개인차가 존재한다. 스스로 인지 행동 치료 기법을 배워서 활용한 덕분에 수면 문제가 크게 호전된 사람도 꽤 있으나 개중에는 전문가의 도움이 필요한 사람도 있다.

온라인 프로그램 외에도 모바일 앱도 이용할 수 있다. 모바일 앱이 치료 전문가를 완전히 대체할 수 있는 수준은 아니나 보충적인 역할자로 충분히 가치가 있으며 각자 실천해야 할 일을 찾아서 행할 때는 크게 도움이 된다. 이러한 유형의 스마트폰 앱이 지금도 계속 개발되고 있다.

개인에게 맞는 수면량은 따로 있다

불면증을 겪는 사람은 수면 부족을 너무 심각하게 고민하고 걱정한다. 이렇게 걱정하는 것이 더 큰 문제다. 이런 사람에게는 사람마다 필요 수면량이 다르다는 연구 결과만으로도 크게 위안이 될 것이다. 사람마다 신발 크기가 다르고 혈압도 다르고 체중도 다른데 유독 필요 수면량만 같을 수가 있겠는가! 선천적으로 수면량이 워낙 적은 사람이 있어서 이런 사람들은 하루에 대여섯 시간만 자도 개운하게 느낀다. 또 하루에 9시간에서 12시간은 자야 가뿐하다는 사람도 있다. 대다수 사람은 이 양 극단치의 중간 어디쯤에 해당한다.

수면 클리닉을 찾은 사람 중에는 하루에 8시간은 꼭 자야 다음날 활동하는 데 무리가 없다고 철석같이 믿는 사람이 있다. 그런데 하루에 6~7시간만 자도 다음날 개운하게 일어나 하루 일과를 마칠 수 있다는 사실을 알고는 깜짝 놀란다. 그리고 안심한다.

자신의 신체 리듬에 맞지 않는 수면량을 고집하는 사람이 꽤 있다. 요컨대 하루에 8시간 미만으로 자도 다음날 개운하다면 수면 장애가 없다고 보고 이런 사람은 굳이 8시간을 꼭 채워서 잘 필요가 없다. 오히려 필요 이상으로 잠을 더 자면 아침에 머리가 아프거나 하루 종일 몽롱한 상태로 지낼 수 있다. 더 아이러니한 사실은 더 많이 잤는데도 오히려 낮에 더 졸린 현상이 생긴다는 점이다.

수면량 확인을 위한 자가 수면 관찰

자신이 얼마나 자는지 알 수 있는 꽤 괜찮은 방법은 수면 일지를 작성하는 것이다. 매일 아침 3~4분 정도 들여서 이 수면 일지를 작성한 다음에 잠자리에서 일어나는 것이 좋다.

인지 행동 치료시 수면 일지

이름 _____ 날짜 _____ 주중 _____ 주말 _____

자려고 실내조명을 끈 시간 _____ 잠이 들었다고 생각되는 시간 _____

지난밤 잠이 드는 데 _____ 분 걸렸다.

지난밤에 _____ 번 잠에서 깼다.

잠에서 깬 시각 / 다시 잠이 드는 데 걸린 시간

새벽 _____ 시 _____ 분 / _____ 분

새벽 _____ 시 _____ 분 / _____ 분

새벽 _____ 시 _____ 분 / _____ 분

지난밤에 마지막으로 깬 시간이

새벽 _____ 시 _____ 분이었고 총 수면 시간은 _____ 시간이었다.

잠자리에 들 때의 각성 수준에 해당하는 곳에 ○표 하라.

지극한 안정 / 편안함 ──────────────── 지극히 긴장 / 각성됨

1   2   3   4   5   6   7   8

잠자리에 들었을 때 무슨 생각을 하는 지 쓰시오:

저녁 식사 후 잠자리에 들기까지 어떤 활동을 했는지 쓰시오:

잠자리에 든 다음에 한 활동을 쓰시오:

낮잠 잔 횟수 _____ 낮잠 잔 시간 _____ 약물 _____

알코올 섭취 시간 _____ 유형 _____

최상의 잠

수면 일지는 취침 시간이 규칙적인지, 잠이 드는 데 시간이 얼마나 걸리는지, 밤중에 몇 번이나 깨는지, 아침에 몇 시에 일어나는지 등 환자가 자신의 수면 패턴에 관한 정보를 수집하는 데 꽤 유용하다. 핸드폰을 기반으로 한 몇몇 기기와 '착용형' 스마트 기기를 활용해 자신의 수면 패턴과 일정을 관찰할 수 있기는 하나 아직 이러한 기기에 대해 엄격한 평가가 이뤄진 것은 아니다.

수면 일지를 쓰기로 했으면 잘 때 침실에 걸린 시계를 보지 않는 것이 중요하다. 시계를 자꾸 보며 시간에 신경 쓰다 보면 '잠이 안 오면 어쩌나?' 하는 걱정을 하게 되기 때문이다. 대신에 잠이 들 때까지 시간이 얼마나 걸릴지 또 밤에 몇 번이나 깰지 한번 추정해보라. 수면 일지는 환자의 행동과 수면 패턴 사이 연관성을 보여주기 때문에 인지 행동 치료에서 매우 중요한 부분이다.

잠들기 전에 잡다한 일을 많이 하고 또 수면 위상 지연까지 경험하는 사람은 자기 전에는 아무 일도 하지 말고 가만히 휴식을 취하는 시간을 갖도록 일정을 잡아야 한다. 취침 시간이 들쑥날쑥한 사람은 좀 더 규칙적으로 잠자리에 들도록 노력해야 한다. 자신의 수면 행동을 관찰하면 숙면에 도움이 되는 습관을 형성하는 데도 도움이 된다.

수면 위생을
지켜야 하는 이유

수면 위생이란 수면을 촉진하거나 방해하는 습관을 의미한다. 이러한 습관은 운동, 식습관, 알코올, 약물 사용, 조명, 온도 등과 관련된다. 인지 행동 치료에서 환자는 자신의 수면 위생 수준을 평가하고 행동 수정이 필요하지 아닌지를 결정한다.

수면 위생과 관련해 불면증이 있는 사람이 주목해야 하는 부분이 배우자의 코골이나 과도한 신체 뒤척임 때문에 잠을 잘 수 없는 경우다. 각자의 수면에 어떤 영향을 미치는지 알아보기 위해 부부에게 침대를 따로 쓰거나 각방을 쓰는 것을 고려해보라고 권한다. 이렇게 따로 자면 부부 사이가 나빠지지 않을까 걱정하는 사람이 많다. 그러나 같은 침대에서 자지 않아도 부부 금슬이 좋아지게 하는 다른 방법을 찾으면 된다.

수면 위생과 관련한 또 한 가지 문제는 반려동물과 한 방에서 자는 것이다. 개와 고양이는 하품을 하고, 코를 킁킁대고, 헐떡거리고, 이리저리 돌아다닌다. 이것이 숙면을 방해할 수 있다. 같이 자던 반려동물을 침실에서 내보내면 왠지 모를 죄책감이 든다는 사람도 있으나 눈 딱 감고 이렇게 하면 수면의 질이 극적으로 향상된다. 대신에 침실 밖에 특별한 잠자리를 마련해 포근한 담요를 깔아주고 좋아하는 장난감을 넣어주는 것으로 애정을 표시하면 그러한 죄책감을 덜 수도 있다.

환자의 운동 패턴을 물어보기도 한다. 수면 위생에 집착한 나머지 바람직하지 않는 운동 패턴을 유지하는 사람이 있기 때문이다. 일과 가사를 병행하는 사람은 낮에는 도통 운동할 시간이 없다. 그래서 그 대신 밤에 또는 잠자기 전 3시간 내에 운동을 하는 사람도 있다. 운동 직후에는 몸이 노곤해지면서 신체가 이완되는 느낌이 들기도 한다. 그러나 조금 지나면 운동 때문에 활력이 솟구쳐 오히려 수면에 방해가 될 때가 많다. 그래서 직장생활을 하는 사람은 직장 근처 헬스클럽에 등록하고 점심시간을 이용해 운동을 하는 것도 한 방법이다.

수면 위생을 논할 때는 카페인(주로 커피, 홍차, 콜라, 초콜릿 등에 들어 있음), 알코올, 니코틴 등이 수면에 미치는 영향을 짚고 넘어가지 않을 수 없다. 카페인이 수면을 방해한다는 사실은 많은 사람이 아는데, 위스키나 포도주 역시 한 잔만 마셔도 수면에 방해가 된다고 하면 놀라는 사람이 꽤 많다. 카페인을 섭취해도 상관없이 잘 자는 사람도 있으나 커피만 끊어도 잠이 잘 온다고 느끼는 사람이 대부분이다. 하루에 커피나 홍차, 콜라를 한두 잔밖에 마시지 않는 사람도 이러한 음료를 끊으면 바로 효과가 나타난다. 카페인 효과에 특히 민감해서 조금만 마셔도 잠을 못 자는 사람도 있다. 카페인 외에 니코틴도 수면에 영향을 미칠 수 있다. 담배를 끊을 수 없는 사람은 담배 피우는 시간을 정해 잠자기 몇 시간 전에는 담배를 피우지 않도록 습관을 들이는 것만으로도 니코틴의 수면 방해 효과를 줄일 수 있다.

수면에 대한 올바른 사고방식

인지 행동 치료는 다양한 사건, 활동, 사람 등에 관한 사고가 우리의 감정과 행동에 영향을 줄 수 있다는 생각에 바탕을 둔다. 수면에 대한 자신의 생각이 수면 행동에 영향을 준다고 하면 깜짝 놀라는 사람도 있다. 불면증을 인지 치료 관점에서 보자면, 자신이 수면을 생각(추정과 믿음)하는 것이 현실적이며 긍정적인 자세인지 알아야 평가하는 데 도움이 된다.

인지 치료사는 환자가 자신의 '자동적 사고'(수면 문제가 있을 때 발생하는 부정적이며 파괴적인 생각)를 확인하고 그 자동적 사고를 '대응적 사고'(상황이 불면증 환자가 상상하는 것만큼 나쁘지는 않다는 사실을 인식하는 현실적이며 긍정적인 생각)로 대체하는 훈련을 시킨다.

다음은 불면증과 관련한 보편적인 자동적 사고와 숙면에 도움이 되는 대응적 사고를 예시한 것이다.

O 자동적 사고: "오늘밤 잠을 못자면 내일 할 일을 제대로 못할 거야."

○ 대응적 사고: "오늘밤 잠을 못자면 내일 좀 힘들겠지? 그래도 괜찮아. 잘 대처할 수 있을 거야."

○ 자동적 사고: "이 불면증이 절대 나아지지 않을 거야."
○ 대응적 사고: "지금은 불면증으로 고생하지만 효과가 좋은 치료법을 사용한다면 내게도 효과가 있을 거야. 곧 나아질 거야."

○ 자동적 사고: "수면에 관한 한 제어가 안 돼."
○ 대응적 사고: "수면이 필요하다면 내 몸이 알아서 얘기해 줄 거야."

○ 자동적 사고: "오늘밤 잠을 제대로 못 자면 다음 주도 마찬가지일 거야."
○ 대응적 사고: "오늘밤 잠을 제대로 못자도 내일은 괜찮겠지."

○ 자동적 사고: "곧 잠이 안 들면 밤새도록 잠을 못잘 거야."
○ 대응적 사고: "바로 잠이 안 올 수도 있지. 그러나 결국은 잠이 들 거야. 지금은 그냥 일어나서 긴장을 좀 푸는 게 좋겠어. 그러다 졸리면 다시 잠자리에 들면 돼."

○ 자동적 사고: "오늘밤에 잠을 못자면 내일 아무 일도 못해. 퇴근 후에 가족과 시간을 못 보내고 내 취미 활동도 할 수 없을 거야."
○ 대응적 사고: "오늘밤에 잠을 못자면 내일은 평소보다 조금 더 피곤하겠지? 그러나 아무리 피곤해도 내가 하고 싶은 일은 다 할 수 있을 거야."

○ 자동적 사고: "잠이 안 와도 그냥 침대에 누워 있는 게 나을 거야."

○ 대응적 사고: "침대에 누워만 있으면 불면증이 더 심해져. 적어도 불면증이 나아지지는 않을 거야. 잠이 안 올 때는 그냥 일어나는 게 더 나아."

인지 행동 치료에서는 환자에게 자신의 수면 습관에 관한 자동적 사고의 목록을 만들어보고 이러한 사고를 극복하는 데 도움이 되는 긍정적이고 현실적인 사고를 한번 해보라고 주문한다.

자극을 최대한 통제한다

자극 통제는 치료 '기법'이 아니라 특정한 자극에 대한 반응으로서 특정한 행동(예: 불면증)이 나타나는 상황을 의미하는 '용어'다. 예를 들어 침실에 있을 때 어떤 활동은 사람을 각성시키고 또 어떤 활동은 수면을 유발한다.

각성을 일으키는 활동은 텔레비전 보기, 침대에서 책 읽기, 침실에서 컴퓨터 쓰기 등이 있다. 이러한 활동이 긴장을 푸는 데 도움이 된다는 사람도 많으나 불면증이 있는 사람에게는 이러한 활동이 오히려 문제를 오래 가게 한다. 이러한 활동은 집중과 각성을 요하기 때문에 활동하는 동안 계속 뇌를 자극한다. 환자가 불면에 도움(?)이 될 활동을 하기 시작하면서 불면증은 더 심해진다. 게다가 매일 하던 일을 하지 않으면 잠이 더 오지 않을까봐 이러한 활동에 더욱 의존하게 되는 사람이 많다.

만약 자기 전에 텔레비전을 보거나 책을 읽는 일이 긴장을 푸는 중요한 활동이라면 침실 밖에서 하라고 권한다. 이렇게 하면 집중력이 수면과 연합될 가능성이 줄어들 것이다.

조명을 끄고 잠자리에 들었을 때 잠이 올 때까지 무한정 누워 있으면 안 된다. 이것이 또 하나의 각성 촉발 인자로 작용할 수 있다. 잠이 안 오는데도 계속 누워 있으면 침대에 누운 행동과 잠을 자려고 애쓰는 행동 간의 연합이 강화된다. 두 요소의 연합이 강화되면 정상적인 수면 패턴을 회복하기가 매우 어려워진다. 그래서 인지 행동 치료에서는 잠자리에 들었는데 20~30분 넘게 잠이 오지 않는다면 침대에서 그냥 일어나라고 권한다.

일단 일어나서는 뇌를 자극하지 않는 활동을 하다가 다시 졸리면 그때 침대로 돌아간다. 졸음이 온다 싶으면 바로 침대로 돌아가야 한다. 이러한 행동을 반복해서 많이 연습해야 한다. 책을 읽는 것이 근육 이완제 같은 효과를 낼 때가 있다. 그러나 너무 재미있는 책이라 중간에 멈추지 못하고 계속 읽어야 한다면 의미가 없다. 따라서 이왕이면 재미없는 책을 고르는 것이 좋다.

침대 옆에 메모지를 두고 기억해야 할 좋은 생각이 떠오를 때마다 바로 적는 습관을 들이는 것도 좋다. 개인적으로 잠자리에 들기 전에 다음 날 해야 할 일을 죽 적어놓는 행동이 꽤 도움이 된다고 본다. 계속 머릿속을 맴돌며 정신을 말똥말똥하게 하는 온갖 생각을 끄집어내서 메모지에 모두 적어라. 덜 자극적이고 심지어 따분하기까지 한 활동이 결국은 효과를 보인다. 그러나 정말 졸릴 때까지는 침대로 돌아가면 안 된다.

인지 행동 치료에서는 이렇듯 숙면에 방해되는 행동을 금하게 할뿐만 아니라 숙면에 도움이 되는 행동 수칙을 준수하게 한다. 잠들기 전에 하는 행동과 규칙적인 수면 일정(취침 시간과 기상 시간)을 정한다. 어린 자녀를 둔 환자라면 자기 전 준비로 아이를 씻기고 침대에 눕힌 다음에 책을 읽어주거나 이야기를 들려주며 재우는 일에 익숙해져 있을 것이다. 매우 좋은 방법이다. 이렇게 하면 아이들은 부모님이 책을 읽어주면 자야 한다는 사실을 자연스럽게 체득하고 이러한 행동을 취침 신호로 받아들이기 때문이다. 그러나 아이를 재울 준비하고 이런저런 일을 하다 보면 자신에게도 이러한 규칙적인 잠자리 일정이 필요하다는 사실을 깨닫지 못하거나 망각하게 된다. 부모도 역시 그렇게 해야 한다.

주말이 되면 부족한 잠을 벌충하겠다는 생각에 늘어지게 자는 사람이 많다. 이렇게 잠을 더 자면 일시적으로는 피로가 풀리는 것처럼 느껴질지 몰라도 실제로는 불면증만 불러오는 결과를 낳는다.

잠이 제일 잘 안 오는 날이 아마 일요일 밤일 것이다. 다음날 출근을 해야 하는 압박감 때문일 수도 있으나 주말이라고 평소보다 너무 많이 잤기 때문에 밤에 영 잠이 안 오는 것일 수도 있다. 주말에 평소보다 조금 늦게 자더라도 일어나는 시간은 그대로 지킨다면 크게 문제는 없을 것이다.

환자는 치료사의 도움을 받아 자신의 수면을 방해하는 요소를 찾아낸다. 그리고 그러한 요소가 있을 때와 없을 때 수면에 어떤 영향이 있는지를 스스로 실험해본다. 이러한 치료 기법은 한두 번 해보고 마는 것이 아니라 수면 개선 효과가 일정 기간 지속될 때까지 적어도 몇 주 동안은 계속한다.

잠을 제한하며
잠에서 자유로워진다

불면증 치료를 위한 또 다른 인지 행동 기법이 바로 '수면 제한'이다. 간단히 말하면 실제로 자는 시간 동안만 침대에 머무는 기법이다. 예를 들어 밤 10시에 잠자리에 들어서 아침 7시에 일어나는 사람이 있다고 하자. 그러나 이 사람이 실제로 자는 시간은 오전 2시부터 아침 7시까지다. 고작 5시간을 자려고 9시간을 침대에서 보낸 셈이다. 수면 전문가가 볼 때는 정말 끔찍하게 비효율적인 일이 아닐 수 없다. 이 사람은 침대에서 보낸 시간의 고작 56퍼센트 동안만 잠을 잔 것이다.

이러한 상황에 적용할 수 있는 기본적 방법에는 두 가지가 있다. 하나는 '엄격한' 수면 제한 기법이고 또 하나는 '느슨한' 수면 제한 기법이다. 엄격한 제한 전략을 사용할 때는 일단 환자가 자신의 수면 효율성을 측정한 다음, 실제 잠이 드는 시간까지 잠자리에 들지 않도록 한다. 앞서 예로 들었던 환자라면 3일 연속으로 새벽 2시까지 잠자리에 들지 않는 다. 그러나 아침에는 전과 마찬가지로 계속 7시에 일어난다. 거의 완벽 한 수면 효율성을 나타냈던 3일이 지나면 수면 효율성이 85퍼센트 수준 에 이를 때까지 또는 만족스러운 수면을 취할 때까지 취침 시간을 조금 씩 앞당긴다(점점 30분씩 일찍). 이러한 기법은 아무래도 부담이 적은 주말 에 시작하는 것이 편할 것이다. 이 기법을 따르다 보면 낮에는 좀 피곤 할 것이다. 그러나 2주 정도 지나면 점차 효과가 나타난다.

느슨한 제한 기법은 처음부터 실제 수면에 딱 맞춰 취침 시간을 정하 지 않고 몇 주 동안 여유를 두고 점진적으로 취침 시간을 조절하는 방식 이다. 앞선 사례자의 경우 일단 첫째 주에는 새벽 2시가 아니라 자정까 지 있다가 잠자리에 든다. 물론 아침에는 역시 그대로 7시에 일어난다. 그리고 둘째 주에는 새벽 1시에 잠자리에 든다. 환자는 자신의 수면 효 율성이 거의 100퍼센트에 이를 때까지 이 느슨한 수면 제한 기법을 계속 이행해야 한다.

수면 효율성이 100퍼센트 수준에 도달한 뒤에는 점차 취침 시간을 조 금씩 앞당긴다. 엄격한 기법보다는 좀 시간이 걸리지만 느슨한 기법도 상당히 빨리 효과가 나타난다고 느낄 것이다.

긴장을 풀고 이완한다

이완 훈련은 수면의 질을 높이려는 목적으로 실행하는 다양한 기법을 아우르는 전략이다. 신체가 이완되면 긴장도 줄어든다. 더불어 긴장이 풀린 사람은 잠을 잘 못 이루는 부분에 신경을 덜 쓰게 된다. 이완 기법을 소개하는 책이 시중에 많이 나와 있다. 그러나 여기서 소개하는 내용은 좀 더 포괄적인 연구로 그 효과가 증명된 기법이다. 근육 이완법, 조절 호흡법, 상상 이완법, 최면 또는 자기 최면 등이 있다.

이상의 기법 모두가 매일, 몇 주 동안 꾸준히 해야 효과가 나타난다. 낮에는 이완과 명상 기법을 꾸준히 연습해 이 기법을 완전히 몸에 익혀야 한다. 낮 동안의 연습으로 이 기법이 거의 자동으로 나올 정도로 몸에 완전히 익었으면 밤에 이 기법을 시도해본다.

1) 근육 이완법

근육 이완법은 근육이 긴장되면 뭔가 안정되지 못하고 괜한 불안감이 느껴지는 반면에 근육이 이완되면 안정감과 평온함을 느낀다는 원리에 바탕을 둔다. 마빈 골드프라이드와 제럴드 데이비슨의《임상적 행동 치료(Clinical Behavior Therapy)》에 소개된 이 기법은 환자가 자신의 근육이 언제 긴장되는지 확인한 다음에 근육이 긴장될 때마다 이를 이완하는 훈련을 하는 것이다.

우선 다음에 제시한 것처럼 각 근육을 5초 동안 긴장시켰다가 다시 그 근육을 10초 동안 이완시킨다. 근육을 긴장시킬 때는 단단히 힘을 줘 조이거나 당겨야 한다. 그러나 통증이 느껴지거나 쥐가 나거나 부들부들 떨릴 정도까지 힘을 줄 필요는 없다. 똑바로 앉은 자세든 누워서든 편한 자세로 연습하면 된다. 물론 침대 위에서 해도 된다.

1. 오른쪽 주먹을 꽉 쥔다.

2. 왼쪽 주먹을 꽉 쥔다.

3. 오른쪽 팔의 이두박근을 팽팽하게 조인다.

4. 왼쪽 팔의 이두박근을 팽팽하게 조인다.

5. 오른쪽 어깨를 귀 쪽으로 끌어올린다.

6. 왼쪽 어깨를 귀 쪽으로 끌어올린다.

7. 이마 근육을 조인다.

8. 턱을 당기고 이를 악문다.

9. 복근을 조인다.

10. 양 다리를 앞으로 죽 뻗고 발가락은 위를 향하게 한다.

각 근육의 긴장을 풀 때는 혼자서 천천히 "긴장을 풀자"라고 말하라. 그런 다음 근육의 긴장이 풀릴 때의 그 느낌에 주목하라. 근육을 긴장시켰다가 이완시키는 동작을 각각 두 번씩 한 다음에 다음 단계로 넘어가 똑같이 반복한다.

근육 이완법을 처음 배울 때는 전자 기기에 녹음해서 지시에 따르면 집중하는 데 도움이 된다. 또 알림 기능을 이용해 연습 시간을 지키는 것도 좋은 방법이다.

2) 조절 호흡법

얕고 빠른 호흡은 혈중 이산화탄소 수치 저하를 유발한다. 이런 상태가 되면 불안과 초조감이 느껴지고 가벼운 과호흡으로 약간 어지럽기도

최상의 잠

하다. 조절 호흡법은 환자가 더 깊은 이완 상태에 이를 수 있도록 천천히 깊게 호흡하는 방법을 가르친다. 천천히 깊게 호흡하면 불면증의 주요 원인인 스트레스를 줄이는 데도 도움이 된다.

한 손은 가슴에 대고 또 한 손은 배에 댄다. 그리고 코로 천천히 숨을 들이쉰다. 숨을 들이쉴 때는 배를 약 2.5센티미터 정도 부풀린다는 기분으로 호흡한다. 숨을 내쉴 때는 다시 배를 원래대로 집어넣는다. 배가 풍선처럼 부풀어 오른다고 상상하라. 배에 댄 손이 가슴에 댄 손보다 약간 더 앞으로 나온다는 느낌으로 하라(가슴은 아주 약간만 움직여야 한다). 천천히 호흡한다는 확신이 들 때까지 이 동작을 필요한 만큼 반복하라. 현기증이 느껴지면 입은 다물고 코로만 호흡한다.

호흡 연습이 끝나면 몇 분 동안 가만히 앉아 눈을 감는다. 그리고 이완된 상태로 휴식을 즐겨라.

3) 상상 이완법

이 기법의 기본 개념은 긴장이 풀어지는 장면을 상상하면 더 많이 이완된 느낌이 들고 더 천천히 호흡하게 되며 더 안정감이 느껴진다는 것이다. 환자에게 긴장이 완전히 풀렸던 때와 장소를 머릿속에 그려보라고 주문한다. 호숫가, 해변에 앉아 있을 때나 뒤뜰에 묶어 놓은 해먹에 누워 있을 때, 날씨가 풀린 겨울 날 산책하러 나가던 때가 떠오를 것이다. 또는 휴양지가 머리에 떠오르는 사람도 있을 것이다.

편한 장소를 찾아 눈을 감고 이렇게 완전히 긴장이 풀렸던 장면을 상상해보라. 또는 긴장이 풀릴 것 같은 장면을 생각해보라. 머릿속에 그리는 장면에서 들리는 소리, 광경, 냄새에 집중하려고 노력하라. 자신의 감각에 몰입하면서 상상 속 장면에 마음을 맡겨라. 긴장을 푸는 데 도움이 안 되는 장면이 떠오르면 부담 없이 다른 장면을 떠올려라. 10~15분쯤 뒤에 눈을 뜬다. 그리고 조용히 앉아서 이완된 상태를 즐겨라.

자기 최면으로 무의식에 반응한다

자기 최면의 기본 논리는 사람들이 의식뿐만 아니라 무의식에서 나오는 정보에도 반응한다는 것이다. 무의식(의식 수준 밖에 있는 감정이나 생각) 수준, 즉 최면은 개인적 스트레스 유발 인자를 찾아내는 방식으로 심신을 이완하는 법을 배운다. 자기 최면법을 이용하면, 다양한 기법을 통해 고도로 이완된 상태와 비슷한 가수(假睡) 상태에 이를 수 있다.

치료사는 우선 특정한 신체 기능, 예를 들어 호흡에 집중하라는 등의 지시어를 포함한 일련의 암시로 환자를 최면 상태로 유도한다. 최면 상태에서 환자를 다양한 이완 장면으로 안내하고 또 다른 이완 장면을 떠올려보라는 암시를 한다. 환자는 치료사가 하는 말을 계속해서 듣는다.

최면 상태에서 경험하는 감정 상태는 아주 흥미진진한 영화를 보거나 좋아하는 노래를 들을 때와 비슷한 느낌이다. 최면이 끝나면 환자는 마치 여행을 하고 온 듯한 기분을 받는다. 최면 이후에는 대다수가 그동안 살면서 속상했던 일을 이전과는 다른 시각으로 바라보게 된다.

최면의 경험은 환자가 긴장을 푸는 데 도움을 준다. 가사 상태 때와 같은 완전히 이완된 상태에 대한 기억, 정서적으로 훨씬 안정감을 느끼게

최상의 잠

하는 새로운 통찰력 덕분이다. 그리고 환자는 최면 상태일 때 자기 자신에 대한 통제력을 상실할까봐 걱정할 필요는 없다. 환자는 최면 중에도 통제력을 잃지 않으며 언제든 원할 때 최면을 중지할 수 있다. 자가 최면을 할 때는 편안한 의자나 침대에 앉아 시도하는 것이 좋다.

마음 챙김을 한다

마음을 챙기는 명상(마음 챙김'이라고도 함)은 특수한 방법으로 현재 순간에 집중하는 연습이다. 지난 10년 동안 학계에서, 언론에서 이 명상법을 집중 조명해왔다.

명상은 다양한 질병이 있는 사람의 수면 장애를 호전시키는 효과가 있다. 최근의 연구 결과로는 규칙적인 명상은 불면증 환자의 피로를 줄여준다고 나타났다. 의학적으로는 명상이 어떻게 해서 숙면에 도움이 되는지 분명치 않다. 최근에 이루어진 수많은 연구에서는 명상이 뇌 혈류에 영향을 미친다고 나타났다. 예비적 연구이기는 하나 연구 결과 명상이 뇌의 정보 처리 방식을 변화시킨다는 주장의 타당성이 나타났다. 명상이 생각과 감정, 행동을 변화시키고, 가치에 관한 사고를 명확히 하고, 상황에 융통성 있게 대처하고, 불쾌한 생각이나 감정을 용인하고 등등의 능력을 배가시킨다는 연구 결과도 있다. 명상을 하면 마음이 더 편해지고 심신이 더 이완되는 느낌이라는 사람도 많다.

핵심은 아무 것도 하지 않고 아무런 판단도 하지 않은 채 무심한 듯 관조하는 것이다. 이완 훈련 때와 마찬가지로 명상 훈련을 할 때도 기본적인 원칙에 따라 연습한다. 물론 이러한 원칙이 고정불변은 아니다. 어쨌거나 명상의 기본 원칙에는 판단하지 않기, 인내, 초심 잃지 않기, 신뢰, 애쓰지 않기, 무념, 수용, 다 내려놓기 등이 있다. 이에 대해서는 존 카밧진의《마음챙김 명상과 자기 치유(Full Catastrophe Living)》를 참고하라. 건강과 관련해서는 '수용'과 '내려놓기'가 특히 더 중요하다.

명상이라고 하면 마음을 평온한 상태로 또는 아무 것도 없이 '비어 있는 상태'로 만드는 것이 목적이라고 생각하는 사람이 많다. 그러나 마음을 챙기는 명상의 목적은 이른바 특별한 방식으로 지금 경험에 집중하는 것을 의미한다.

마음 챙김 명상은 밥을 먹으면서, 양치질을 하면서, 설거지를 하면서, 아이를 돌보면서도 할 수 있다. 이런저런 잡다한 생각, 걱정거리가 머릿속에서 떠올라도 신경 쓰지 않는다. 간단히 말해 방관자처럼 그러한 생각을 지켜보면서 그냥 계속 떠올랐다 사라지게 내버려둔다. 이럴 때는 호흡하는 일에 집중한다. 이러한 훈련이 효과를 보려면 적어도 2~4주일 동안 매일 연습해야 한다. 처음에는 명상이 아무런 효과가 없고 지루하기만 하다고 느끼는 것이 정상이다. 그러나 꾸준히 연습하다 보면 부정적인 생각은 어느새 사라진다.

아침에 일어나 10~20분 동안 명상을 하는 것으로 하루를 시작하면 평온함과 안정감을 느끼게 된다. 명상을 위해 조금 일찍 일어나는 것에는 그만한 가치가 있다! 하루 일과를 마치고 긴장을 푸는 행동을 할 때 여기에 명상을 포함시키는 사람도 있다. 또 한밤중에 자다가 잠이 깼을 때 심신을 안정시키는 방법으로 명상을 하는 사람도 있다. 명상 훈련을 하

최상의 잠

는 데 정답은 없다. 하루 일과 중에 명상 연습을 많이 할수록 바람직한 변화가 더 빨리 나타나는 것을 느낄 것이다.

먹던 수면제를 점차 줄인다

지금까지 살펴본 바와 같이 인지 행동 치료의 가장 큰 장점은 환자가 수면제 복용을 중지할 수도 있다는 사실이다. 대다수가 웬만하면 수면제 없이 자고 싶어 한다. 그러나 수면제 없이는 자기 어렵다고 느끼는 사람도 있다. 심리적으로(더불어 신체적으로) 수면제에 의존하게 될까봐 걱정하는 사람에게는 인지 행동 치료가 불면증에 대한 대안적 요법이 될 수 있다.

수면 장애 때문에 인지 치료를 받는 환자 중 한 명은 수면제를 항상 지녀야 편하다고 했다. 수면제가 없으면 매우 불안해했다. 그러나 앞서 말한 바와 같이 불면증 환자는 수면제가 없으면 잠을 잘 수 없다는 잘못된 생각이 강화된다. 치료사는 환자가 대안적 불면증 관리 기법을 터득했다고 여기면 수면제를 서서히 줄이는 작업을 진행한다. 환자가 수면제를 수년 동안 꾸준히 복용했다면 약을 단번에 끊으면 위험할 수 있다. 약물 복용을 서서히 줄여야 하는 이유가 다 여기에 있다.

수면제를 점차 줄이려면 일단 필요한 양에 도달할 때까지 최저 용량 수면제를 자주 복용하는 것부터 시작하라. 수면제를 아주 오랫동안 복용했다면 의사의 관리 하에 약을 줄이는 것이 가장 안전하며 수개월이 걸릴 수도 있다. 저용량 수면제에 적응이 됐다 싶으면 이제 수면제 없이 지내보는 연습을 한다. 불면의 정도와 상관없이 수면제를 먹지 않고 견디는 단계로 진행해 그 일정을 조절한다. 이 작업에 적어도 이틀 정도는 할애하는 것이 좋다.

수면제를 복용하지 않은 첫날은 몹시 불안해하고 잠도 잘 못자는 사람이 많다. 그러나 둘째 날이 되면 약의 도움이 없어도 피곤해져서 잠을 곤잘 잔다. 보통은 수면제를 끊을 때까지 몇 주가 걸리는데 이 기간에 깜빡하고 약을 복용하거나 몹시 견디기 힘들어하는 사람도 있다. 그래도 일단 수면제를 끊는 데 어느 정도 성공하고 나면 성취감과 뿌듯함이 느껴진다는 사람이 많다.

불면증이 있는 사람 중에는 혹시 중독되지 않을까, 위험하지 않을까 걱정이 돼서 웬만하면 수면제를 복용하지 않으려는 사람이 많다. 그러면서 자신의 불면증을 고칠 수 없는 질환이라고 생각하기 시작한다. 그러나 수면제 없이도 숙면을 취할 수 있게 해주는 치료법도 있고 또 전문 치료사도 있으니 너무 걱정하지 말기를!

13장

40년 수면 전문가의 처방

수면에 영향을 미치는 약물은 어떤 것이 있을까?

• • •

원치 않는 효과, 부작용을 나타내는 약물은 무엇일까?

약을 쓰려면
제대로 써야 한다

의사라면 핵심적 질문을 던져 문제를 아주 쉽게 해결했던 사례가 오래도록 기억에 남을 것이다. 내게는 몇 년 동안 시달린 심각한 불면증 때문에 나를 찾아왔던 30대 중반의 한 여성 환자가 바로 그런 사례였다. 대형 음료 회사의 제품을 운송하는 화물차 운전사였는데 낮에 졸린 증상 때문에 큰 걱정이라고 했다. 한번 잠이 드는데 몇 시간이 걸리고 겨우 잠이 들어도 한밤중에 여러 번 깨는데 그렇게 깨면 다시 잠들기 어렵다고 호소했다. 하루 수면 시간이 2~4시간밖에 안 될 것이라고 말하면서도 수면제나 기타 약물을 복용하고 싶지는 않다고 했다. 한마디로 어찌해야 할지 몰라 난감해하고 있었다.

일단 이 여성의 병력을 조사해봤으나 특별한 문제는 없어 보였다. 담배를 피우지 않았고 술이나 커피도 마시지 않았다. 질병도 없었고 약물을 복용하지도 않았다. 이쯤 되니 나도 좀 당황스러웠다. 그러나 졸음증이 생업에 어떤 영향을 주느냐는 질문 하나로 문제를 어떻게 해결해야 할지 분명해졌다. 낮에 너무 졸려서 견딜 수가 없을 때 자신이 운송하는 음료수를 마시면 정신이 좀 차려진다고 했다. 이렇게 해서 결국 음료수를 하루에 10리터나 마셔댔다는 것이다.

이 여성의 불면증은 자신도 모르게 체내에 흡수된 다량의 카페인이 원인이었다. 음료수를 공짜로 마셨으나 수년 동안 '불면증'이라는 형태로 그 대가를 톡톡히 치른 셈이었다. 자신이 마시는 음료수에 카페인이 그렇게 많이 든 줄 꿈에도 몰랐다. 일단 콜라에 의존하던 습관을 버리고 카페인 섭취량도 적정량으로 줄이자 문제가 깔끔하게 해결됐다.

약에 의존해 잠을 청하는 사람이 많다. 약을 먹으면 안 먹을 때보다 생활이나 건강 상태가 더 낫다고 느낀다. 수면에 도움을 준다며 수면제라는 이름을 달고 나온 제품만 해도 수백 개는 된다. 그중에는 안전한 동시에 효과도 있으며 부작용도 거의 없는 제품도 있다.

잠을 자는 데 도움을 주는 약물은 크게 네 가지 유형으로 분류된다.

1. 처방약(최면 진정제 및 수면제) : 최면 진정제는 과학적인 시험, 검사 과정을 거쳐 불면증 치료 전문 의약품으로 출시된 약물이다.

2. 불면증 치료제로 승인받지 않은 처방약 : 과학적 시험을 거쳐 FDA의 승인을 받았으나 불면증이 아니라 다른 질환의 치료제로 승인을 받은 약물

최상의 잠

을 말한다. 다른 질환의 치료제인데 부작용으로 졸음증이 나타나는 약물을 불면증에 처방하는 것이다. 그 대표적인 약물이 바로 항우울제다.

3. 일반 의약품 : 약국 같은 소매점에서 구입할 수 있는 수면제가 수백 가지는 된다. 이 가운데 특정 사례에 효과가 있는 것이 있다.

4. 천연 물질 : 약국이나 건강 식품점에서 다양한 생약 제제와 기타 자연 유래 성분을 함유한 제품을 판매한다.

1. 처방약(최면 진정제 및 수면제)

수면제를 먹으려는 사람은 이 약을 삼키기만 하면 마법처럼 잠이 오겠거니 생각하는 사람이 많다. 그렇게 단순하다면 얼마나 좋겠는가! 수면제가 실제로 어떻게 작용하는지 설명하자면 이렇다. 입안으로 들어간 수면제는 먼저 장관(腸管)에서 용해된 다음 혈류를 통해 체내에 흡수된다. 흡수된 약물이 간에서 분해된 다음 다시 혈류를 통해 뇌에 도달해 특정 수용체와 결합한다. 이 과정에서 우리 신체는 이 화학 물질을 제거하려 애를 쓴다. 수면제 사용을 고려하는 사람은 일단 복용 전에 이 약물의 작용 기제에 대한 기본 정보는 알고 있어야 한다.

약물마다 약효가 나타나는 시간이 다 다르다. 요컨대 약물이 위장에서 체내로 흡수돼 마침내 뇌까지 도달하는 데 걸리는 시간은 약물에 따라 또 개인에 따라 달라진다. 분해된 약물 분자가 뇌에 있는 일정수의 수면 수용체를 활성화시켜야 비로소 잠이 온다. 일정수의 수면 수용체가 계속 활성화돼 있는 한 약을 복용한 사람은 계속 잠을 자게 된다.

약물이 체내에서 분해되는 방식도 다 다르다. 따라서 약효 지속 시간도 약마다 다르다. 학자들은 체내에서 약물의 양이 절반으로 줄어드는 데 걸리는 시간(반감기)으로 약효 지속 시간을 측정한다.

따라서 약물의 반감기가 2시간이라면 2시간 뒤에는 혈중 약물 농도가 2분의 1이 되고 4시간이면 4분의 1, 6시간이면 8분의 1이 된다. 그러나 일부 약물은 뇌 내 수용체에 계속 결합할 수 있다. 또는 약물이 체내에서 완전히 사라지고 나서도 한참 동안 약효가 지속되도록 수용체를 변화시킬 수도 있다. 또 한 가지 문제는 약물이 분해될 때 생성되는 부산물이 그 약물과 동일한 효과를 내는 경우도 있다는 점이다.

1970년대에 처방 수면제에 사용되는 물질로서 뇌 내 수면 수용체에 작용하는 화학 물질의 유형에 변화가 있었다. 바르비투르산염을 포함한 구세대 약물은 뇌의 다른 수용체에 작용했고 과다 복용하면 사망에까지 이를 수 있다. 그래서 벤조디아제핀으로 대체됐고 요즘도 시중에 많이 나와 있다(트리아졸람, 플루라제팜, 테마제팜).

벤조디아제핀 계열의 약물은 주로 수면 수용체에 작용하기는 하나, 수면 효과 이외의 다른 효과가 전혀 없지는 않다. 과다 복용으로 치사에까지는 이르는 사례는 극히 드물다. 그러나 다른 약물이나 알코올과 함께 복용했을 때는 위험할 수 있다. 가장 최근에 나온 비(非)벤조디아제핀계 최면 진정제는 뇌의 나머지 부위에는 거의 영향을 주지 않으면서 수면 수용체에 더 집중적으로 작용하도록 개발됐다. 따라서 과다 복용으로 치사까지 가는 경우는 극히 드물다.

최상의 잠

연구 결과 벤조디아제핀계 약물은 반감기가 짧을수록 약물 복용을 중지했을 때 부작용(불면증이 일시적으로 악화됨)이 나타날 가능성이 더 커진다. 일반적으로 상표에 표시된 정량을 복용하면 호흡 장애를 일으킬 일이 없기 때문에 벤조디아제핀이나 비(非)벤조디아제핀이나 다 안전한 약물로 간주된다.

체내에서 사라지는 시간이 길수록 다음날 아침까지 졸음기가 남아 있을 가능성이 크고 이 때문에 운전처럼 특정한 활동을 수행하는 능력이 저하될 수 있다. 혀 밑에 넣어 녹여 먹는 형태인 인터메조는 약효가 빨리 나타나며 취침 시간을 4시간 이상 남겨 놓고 복용하면 '한밤중 불면증', 즉 자다가 한밤중에 깨면 다시 자기 어려운 사람에게 효과적이다.

2. 불면증 치료제로 승인받지 않은 처방약

일부 항우울제는 부작용으로 졸린 증상이 나타난다. 따라서 특정 환자, 특히 우울증이 있는 불면증 환자에게 종종 이 항우울제를 처방한다. 항우울제의 이러한 이중 효력 때문에 남성보다 우울증에 더 취약한 것으로 알려진 여성 중에 불면증 치료에 항우울제를 복용하는 사람이 많은 것이다.

가장 널리 사용되는 항우울제가 트라조돈(데시렐) 그리고 아미트리프틸린, 이미프라민, 독세핀 같은 구세대 약물이다. 미국식품의약국은 극소 용량의 독세핀(사일레노)을 최면 안정제로 승인했다.

3. 일반 의약품

수면제를 비롯해 약국이나 잡화상에서 불면증 치료제로 판매하는 대다수 약물의 주성분은 항히스타민이다. 이러한 의약품 대다수가 원래 알레르기 치료제로 나왔는데 주요 부작용으로 진정 효과가 나타난다. 그런데 요즘 새로 나온 항히스타민제는 이러한 부작용이 없다. 따라서 수면(진정) 효과를 기대하고 이러한 항히스타민제를 사는 사람은 그 불면증이 코가 막히거나 목이 근질거리는 이른바 알레르기 증상에서 비롯된 것이 아닌 한 수면제 효과를 보지 못할 것이다. 물론 이러한 증상이 개선되면 수면에 도움은 된다.

구세대 항히스타민 성분이 들어 있는 일반 의약품은 수면제로서의 효과에 대해 엄격한 기준에 따른 포괄적 검사를 거친 것은 아니다. 그러나 단기간 사용하거나 가끔씩 사용하는 것은 안전하다고 볼 수 있다. 이러한 약물의 주요 효능이자 주요 부작용이기도 한 것이 바로 진정 효과다. 이 약을 먹으면 다음날 몽롱하고 졸린 증상을 느끼는 사람도 있다. 이는 약물 성분이 체내에서 완전히 사라지지 않았거나 최적의 수면 효과를 내지 못한 것일 수 있다. 이러한 약물을 몇 주, 몇 개월, 그 이상 사용하는 것은 권하지 않는다. 약물이 체내 히스타민 체계에 작용해서 하지불안증후군이나 메스꺼움 같은 원치 않는 부작용을 일으킬 수 있기 때문이다.

약물을 복용하려는 사람은 제품 설명서를 볼 때 작은 글씨로 된 세부 항목까지 꼼꼼히 읽어야 한다. 나는 다른 질환의 치료를 목적으로 제조된 약물은 웬만하면 불면증 치료제로 권하지 않는다. 이러한 약물은 대다수가 제조사 스스로 명시한 치료 목적 외에는 기타 목적의 적합성을 검증하는 검사 절차를 거치지 않았기 때문이다.

불면증에 도움이 된다는 약물 중에는 항히스타민과 멜라토닌, 기타 성분이 함유된 것이 있을 수 있다. 그러나 이러한 약물은 그 효능이 입증되지 않았다.

4. 천연 물질

불면증 치료에 사용되는 약물 중에는 건강 식품점이나 기타 매장에서 판매하는 것도 있다. 멜라토닌, 카바, 길초근(吉草根) 등이 여기에 해당한다. 카모마일 차도 불면증 치료에 효과가 있다고 한다. 그러나 이러한 제품은 정부 기관이 승인한 약물만큼 엄격한 시험과 검사 절차를 거치지 않았다. 장기 복용 효과와 다른 약물과의 상호 작용 방식에 관해서는 알려지지 않은 상태다. 이와 같은 생약의 사용을 고려하는 사람은 이러한 제품에 과학적 정보가 많지 않다는 사실을 염두에 둬야 한다.

유전자 검사법을 이용한 최근 연구 결과 12개 제조사 가운데 2개 제조사의 제품만이 상표에 표기된 대로 천연 성분을 함유한 것으로 나타났다. 다른 10개 제조사의 제품은 대체 성분 함유, 다른 식물 혼용, 건강에 해로울 수 있는 충전제 사용 등의 문제가 있었다. 이러한 제품을 구매하는 사람은 꼭 주의해야 한다.

순수 생약 제제라도 이 제품을 장기적으로 복용했을 때의 안전성이나 효능에 관해서는 여전히 알려진 바가 없다. 생약 제제로 효과를 봤다는 사람도 있으나 아무 효과도 없었다고 불평하는 사람도 많다. 이 책 전반에 걸쳐 내가 강조하고 싶은 가장 중요한 사실은 밤에 잠이 잘 안 오고 아침까지 푹 자지 못하는 증상이 몇 주일 동안 계속되는 사람은 반드시 의사를 찾아 그 불면증이 다른 중한 질병의 증상은 아닌지 반드시 확인해야 한다는 점이다. 수면제는 엄밀히 말해 특정한 질병의 치료제는 아니다. 불면증 때문에 약물을 복용할 때는, 특히나 수개월 넘게 매일 밤 사용하는 상황이라면 약물 복용에 대해 신중에 신중을 거듭해야 한다.

1) 멜라토닌

멜라토닌은 뇌의 송과선에서 분비되는 호르몬이다. 햇빛에 노출되면 이 호르몬의 수치가 떨어지기 때문에 '밤의 호르몬'이라고도 부른다. 잠을 자려고 멜라토닌을 복용하는 사람 대다수가 시차증 또는 시간대를 넘나든 것 때문에 불면증이 있거나 생체 시계에 문제가 있는 경우다. 대다수 국가에서 건강식품 매장이나 약국, 기타 소매점에서 멜라토닌을 구입할 수 있다. 일부 국가에서는 의사의 처방이 필요한 제약 처방 약품의 형태로 이용할 수 있다.

처방약은 대부분 안전성과 효능에 대한 엄격한 시험 과정을 거친다. 그런데 멜라토닌은 일반인이 장기적으로 복용해도 안전한지 연구가 이루어지지 않았다. 게다가 최적 용량은 어느 정도인지 등에 관한 정밀한 연구도 이루어지지 않았다. 또 일반 의약품을 구매하는 사람은 약품 포장지에는 부작용에 대한 정보가 표시되지 않는다는 점에 주의해야 한다. 따라서 약을 복용하고 나서 낮에 졸리거나 피곤한 증상이 나타날 수

최상의 잠

도 있다.

시차증과 수면위상지연증후군의 증상을 완화시키는 멜라토닌의 효능에 관한 연구가 이뤄지기도 했으나 대규모 피험자를 대상으로 한 연구는 아니었다. 재차 강조하는데 천연 물질이라고 해서 반드시 안전한 것은 아니다. 또 처방약을 생산하는 제약 회사와 달리 멜라토닌 제조사와 수입사는 제조 과정이 안전한지 제품의 성분이 상표나 제품 설명서에 정확히 기재돼 있는지에 관해 엄격한 관리와 규제를 받지 않는다. 미국에서 멜라토닌은 의약품으로 분류되지 않고 비타민류와 함께 건강 보조제로 판매되고 있다.

2) 카바와 발레리안(길초근)

이 두 가지는 각각 카바(남태평양에서 자생하는 후추나무)와 발레리안(쥐오줌풀이라고도 하는 꽃나무)에서 추출한 물질이다.

카바의 불면증 치료 효능에 관한 의학적 연구 결과가 발표된 사례가 별로 없다. 그러나 극히 드문 사례기는 하나 카바가 간부전을 일으킬 수 있다는 사실은 알려져 있다. 캐나다에서는 효능은 입증되지 않았고 오히려 건강에 해를 입힐 위험성이 크다는 이유로 카바를 함유한 제품이 시장에서 회수 조치됐다.

발레리안에 관한 연구는 좀 이뤄진 편이나 이 역시 조사 표본의 크기가 너무 작았고(고작 15~30명을 대상으로 했음) 결과도 들쭉날쭉이라는 것이 문제였다. 어떤 연구에서는 발레리안이 불면증에 효과가 있는 것으로 나타났고 또 어떤 연구에서는 전혀 효과가 없거나 미미한 효과밖에 없는 것으로 나타났다. 발레리안에 관한 연구 논문 전체를 대상으로 한 가장 포괄적인 검토와 분석 결과, 이러한 연구 결과로는 어떤 결론에도 이를 수 없다고 판단했다.

아무리 드문 사례라고 하더라도 의약품의 부작용이 위험한 결과를 초래할 수 있다. 이러한 위험성은 무시하거나 과소평가해서는 안 된다. 양심이 있는 의사라면 극소수 사례자를 대상으로 한 제한된 연구 결과를 바탕으로 특정한 약물을 추천할 수 있겠는가?

최상의 잠

숙면을 위해
피해야 할 것들

　해야 할 일이 많은 현대인의 생활방식 그리고 수많은 수면 장애에서 비롯된 공통적 증상이다. 바로, 커피다. 잠이 부족한 사람은 아침에 커피를 마시지 않으면 하루 일과를 소화할 수가 없다고 호소한다.

　사무실에는 컴퓨터만큼이나 어딜 가나 눈에 띄는 것이 커피 메이커다. 카페인과 기타 자극제는 뇌와 심혈관계를 포함한 여러 신체 기능을 증진하는 효과가 있다. 소량이면 한 기관, 예를 들어 뇌 하나만 자극해 각성 효과를 일으킬 수 있다. 그런데 다량을 섭취하면 이것이 여러 기관을 자극해 원치 않는 부작용을 일으킬 수 있다.

수면 시간을 빼앗는 카페인

카페인은 아마도 이 세상에서 가장 흔한 각성제일 것이다. 카페인은 약물에도 들어 있고 음료나 식품에도 들어 있으며 커피와 홍차에도 물론 들어 있다. 아침에 일어나자마자 정신을 차리려고 제일 먼저 커피나 홍차 한 잔부터 마시는 사람이 많다. 그리고 낮에도 두세 잔 정도 더 마신다. 카페인이 맑은 정신으로 하루를 시작하게 하는 데 도움이 되기는 하나 위험성도 있다는 점을 알아야 한다.

커피를 마신 다음에(마신 양에 상관없이) 간이 이를 분해해 혈중 카페인 수치를 절반으로 줄이는 데 약 3~4시간이 걸린다. 따라서 카페인이 체내에서 완전히 사라지기까지 최소한 9~12시간이 걸리는 셈이다. 피임약은 카페인이 체내에서 소멸되는 시간을 더 늦추는 효과가 있다. 하루에 카페인을 200밀리그램 이상 마시는 사람, 특히 오후나 저녁에 마시는 사람은 불면증이 올 가능성이 크다.

우리가 깨어 있는 동안에는 졸음을 느끼게 하는 아데노신이라는 화학 물질이 뇌에 축적된다. 그런데 카페인은 이 아데노신의 효과를 상쇄하는 작용을 한다. 따라서 카페인을 하루에 400밀리그램 이상 마시는 것은 곤란하다. 원두의 종류나 볶는 정도에 따라 커피에 함유된 카페인의 함량은 달라진다. 그러나 대체로 커피 두 잔 정도면 카페인의 양이 400밀리그램을 넘어간다. 2014년 〈컨슈머 리포츠〉에 따르면 디카페인 커피에도 약간의 카페인이 들어 있다고 한다.

에너지 음료나 관련 제품에도 다량의 카페인이 함유돼 있다. 내 환자 중에도 기운이 난다며 하루 종일 에너지 음료를 입에 달고 살다가 카페

최상의 잠

인 중독 증세를 일으킨 사람이 있다. 이러한 제품을 과다 섭취하면 사망에까지 이를 수 있다.

폐경기 여성은 하루에 카페인을 300밀리그램(원두커피 500그램 정도) 이상 섭취하면 골 손실 속도가 빨라지고 골다공증의 위험이 높아질 수 있다는 연구 결과를 명심해야 한다. 카페인도 과하게 섭취하면 불안 증상이 나타날 수 있다.

부모는 자녀가 자신도 인식하지 못하는 사이에 특히 음료에서 카페인을 얼마나 섭취하는지를 알면 아마 깜짝 놀랄 것이다. 인기 있는 음료 중에는 카페인 함량이 상당히 높은 것도 있다. 2003년에 발표된 연구에서는 중학교 1~3학년 때 카페인을 많이 섭취하는 것으로 나타났다. 이 가운데 70퍼센트가 매일 카페인을 섭취했고 20퍼센트는 하루에 100밀리그램 이상을 섭취했다고 한다. 중학교 2학년생 한 명은 하루에 380밀리그램을 섭취했다! 카페인 음료를 마시는 청소년은 그렇지 않은 청소년보다 밤잠을 더 적게 잔다. 카페인 섭취 청소년과 비섭취 청소년의 평균 수면 시간은 9.1대 9.7이었다. 따라서 카페인을 섭취하는 청소년은 일주일에 약 3.5시간의 수면 시간을 손해 보는 셈이다.

임신 중에는 체내 카페인 분해 속도가 더 느려진다. 임신부는 여러 이유 때문에 졸음이 오는데 커피를 마시면 괜찮아진다고 생각하는 사람이 많다. 2003년, 덴마크에서 시행한 연구에서는 카페인을 하루에 375밀리그램 이상 섭취하면 유산의 위험성이 120퍼센트나 된다고 한다. 그러면 임신부가 섭취해도 되는 카페인의 양은 얼마일까? 하루에 한 잔 정도는 안전하다고 본다.

아동을 포함해 카페인 과다 섭취 때문에 불면증이 생긴 환자를 많이 봤다. 이중에는 하루에 커피를 15~30잔씩 마실 정도로 카페인에 중독된 사람도 있었다. 이런 사람들은 카페인을 줄이거나 끊기 어렵다. 섭취량을 줄이려면 두통이나 신경과민 증상이 나타날 수 있다. 중독자가 카페인에 대한 의존성을 줄이는 가장 좋은 방법은 1, 2주일 이상의 시간 여유를 두고 천천히 줄여가는 것이다.

집중한다고 먹는 자극제

기면증 같은 수면 장애 환자의 졸음증 치료를 위해 자극제를 처방하는 의사도 있다. 성인과 아동의 주의력 결핍 및 과잉 행동 장애 치료제로 이 자극제를 사용하기도 한다. 의료계에서는 벌써 수십 년 동안 자극제를 사용해왔다. 자극제는 중추 신경계 세포에 작용한다.

이러한 약물은 교감 신경계에 작용해 심장 박동에 변화를 일으키고 혈압 상승과 신경과민 증상을 유발한다. 또 뇌의 기타 신체 부위에 도파민 수치를 증가시켜 심장 박동과 혈압을 조절하는 세포를 포함한 신경 세포를 자극하기도 한다. 수면 장애가 없는데도 성적을 올리겠다는 욕심에 자극제를 처방받아 복용하는 학생이 많다.

아이러니하게도 자극제의 주 효능이자 자극제를 사용하는 이유이자 목적인 '각성 상태'가 이 자극제의 주요 부작용이기도 하다. 자극제의 약효가 밤까지 계속 이어지면 잠이 잘 안 오고 아침까지 푹 자기 어려운 상태가 된다.

모다피닐은 원래 기면증 환자의 졸음증 치료제로 나온 약물이다. 지속형 모다피닐 복합 제제인 아모다피닐도 치료제로 승인을 받았다. 모다피닐은 앞서 설명한 자극제와는 작용 기제가 다르다. 자극제는 여러 신체 기관을 자극하는 데 비해 모다피닐은 각성을 담당하는 뇌 중심 부위에 작용하는 것으로 보이기 때문이다. 이후 각종 경화증, 우울증, 파킨슨병, 암 등을 포함해 졸음과 피로를 유발하는 수많은 질환에 두루 사용하기 시작했다.

이 약물은 암페타민계와 달리 교감 신경계를 자극하지 않으면서 각성을 촉진하는 작용을 한다. 프로비질은 하루 2회, 처음에는 아침, 두 번째는 점심에 복용하면 좋다. 너무 늦게 복용하면 밤에 잠을 설칠 수 있다. 누비질은 하루에 한번, 아침에 복용한다. 지금까지는 중독 사례가 보고되지 않았고 부작용도 매우 적었다. 옥시베이트나트륨은 기면증 환자의 졸음증을 개선하는 효과가 있다. 그러나 현재까지는 기면증 이외 다른 질환 치료제로는 승인을 받지 못했다.

수면 치료를 위해 복용하는 약물은 증상을 호전시키는 효과가 있는 동시에 원치 않는 부작용을 유발할 가능성도 있다. 의사와 환자가 정확한 의사소통을 하여 문제가 무엇인지 충분히 이해한 다음, 적절한 치료법을 선택하는 것이야말로 가장 안전한 접근법이다. 인지 행동 치료가 효과 없거나 이 요법을 사용하기 어려운 상황이면 약물을 처방받는 것이 최선이다.

잠이 바뀌어야 인생이 바뀐다

수면 장애는 모든 사람에게 영향을 미치는데 영향을 미치는 방식이 다 같지는 않다. 여성, 남성, 아동 등 저마다 다른 유형의 수면 장애를 겪는다.

여성의 삶은 남성과는 다른 측면이 많고 수면과 관련된 부분도 예외는 아니다. 호르몬, 임신, 폐경 그리고 집안일과 직장 일을 병행해야 하는 역할이 여성의 수면에 부정적인 영향을 미친다. 가임기 여성은 매달 호르몬 수치의 변화가 나타나는데 이것이 수면 문제를 유발할 수 있다.

호르몬 분비와 관련한 가장 일반적인 문제는 다낭성 난소 증후군이다. 이는 수면에 치명적인 수면무호흡을 일으킬 수 있다. 그리고 여성은 임신하면 출산이라는 기적을 준비하느라 생리적으로 또 해부학적으로 신체가 급격히 변한다. 임신한 여성의 약 80퍼센트가 수면 장애를 경험하며 일부는 수면무호흡과 운동 장애를 겪기도 한다. 임신부는 철분과 엽산을 충분히 섭취해서 하지불안증후군 같은 수면 장애를 피하고 자라나는 태아가 영구적 신경계 질환을 방지하도록 한다.

전 세계 성인 인구의 최대 15퍼센트가 하지불안증후군과 기타 운동 장애를 겪고 있다. 여성은 월경 주기 때문에 남성보다 철분 결핍이 될 가능성이 훨씬 크다. 이 책에서 제공하는 정보가 자신과 가족이 어떤 문제를 겪고 있는지를 알아채는 데 도움이 될 것이다.

여성의 일생 중 호르몬 수치의 급격한 변화가 나타나는 또 하나의 사건은 바로 '폐경'이다. 폐경과 폐경 후 여성의 절반 이상이 불면증을 겪는다. 여성호르몬 수치가 정상 수준 밑으로 떨어지면 수면 호흡 장애와 심장병의 위험이 높아진다. 호르몬 수치가 떨어지면 안면홍조와 같은 폐경기 증상을 유발할 수 있으며, 심각한 수면 장애로 이어질 수 있다. 잠을 자는 데 어려움을 겪는 여성이라면 수면 문제를 극복하는 데 지금까지 이 책에서 설명한 정보로 도움을 받을 수 있을 것이다.

남성의 수면 장애는 주로 일 그리고 개인적 생활방식과 연결된 스트레스에서 비롯된다. 남성은 여성보다 코를 많이 골기 때문에 수면무호흡에 걸릴 위험도 그만큼 크다고 볼 수 있다. 코골이는 자신뿐만 아니라 배우자의 숙면까지 방해해 부부 갈등의 빌미가 되기도 한다. 코골이 치료는 환자와 배우자 모두가 더 건강하고 더 편안한 수면을 취할 수 있게 도와준다. 수면무호흡이 장기화하면 심장 질환과 뇌졸중으로 발전할 수도 있다.

이 책에서 제공하는 정보로 자신이나 가족에게 의학적 도움을 요하는 문제가 있다는 사실을 빨리 알아채고, 최상의 치료법을 찾아 늦지 않게 문제를 해결하기를 바란다.

아동의 수면 문제는 편도선 비대, 작은 턱, 비만 등을 원인으로 한 수면무호흡증에서 비롯된다. 나이가 들면 생체 시계와 관련한 수면 문제가 일어날 수 있으며 10대 중반기는 기면증이 잘 발병하는 시기다. 아동의 수면 장애는 학교 성적에도 영향을 미친다. 따라서 이는 단순한 장애가 아닌 인생을 좌우할 큰 문제로 작용할 수 있다.

남성보다 여성에게 더 흔하게 나타나지만, 남녀 모두에 가장 공통적인 수면 장애는 불면증이다. 불면증은 그 자체로 하나의 질환일 뿐만 아니라 의학, 심리학, 정신과적인 기타 문제의 증상이거나 스트레스에 대한 반응이다. 심장 질환에서부터 당뇨병, 위산 역류, 각종 궤양성 질환, 관절염에 이르는 다양한 질병과 암을 포함한 기타 극심한 통증을 동반하는 질환이 중증 불면증을 유발한다. 우리는 지금까지 이러한 질환이 어떻게 불면증을 유발하는지 또 치료하는지 살펴봤다.

필요 수면량은 개인의 머리카락 색깔만큼이나 다양하다. 사람마다 수면량이 다른 것이 정상이다. 게다가 수면과 각성 기능을 조절하는 뇌의 생체 시계가 실제 환경 시계와는 다르게 작동할 수도 있다. 자신의 생체 시계가 대다수의 시계와 다르게 흘러가면 밤새도록 잠을 못 이루거나 쉽게 잠이 들지 않는다. 시간대를 건너 여행할 때도 이 생체 시계가 교란될 수 있다. 이 책에서 자신의 생체 시계가 어떻게 작동하는지 또 생체 시계를 어떻게 재설정해야 하는지에 대한 정보를 얻었을 것이다.

나는 이 책에서 수면의 질과 양에 뇌와 신경계가 막강한 영향력을 행사한다고 누차 강조했다. 우울증과 관련한 수면 장애를 겪을 가능성은 더불어 커진다. 결과적으로 항우울제 처방을 받을 가능성이 커지는데 안타깝게도 항우울제 중에는 수면 장애를 유발하는 것이 또 많다. 항우울제와 더불어 수면 개선 효과가 있다는 약물도 부작용이 있기는 마찬가지다. 처방약, 일반 의약품, 건강식품 매장에서 파는 수면 보조제 등을 비롯해 수많은 수면 장애 치료제가 수면에 부정적인 영향을 미칠 수 있음을 염두에 둔다.

뇌의 수면 행동 조절 이상으로 나타나는 여러 비정상적 행동이 수면을 방해한다. 동시에 수면 시 이 고통스러운 경험 때문에 수면 자체를 두려워하는 증상이 생길 수 있다. 이러한 문제는 외상 후 스트레스 장애를 겪는 사람에게 주로 나타난다. 몽유병, 잠꼬대, 수면 마비, 환각, 폭력 행위 등이 여기에 해당한다. 또 꿈을 꾸면서 꿈 내용에 신체적으로 반응해 옆 사람에게 부상을 입히는 경우도 있다. 이러한 장애는 주로 남성에게 많이 나타나므로 그 피해는 같이 자는 아내가 입게 된다. 그런데 이러한 장애는 아주 간단히 치료할 수가 있다.

기면증처럼 심각한 장애도 치료가 가능하며 적절한 치료법으로 정상으로 돌아갈 수 있다. 기면증 환자는 올바른 진단을 받기가 매우 어렵다는 것이 가장 큰 문제다. 이 책에서 설명한 증상을 살펴보면 자신이나 가족이 기면증인지 아닌지 확인하고 치료법을 찾는 데 도움이 될 것이다.

나는 이 책에 중증 기면증에서부터 커피를 너무 많이 마시는 것처럼 비교적 간단한 문제에 이르기까지 수면 문제를 가능한 한 빠짐없이 소개하려고 했다. 이 책을 읽고 나서 자신에게 수면 장애가 있다고 해도 크게 걱정할 필요 없다. 그 문제를 해결할 방법도 함께 제시했으니 안심하기 바란다. 이 책에서 얻은 정보를 바탕으로 의사에게 증상을 정확히 설명하면 가장 적절한 치료법을 찾는 데 도움이 될 것이다.

수면 문제는 아직 모르는 부분이 많은 것은 사실이나 그래도 많은 부분이 밝혀져 왔다. 그 사실을 토대로 나는 이 책을 썼다. 매일 아침 개운하고 상쾌한 기분으로 잠에서 깨서 하루 종일 기운차게 활동하며 세상을 호기롭게 맞서는데 도움이 될 도구와 정보가 되기를 바란다.

잠자리에서 이 책을 읽고 있다면 이 책의 마지막을 넘기며 해결책이 그리 먼 곳에 있지 않다는 사실에 위안을 얻기 바란다. 그리고 편한 마음으로 잠이 들었으면 한다. 독자 여러분 모두가 달콤한 꿈을 꾸며 시쳇말로 '꿀잠'을 잘 수 있기를 바란다.

감사의 말

불면증에 대한 행동 치료법과 관련한 정보를 제공해준 임상 심리학자이자 동료인 노라 빈센트 박사에게 특히 감사하다. 노스웨스트 항공 승무원 출신인 내 자랑스러운 조카 스웬 살가도에게도 감사한 마음을 전한다. 살가도는 시차증 극복의 전문가라 할 수 있으며 이에 관한 유익한 정보를 제공해준 아주 유용한 '내부 정보자'였다.

진 톰슨 블랙, 메리 패스티, 사만다 오스트로스키, 수잔 래티 그리고 이 책을 출간하기까지 전 과정에서 도움과 격려를 아끼지 않았던 예일 대학 출판부의 전 직원에게 감사한다.

수면 장애가 자신의 삶에 어떤 영향을 미쳤는지 알게 해준 수많은 환자에게도 감사한 마음을 전하고 싶다.

마지막으로, 이 책을 쓰는 동안 식탁 한 구석을 내 노트북 자리로 양보해주고 원고 검토와 편집 작업을 도맡아준 아내 바바라에게 정말 감사의 말을 전한다.

수면과학이 밝힌 인생의 3분의 1을 잘 보내는 비밀

최상의 잠

1판 1쇄 2024년 6월 20일
1판 2쇄 2024년 7월 26일

지은이 메이어 크리거
옮긴이 이은주

펴낸곳 소용
펴낸이 박지혜

등록번호 제2023-000121호
주소 경기도 남양주시 별내중앙로 30, 2층 204호
전화 070-4533-7043 **팩스** 0504-430-0692 **이메일** soyongbooks@naver.com
인스타그램 instagram.com/soyong.book

ISBN 979-11-987114-0-3 (03510)